Martin Bultmann

Grundlagen der Arzneiformenlehre

Ein Leitfaden zu Vorlesung und Praktikum

J.M.B. Verlag

-2003-

Ich bedanke mich bei denen, die mich bei der Auflage dieses Buches durch Diskussionen, Anregungen und Korrekturlesen unterstützt haben.

Bibliografische Information der Deutschen Bibliothek

Die Deutsche Bibliothek verzeichnet diese Publikation in der Deutschen Nationalbibliographie; detaillierte bibliografische Daten sind im Internet über http://dnb.ddb.de abrufbar

2. überarbeitete und erweiterte Auflage 2003

Herstellung: Books on Demand GmbH, Norderstedt

ISBN 3-8330-0794-X

Für Isabelle

Der Mensch soll lernen,
nur die Ochsen büffeln

Erich Kästner

Vorwort zur zweiten Auflage

Die erfreulich hohe Nachfrage aus den Reihen der Studenten, PTA-Schulen und niedergelassenen Apotheker hat nicht nur den Nachdruck der ersten Auflage sondern die nunmehr vorliegende zweite Auflage bewirkt, die inhaltlich erweitert und ergänzt wurde. Ferner wurde der Grossteil der Abbildungen erneuert und die Motive vom Hintergrund freigestellt, um schon gleich den ersten Blick auf das Wesentliche zu lenken.

Ziel bleibt es, den Studenten der Pharmazie den ersten Kontakt mit der Herstellung von Arzneimitteln zu vermitteln. Dabei sollen sie lernen, qualitativ hochwertige Produkte „lege artis“ herzustellen, welche sich durch Reproduzierbarkeit hinsichtlich Aussehen, Beschaffenheit, Stabilität und Wirkung auszeichnen. Ebenfalls sollte über die reine Herstellung hinaus auch immer der Anwendungszweck berücksichtigt werden. In einer Salbe, die zum Auftragen auf stark lädierte Haut gedacht ist, darf z.B. kein grobkristalliner und damit kratzender Stoff eingearbeitet werden. Nur hochwertige Arzneimittel können Vertrauen beim Patienten schaffen und diesen zur Anwendung der Arznei bewegen, einer notwendigen Voraussetzung für den Heilungserfolg.

Eine fachgerechte Herstellung ist jedoch mit nachlässigem Arbeiten nicht vereinbar. Sie erfordert stattdessen Sauberkeit und Übersichtlichkeit am Arbeitsplatz, die begleitet sein müssen von fachlichem Wissen um die Methoden und Probleme der Herstellung inklusive Dosierung verschiedenster Arzneiformen getreu dem Motto:

„Qualität wird nicht hinein geprüft, Qualität muss hinein gearbeitet werden“

Heidelberg, im Juni 2003 — Martin Bultmann

Inhaltsverzeichnis

1 GRUNDLAGEN

1.1 Arzneibücher und andere Standardwerke

Die Arzneibücher sind Sammlungen von u.a. Herstellungs- und Analysenmethoden, die darüber hinaus Monographien zu zahlreichen Arznei- und Hilfsstoffen enthalten. Des weiteren sind auch die Darreichungsformen in den Arzneibüchern definiert. Die Vorschriften des Arzneibuches sind rechtlich verbindlich und müssen daher vom Apotheker befolgt werden.

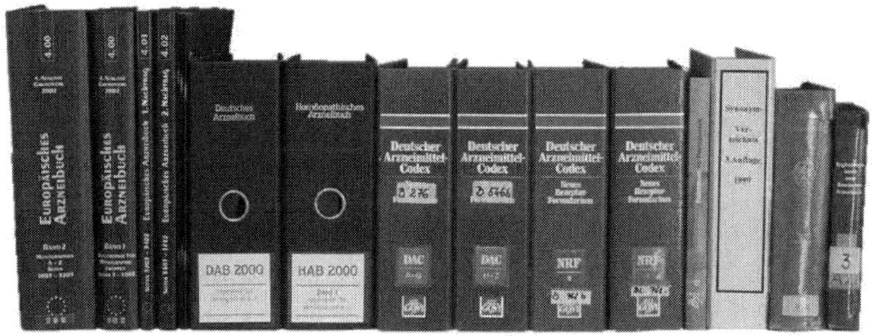

Abb. 1: Eine Auswahl von Arzneibüchern und anderen Nachschlagewerken (von links nach rechts: EuAB, DAB, HAB, DAC mit NRF, Vademecum, Synonymverzeichnis, DAB6 mit EB6)

Schaut man sich jedoch z.B. in einer Apotheke nach dem Arzneibuch um, so wird man feststellen, dass dort nicht nur ein Arzneibuch, sondern gleich eine ganze Reihe von Arzneibüchern zu finden ist. Wieso dieses und in welchem Arzneibuch schaut man nach, wenn man beispielsweise eine Monographie sucht?

Primär gilt in Europa das europäische Recht und daher auch die vierte Ausgabe des Europäischen Arzneibuches von 2002 (**EuAB 2002**; Ph. Eur. IV). In Ergänzung zum europäischen Arzneibuch gibt es zusätzlich noch das Deutsche Arzneibuch, dessen gültige Fassung das **DAB 2002** darstellt. Dieses beinhaltet national verbindliche Vorschriften, die zusätzlich zum EuAB gelten und diesem nicht widersprechen.

Das Homöopathische Arzneibuch (**HAB 2002**), in dem insbesondere die homöopathischen Herstellungsverfahren aufgeführt sind, ist ebenfalls rechtsverbindlich.

EuAB und DAB enthalten allerdings nicht zu allen pharmazeutisch relevanten Substanzen Monographien und die dort angegebenen Herstellungsmethoden sind oftmals so unpräzise beschrieben, dass man sich anderer Quellen bedienen muss, die den Stand der pharmazeutischen Wissenschaft genauer darstellen. Hierzu zählt insbesondere der Deutsche Arzneimittel Codex (**DAC**), der als Loseblattsammlung vorliegt, von der Bundesvereinigung deutscher Apothekerverbände (ABDA) herausgegeben und ständig revidiert wird. Der DAC ist als „Ergänzungsbuch zum Arzneibuch" anzusehen, was sich auch in dem gleichlauten Untertitel des DAC widerspiegelt.. Im DAC wird man daher normalerweise keine Monographien der Arzneibücher finden und umgekehrt. Der DAC, der insbesondere Monographien zu Substanzen sowie allgemeine Vorschriften enthält, wird ergänzt um das Neue Rezeptur-Formularium (**NRF**), welches zahlreiche praxisrelevante Rezepturen aufführt, denn wirkstoffhaltige Zubereitungen finden sich in den neueren Arzneibüchern immer weniger; lediglich einige Grundlagen sind in ihnen noch aufgeführt. Dies ist auch mit einer der Gründe, warum neben den derzeit gültigen Arzneibüchern auch noch ältere Arzneibücher weiterhin in Gebrauch sind. In diesen schaut man nach, wenn in aktuellem EuAB, DAB, HAB und DAC die gesuchte Information nicht aufzufinden ist. Hierbei ist eine Suchreihenfolge zu wählen, die sich an der Aktualität der Arzneibücher orientiert. Man wird also zuerst im **DAB 1998**, welches das DAB 1997, das DAB 1996 und das DAB 10 einschließlich seiner drei Ergänzungen umfasst, dann im **DAB 9**, im **DAB 8**, in welches das Ph. Eur. II integriert ist, im **DAB 7** mit seinen drei Nachträgen und schließlich im **DAB 6** mit seinen Nachträgen und dem zugehörigen Ergänzungsbuch, dem **EB 6** (oder auch **Erg.-B. 6**), suchen. Zu den meisten der aufgeführten Arzneibücher sind umfangreiche Kommentare verfügbar, deren Informationsgehalt nicht zu unterschätzen ist.

Wird man in allen aufgeführten Werken nicht fündig, so muss auf andere Nachschlagewerke zurückgegriffen werden, die den Stand der pharmazeutischen Praxis repräsentieren. Einige dieser Werke sind am Ende dieses Buches im Literaturverzeichnis aufgeführt.

1.2 Mengenangaben

In den Rezepturvorschriften fehlen oftmals hinter den Zahlenangaben, welche die Menge des einzusetzenden Stoffes nennen, die Einheiten oder es sind Teile - gekennzeichnet durch ein „T" - angegeben. In diesen Fällen sind in der Pharmazie *immer Massen* (in Gramm) bzw. *Massenteile* gemeint.

1.3 Konzentrationsangaben

Konzentrationen in Prozent werden i.d.R. als Massenprozente (m/m) oder z.B. bei Alkohol-Wasser-Gemischen als Volumenprozente (V/V) angegeben. Der Zahlenwert einer Angabe in Massenprozent entspricht meist nicht dem Zahlenwert einer Angabe in Volumenprozent. Dies ist im Besonderen bei der Herstellung von Ethanol-Wasser und Isopropanol-Wasser-Mischungen zu beachten!
Bei der Herstellung von Reagenzien wird auch oftmals die Molarität (M; mol/l) bzw. Normalität (N; val/l) der Lösung angegeben.
Bei Ampullen wird angegeben, welche Masse an Arzneistoff in einem bestimmten Volumen der Lösung enthalten ist (m/V), um dem Arzt die Dosierung, die ja volumenbezogen[1] erfolgt, zu erleichtern.

1.3.1 Stammzubereitungen

Auf Verdünnungen oder auch konzentrierten Stammlösungen oder Stammverreibungen findet man oftmals noch Angaben wie 1: 50, 1+49 oder 50=200. Hierbei bedeutet 1:50, dass die betreffende Substanz nur 1/50 der Gesamtmenge ausmacht (Saccharose 1:50 in Wasser = 1g Saccharose ad 50g mit Wasser aufgefüllt).
Die Angabe 1+49 bedeutet ebenfalls die oben angegebene Zusammensetzung. Eine Angabe wie 50=200[2] soll andeuten, dass in 200g dieser Stammzubereitung lediglich 50g Arzneistoff enthalten sind. Dieses Verfahren wird oftmals bei Stoffen verwendet, die häufig verordnet werden, aber schwierig zu verarbeiten sind. Man stellt daher zunächst eine überschaubare Menge (z.B. 1kg) konzentrierte Zubereitung her, die bei Bedarf auf die gewünschte Konzentration „gestreckt" werden kann.

---

1 wie z.B. beim Aufziehen einer Lösung in eine Injektionsspritze

2 äquivalent zu 1=4, 1:4, 1+3

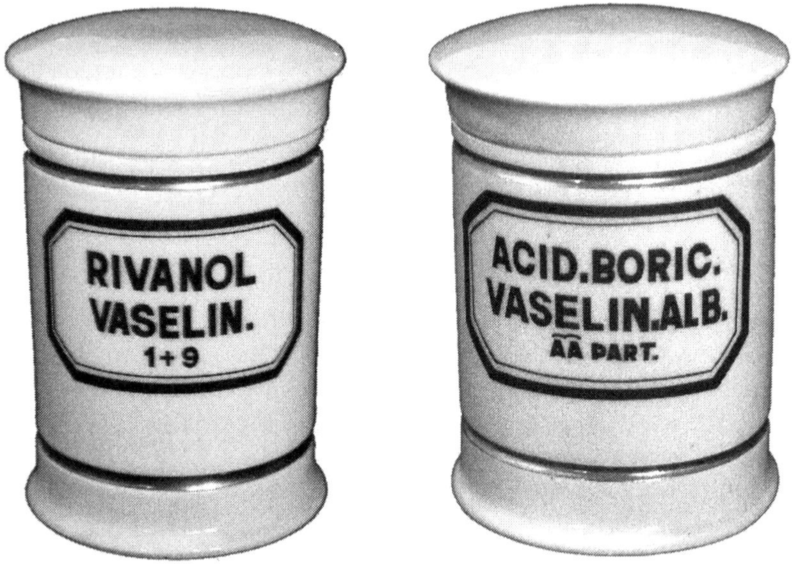

Abb. 2: Zwei Standgefäße für halbfeste Stammzubereitungen (vgl. auch Kap. „Angaben zur Dosierung")

In diesem Zusammenhang sei darauf hingewiesen, dass das umgangssprachlich gebrauchte „1:1" (eins zu eins), üblicher- und fälschlicherweise nicht im Sinne von 1/1 - also 100%- sondern als 1+1 - also 50% - verwendet wird! Eine extreme Fehldosierung mit fatalen Auswirkungen kann hier die Folge sein!

Herstellungsbeispiel:
Ein Dermatologe verschreibt sehr häufig Salicylvaseline-Zubereitungen unterschiedlicher Konzentration. Damit nicht für jede Rezeptur die Salicylsäure umständlich in die Grundlage eingearbeitet werden muss, stellt man eine Stammzubereitung von z.B. 10% Salicylsäure in Vaselinum album her.

Verschreibt der Arzt nun

Salicylsäure	2.0
Vasel. alb.	ad 50.0,

so stellt man diese 4%ige Salicylsäure aus der 10%igen Verreibung nach folgenden Überlegungen her:

Verordnet sind 2g reine Salicylsäure. Also werden von einer 10%igen Stammzubereitung 20g benötigt (20g Stammzubereitung · 10%(m/m) = 2g reine Salicylsäure). Diese 20g der Stammzubereitung werden mit weißem Vaselin auf die vorgeschriebene Endmasse von 50g aufgefüllt.

Auch Stammzubereitungen haben nur eine begrenzte Haltbarkeit. Das Anfertigen von Stammzubereitungen lohnt daher nur, wenn in absehbarer Zeit größere Mengen der Stammzubereitung verbraucht werden.

1.4 Lösungsmittel

(EuAB 2002 Kap. 1.2)

Lösungsmittel sind nicht nur flüchtige organische Flüssigkeiten. Auch Öle und vor allem Wasser stellen gängige Lösungsmittel dar. Wenn nichts weiter angegeben ist, ist mit „Lösung" eine wässrige Lösung gemeint. Unter „Wasser" wird Wasser verstanden, das der Monographie „gereinigtes Wasser 8aqua purificata" entspricht. „Ethanol" ohne nähere Angaben bezeichnet 96%igen (V/V) Ethanol.

1.5 Löslichkeit

(EuAB 2002 Kap. 1.4)

Nach dem Arzneibuch versteht man unter Löslichkeit das bei Sättigung vorliegende Verhältnis von gelöster Substanzmasse zum Volumen des Lösungsmittels bei Raumtemperatur. Die Löslichkeit hat demnach die Dimension Masse pro Volumen!

Tab. 1: Löslichkeitsangaben lt. Arzneibuch

Löslichkeitsangabe	***Volumen*teile Lösungsmittel für einen *Massen*teil Substanz**	**entspr. etwa einer Konzentration [g/100ml]**
sehr leicht löslich	<1	> 100
leicht löslich	1 - 10	10 - 100
löslich	10 - 30	3.3 - 10
wenig löslich	30 - 100	1 - 3.3
schwer löslich	100 - 1000	0.1 - 1
sehr schwer löslich	1000 - 10000	0.01 - 0.1 (= 10 - 100mg/100ml)
praktisch unlöslich	>10000	<0.01 (<10mg/100ml)

Für die Herstellung von Arzneimitteln sind diese Angaben ausreichend.

1.6 Lösegeschwindigkeit

Die Löslichkeit darf nicht mit der Lösegeschwindigkeit verwechselt werden!
Das Lösen eines Stoffes im Lösungsmittel stellt einen recht komplexen Vorgang dar, zu dem das Kristallgitter aufgelöst, eine Hydratation und schließlich die Diffusion stattfinden muss, auf den hier nicht näher eingegangen werden soll. Die Lösegeschwindigkeit hängt u.a. jedoch von der Oberfläche und damit von der Teilchengröße[3] sowie der Temperatur und der Konzentration der entstehenden Lösung ab. Ebenso beschleunigt Rühren oder Schütteln den Löseprozess.

1.7 Phase

Bei Emulsionen und Cremes taucht besonders häufig der Begriff der „Phase“ auf.
Eine Phase ist die Gesamtheit der Bereiche gleicher physikalischer und chemischer Eigenschaften und grenzt sich von anderen Phasen durch eine definierte Grenze (Grenzfläche) ab. Bereiche, die zu einer Phase gehören, besitzen untereinander den gleichen Aufbau und sind in sich homogen, d.h. die Anzahl der im Phaseninneren befindlichen Teilchen ist groß gegenüber der Teilchenzahl an der Phasengrenzfläche.

1.8 Temperaturangaben

(EuAB2002 Kap. 1.2)

Folgende Begriffsbestimmungen für Temperaturangaben sind üblich:

Tab. 2: Temperaturangaben lt. Arzneibuch

tiefgekühlt	$< -15°C$
Kühlschrank	2 - 8°C
kalt bzw. kühl	8 - 15°C
Raumtemperatur	15 - 25°C

Die Bezeichnungen „kalt“ oder „kühl“ entsprechen damit den Temperaturen, die üblicherweise in Kellern herrschen. Man sollte allerdings nicht dem Irrtum unterliegen und die Kellertemperatur als konstant ansehen. Auch sie sollte von Zeit zu Zeit überprüft werden.

[3] Beispielhaft sei hier auf die unterschiedlichen Lösegeschwindigkeiten von Kandis und Puderzucker hingewiesen, die beide aus Saccharose gleicher chemischer Spezifikation bestehen und sich nur durch die mittlere Teilchengröße unterscheiden.

1.9 Tropfen

(EuAB 2002 Kap. 2.1.1)

Die Bezeichnung „Tropfen“ bedeutet nach Arzneibuch immer Normaltropfen, die unter Verwendung eines Normaltropfenzählers (s.Kap. Grundoperationen u. Geräte: Volumenbezogenes Dosieren) erhalten werden können.

1.10 Dichte

Die *absolute Dichte* ist der Quotient aus der Masse eines Körpers und seinem Volumen. Da das Volumen temperaturabhängig ist, gibt man üblicherweise die Dichte bei einer Temperatur von 20°C an. Damit besitzt sie die Dimension g/cm^3.
Die relative Dichte einer Substanz ist ihre absolute Dichte in Bezug auf die absolute Dichte von Wasser bei jeweils 20°C. Da hierbei der Quotient aus zwei gleichen Größen gebildet wird, ist die Einheit der relativen Dichte dimensionslos!

1.11 Zerkleinerungsgrade

(vgl. hierzu auch die Zerkleinerungsgrade von Drogen für die Zubereitung von wässrigen Drogenauszügen nach DAB 7 im Kap. Rezepturanfertigung/wässrige Drogenauszüge)

DAB 6	
grob zerschnitten	4mm
mittelfein zerschnitten	3mm
fein zerschnitten	2mm
grob gepulvert	750µm
mittelfein gepulvert	300µm
fein gepulvert	150µm

DAB 7	
sehr grob zerschnitten	10
grob zerschnitten	4mm
mittelfein zerschnitten	3.15mm
fein zerschnitten	2mm
grob gepulvert	800µm
mittelfein gepulvert	315µm
fein gepulvert	160µm
sehr fein gepulvert	100µm

DAB 10 V.4.N6	
grob geschnitten „concisus“	4mm-2.8mm
fein geschnitten „minutim concisus“	2mm
gepulvert „pulvis“	710-180µm

Im Europäischen Arzneibuch sind derzeit keine Zerkleinerungsgrade aufgeführt.

2 DIE ARZNEIFORMEN NACH ARZNEIBUCH

Die Einteilung der Darreichungsformen kann unterschiedlichen Gesichtspunkten folgen: nach der Art der Darreichungsform(Kapseln), der Art der Anwendung (Zubereitungen zur Inhalation), dem Applikationsort (Zubereitungen zur Anwendung am Auge) oder dem zu behandelnden Lebewesen (Zubereitungen für Wiederkäuer). Alle genannten Schemata haben ihre Berechtigung und im Europäischen Arzneibuch findet man alle nebeneinander vorliegen.

Von den möglichen Darreichungsformen werden jedoch nicht alle in der Rezeptur oder Defektur der Apotheke angefertigt werden. Die folgende Tabelle soll eine Übersicht hierüber geben:

Tab. 3: Einordnung der Darreichungsformen und deren Vorkommen

(A: Apotheke, KH: Krankanhausapotheke, I: Industrie)

Einordnung nach EuAB 2002	**Beispielarzneiformen**	**typisches Vorkommen**
Arzneimittelvormischungen zur veterinärmedizinischen Anwendung	Pulver	I
Flüssige Zubereitungen zum Einnehmen	Lösung, flüssige Mischung, Sirup, aromat. Wasser, Suspension	A, KH, I
Flüssige Zubereitungen zur kutanen Anwendung	Suspension, Lösung, fl. Mischung	A, KH, I
Flüssige Zubereitungen zur kutanen Anwendung am Tier	Suspension, Lösung, fl. Mischung	I
Granulate	Granulat	(A, KH selten), I
Halbfeste Zubereitungen zur kutanen Anwendung	Salbe, Creme, Gel, Paste, Umschlagpasten, wirkstoffhaltige Pflaster	A, KH, I
Transdermale Pflaster		I
Kapseln	Hartkapseln, Weichkapseln, Oblatenkapseln	A, KH, I
Wirkstoffhaltige Kaugummis	Paste (getrocknet)	I
Parenteralia	Injektabilia, Infundabilia (beide Lösung, Suspension), Implantate	(A), KH, I
Pulver zum Einnehmen	Pulver	A, KH, I
Pulver zur kutanen Anwendung	„Puder"	A, KH, I
Wirkstoffhaltige Schäume		I
Stifte und Stäbchen		I
Tabletten		KH, I
wirkstoffhaltige Tampons		I
Zubereitungen für Wiederkäuer		I
Zubereitungen in Druckbehältnissen	Treibgasaerosole (Lösung, fl. Mischung, Suspension),	I

	Inhalationspulver („Puder“)	
Zubereitungen zum Spülen	Wundspüllösungen	(A), KH, I
Zubereitungen zur Anwendung am Auge	Augentropfen (Lösung, Suspension, fl. Mischung), Augensalben (Salbe, Greme, Gel)	A, KH, I
Zubereitungen zur Anwendung am Ohr	Ohrentropfen (Lösung, Suspension, fl. Mischung), selten Ohrensalbe (Salbe, Creme, Gel)	A, KH, I
Zubereitungen zur Inhalation	Lösung, fl. Mischung, Suspension, „Puder“	(A, KH), I
Zubereitungen zur intramammären Anwendung für Tiere	Lösung, Suspension, Emulsion, Salbe, Creme, Gel	I
Zubereitungen zur nasalen Anwendung	Lösung, Suspension, fl. Mischung, Pulver, Salbe, Creme, Gel, Paste	A, KH, I
Zubereitungen zur rektalen Anwendung	Zäpfchen, Kapsel, Lösung, Suspension, fl. Mischung, Schäume, Tamponaden	A, KH, I
Zubereitungen zur vaginalen Anwendung	Zäpfchen, Kapsel, Lösung, Suspension, fl. Mischung, Schäume, Tamponaden	A, KH, I

Wie man der Tabelle entnehmen kann, lassen sich die aufgeführten Darreichungsformen auf einige wenige Grundformen zurückführen, die in der folgenden Tabelle dargestellt sind.

Tab. 4: Die grundlegenden Arzneiformen

Gruppenbezeichnung	Arzneiform	Bemerkung
flüssige Arzneiformen	Lösungen	fest in flüssig gelöst
	Sirupe	wie Lösungen jedoch mit hohem Zuckeranteil
	fl. Mischungen	flüssig in flüssig
	Suspensionen / Lotionen	fest in flüssig ungelöst
	wässrige Drogenauszüge	Herausziehen von Drogeninhaltsstoffen, Droge selbst wird verworfen
	Tinkturen	dto., meist alkoholisch
	Extrakte	dto., konzentriert
	aromat. Wässer	feinverteiltes Öl in viel Wasser (EINphasig)
	Emulsionen	Zweiphasige Zubereitungen (flüssig)
halbfeste Arzneiformen	Salben	EINphasige Zubereitungen
	Cremes	Zweiphasige Zubereitungen (halbfest)
	Gele	Gerüstbildner

	(Umschlag)Pasten	hoher Feststoffanteil, schwer zu streichen
	wirkstoffhaltige Pflaster	flexible Zubereitungen mit klebstoffhaltiger Grundlage
feste Arzneiformen	Pulver	fest in fest, kristallin, rieselfähig
	Puder	fest in fest, feinkristallin, streufähig
	Granulate	fest in fest, aus Agglomeraten, gut rieselfähig
	Kapseln	applizierbares Vehikel für feste, flüssige, pastöse Inhalte
	Tabletten	fest in fest, durch Verpressen hergestellt, definierte Form
	Suppositorien	meist durch Schmelzen und Erstarren hergestellt (Erstarrte Lösung oder Suspension)
	Lyophilisate	Durch Gefriertrocknung hergestellt, voluminös
Diverse	Teemischungen	Drogenmischung
	Pastillen	aus dünn ausgerollten Pasten geschnitten oder gestanzt bzw. ausgetropft und getrocknet, sehr selten
	Pillen	aus plastisch verformbaren Massen abgeteilt und ggf. nachgetrocknet, obsolet
	Pellets	kleine Kügelchen
	Schäume	viel Gas in wenig Flüssigkeit
	Stifte/Stäbchen	oft ähnlich wie Suppositorien jedoch andere Form
	Tamponaden	mit Wirkstoff z.B. durch Tauchen imprägniertes Gewebe

Die Herstellung dieser Darreichungsformen soll in diesem Buch behandelt werden. Durch zusätzliche Operationen wie z.B., Sterilisieren können daraus letztendlich (fast) alle in der ersten Tabelle aufgeführten Arzneiformen hergestellt werden. Daneben existieren noch weitere jedoch seltener vorkommende Arzneiformen (z.B. Mikroemulsionen).

3 AUFBAU UND AUSSTATTUNG DER REZEPTUR

Die Rezeptur einer Apotheke ähnelt in ihrem prinzipiellen Aufbau einer Laborzeile: Eine große Arbeitsfläche, unter der sich Schrankfächer zur Aufnahme der Gerätschaften wie Siebe, Schalen und Gießformen befinden, Schubladen, zur Aufnahme von kleineren Geräte, Packmaterialien wie Flaschen, Kruken oder Teebeuteln sowie Zellstoff, Spateln und anderen Utensilien. Darüber sind meist Regalböden angeordnet, auf denen die Substanzen in ihren Vorratsgefäßen, den Standgefäßen lagern.

Die Substanzen werden unterteilt in die schwarz auf weiß beschrifteten Indifferenda, die rot auf weiß gekennzeichneten Separanda, die getrennt aufzubewahren sind und in die Venena, die Gifte, die nochmals separat unter Verschluss zu halten sind[4].

Wasserkocher und Wasserbad gehören zu der Ausstattung einer Rezeptur ebenso wie Waagen.

Das Wasser, welches in der Rezeptur verwendet wird, sollte täglich frisch abgekocht werden und um mikrobielle Verunreinigunen zu minimieren nicht in Kunststoff- sondern in Glasflaschen gelagert werden.

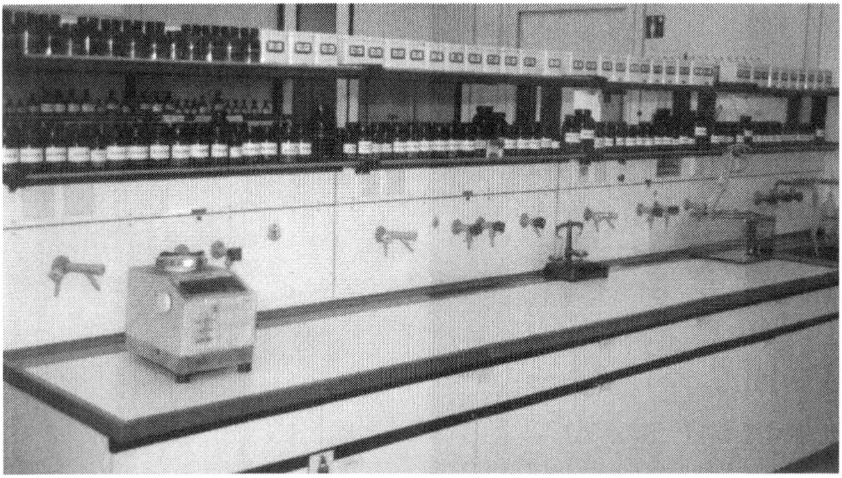

Abb. 3: Blick in eine Laborzeile, die aufgebaut ist wie eine Rezeptur in einer öffentlichen Apotheke. Zu sehen sind insbesondere oberschalige Waage, Dispensierwaage und Wasserbad. Auf den Regalböden sind Feststoffe und Drogen alphabetisch geordnet. Die Separanda stehen getrennt.

4 Eine Übersicht hierüber findet sich u.a.im DAC 1999 Anlage K

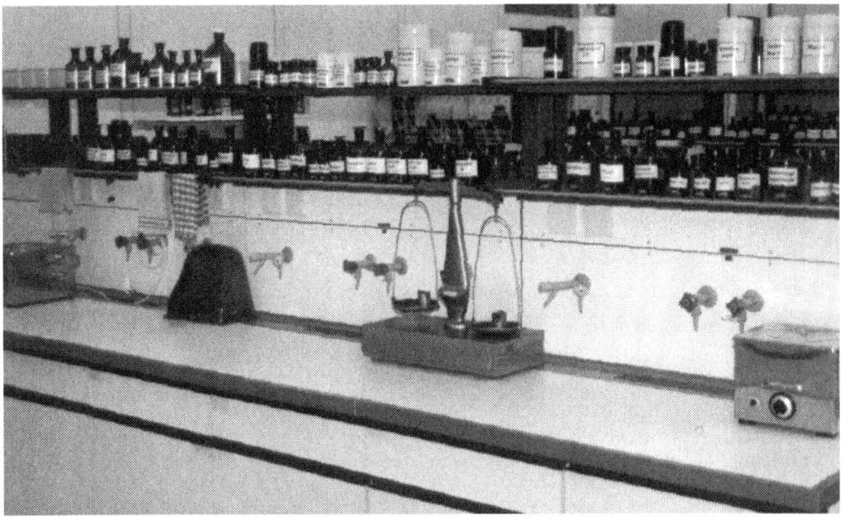

Abb. 4: **Blick auf die andere Seite der Laborzeile. Hier stehen Flüssigkeiten und halbfeste Substanzen auf den Regalböden. Weiterhin ist eine Rezepturwaage mit Tarierbechern und Tarierschrot zu sehen. Die übrigen Gerätschaften befinden sich in den Laborschränken und Schubladen.**

4 UTENSILIEN

4.1 Rezepturschere

Eine normale Haushaltsschere, jedoch nach Möglichkeit aus rostfreiem Stahl, sollte in jeder Rezeptur vorhanden sein.

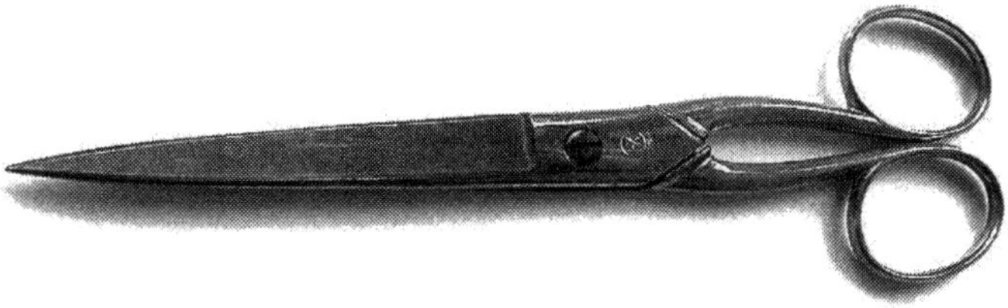

Abb. 5: Rezepturschere

4.2 Kartenblätter

Kartenblätter stellen nützliche Hilfsmittel z.B. bei der Herstellung von Salben oder beim Mischen von Pulvern dar. Da die für diese Operationen benutzten Geräte (Reibschale oder Fantaschale) runde Formen aufweisen, sollten die Kartenblätter diesen Rundungen entsprechend zurecht geschnitten werden. Ein nicht beschnittenes Kartenblatt schmiegt sich ebenso wie ein mit einem zu geringen Radius zugeschnittenes nicht der Krümmung der Schale an. Anstatt mit der gesamten Stirnfläche an der Schalenoberfläche entlang zu schaben, berührt das Kartenblatt diese nur mit einer sehr kleinen Fläche.

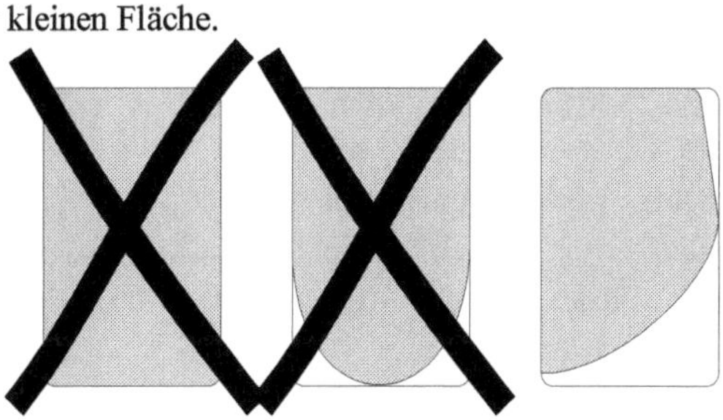

Kartenblätter sollten aus weißem Karton bestehen, denn aus bedruckten Spielkarten kann leicht die Farbe herausgelöst und an die Zubereitung abgegeben werden. Dieses ist aus verständlichen Gründen unerwünscht. Noch besser ist die Verwendung von

Kartenblättern aus Kunststoff, welche auch bei der Verarbeitung recht flüssiger Arzneiformen eingesetzt werden können, denn hierbei kann auch kein Karton aufweichen und Reste in der Zubereitung hinterlassen.
Werden Kartenblätter als Wiegeschiffchen beim Abwiegen kleiner Substanzmengen oder beim Füllen von Hartgelatinesteckkapseln verwendet, so sind sie hierfür nicht zu zerschneiden wohl aber ggf. sinnvoll zu knicken oder falten.

4.3 Schaufel

Zum Abfüllen größerer Mengen Drogen oder Pulver können Schaufeln aus Kunststoff oder Aluminium zur Anwendung kommen.

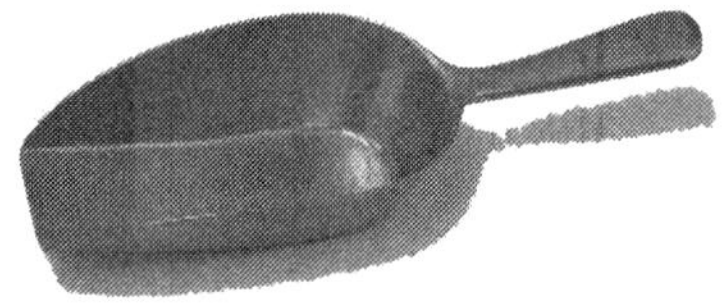

4.4 Löffel, Spatel und Löffelspatel

Löffelspatel und Spatel dienen zum Abfüllen von Feststoffen. Für halbfeste Substanzen sind Pflastermesser und Salbenspatel vorgesehen.
Für die Verarbeitung von phenolischen Substanzen[5], die mit Eisen-Ionen farbige Komplexe bilden würden, stehen Horn-, Porzellan- oder Plastikspatel[6] zur Verfügung.
Spatel, Pistille und Kartenblätter werden dann, wenn sie während des Herstellungsprozesses gerade nicht in Gebrauch sind auf den Spatelschlitten gegeben und nicht auf die Arbeitsplatzoberfläche gelegt.

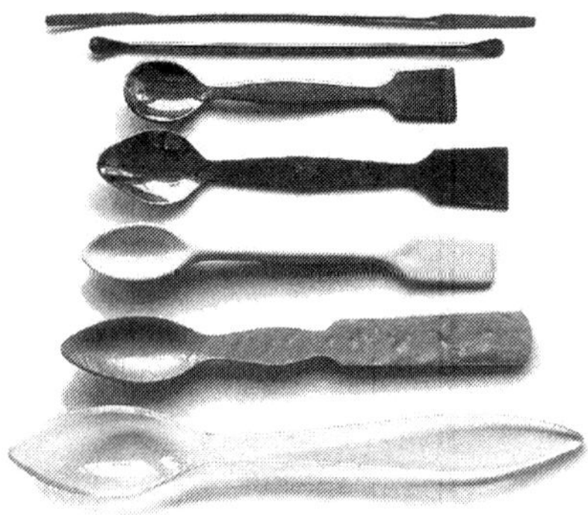

Abb. 6: Spatel, Löffelspatel und Löfel in verschiedenen Formen und Größen aus unterschiedlichen Materialien

[5] hier sind beispielsweise Acetylsalicylsäure und Salicylsäure zu nennen.

[6] heute verwendete V4A-Stähle geben unter normalen Umständen keine Eisenionen mehr ab, in vielen Apotheken liegt allerdings noch der ein oder andere „normale" Eisenspatel neben Edelstahlspateln. Man sollte sich also dennoch angewöhnen, phenolische Stoffe nicht mit Metallgeräten in Berührung kommen zu lassen.

4.5 Salbenspatel

Salbenspatel unterscheiden sich von gewöhnlichen Spateln dadurch, dass die Spatelblätter in ihrem Querschnitt leicht gewölbt und dadurch massiver sind, um den größeren mechanischen Belastungen gewachsen zu sein. Oftmals haben Salbenspatel nur einseitig ein Blatt; die Gegenseite ist zu einem kleinen Knauf geformt.

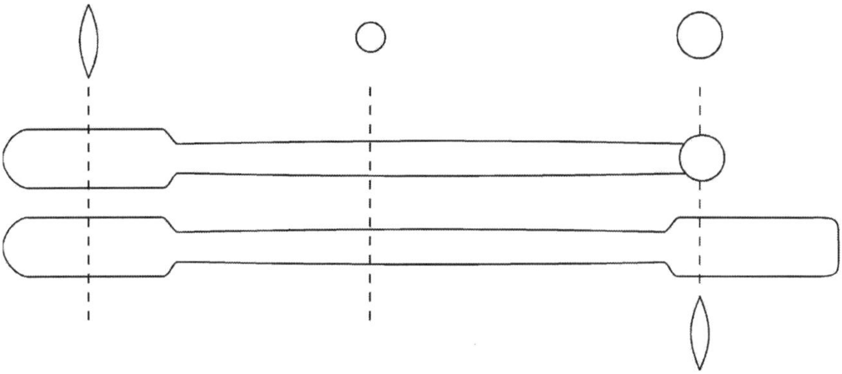

Abb. 7: Salbenspatel in Aufsicht. Man beachte die Querschnitte

4.6 Pflastermesser / Pillenspatel

Auch für Pflastermesser bzw. Pillenspatel[7] hat sich - wenn auch fälschlicherweise - die Bezeichnung „Salbenspatel“ eingebürgert. Pflastermesser haben eine flache, stumpfe und biegsame Metallklinge, die in einem Holz- oder Kunststoffgriff sitzt und deren Kuppe abgerundet ist.

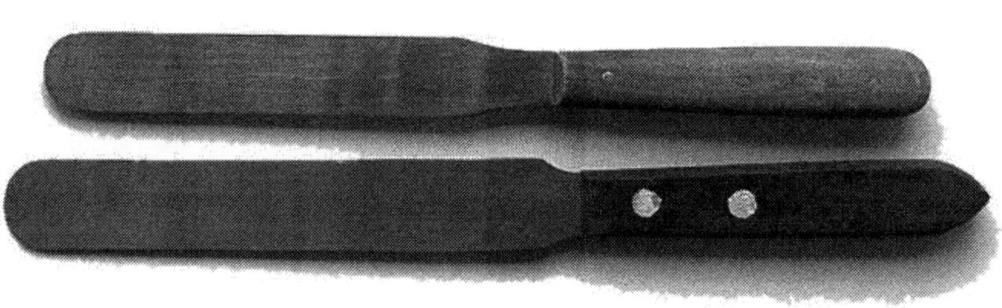

Abb. 8: Pflastermesser

[7] Pflastermesser und Pillenspatel unterscheiden sich nur marginal voneinander.

4.7 Spatelschlitten

Der Spatelschlitten dient zur Aufnahme von Spateln, Pistillen und Kartenblättern, welche gerade benutzt werden. Er verhindert ein Verschmutzen bzw. Kontaminieren von Arbeitsplatz, Geräten und Rezeptur.

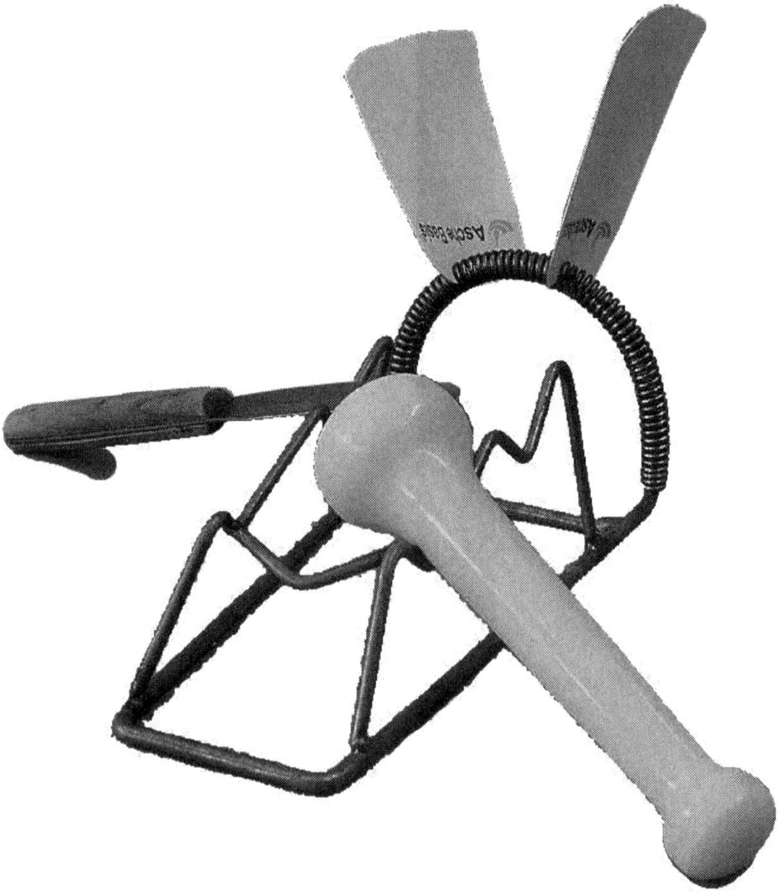

Abb. 9: Der Spatelschlitten zur Aufnahme von Spateln, Pistillen und Kartenblättern

4.8 Tropfpipetten und Pipettierhütchen

Tropfpipetten werden häufig zum Dosieren kleiner Flüssigkeitsmengen verwendet. Um das Einsaugen in die Pipetten einerseits und das vorsichtige Entleeren andererseits zu erleichtern, bedient man sich oftmals Pipettierhütchen[8].

Nicht nur bei der Herstellung, sondern auch bei der Applikation von Arzneiformen - speziell Lösungen -, kann eine tropfenweise Dosierung wünschenswert sein. Hierzu sind spezielle Pipetten- oder Tropfmonturen im Handel, die gegen die üblichen Schraubverschlüsse ausgetauscht werden können. Man sollte bei diesen Monturen allerdings immer beachten, dass der Patient mit der Pipetten- oder Tropfspitze meist (z.B. bei der Applikation von Nasentropfen) in unmittelbare Nähe der erkrankten Stelle kommt, die oftmals dicht von Krankheitserregern besiedelt ist. Damit besteht die Gefahr, Erreger in die Zubereitung einzuschleppen.

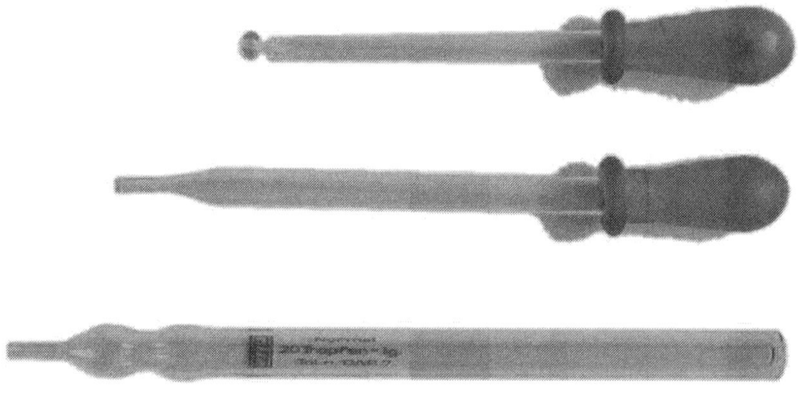

Abb. 10: Tropfpipetten mit Pipettierhütchen (oben) sind nicht mit dem Normaltropfenzähler (unten) zu verwechseln!

[8] Pipettierhütchen dürfen nicht dazu benutzt werden, um viskose Flüssigkeiten schneller aus Normaltropfenzählern herauszudrücken, da sich hierdurch die Tropfengröße ändern kann!

4.9 Gießhilfe

Spezielle geformte Gießhilfen aus Glas erleichtern das Ein- bzw. Umfüllen aus Standgefäßen. Vorsicht ist nach beendetem Umgießen geboten, da die Gießhilfen bei wieder aufgerichtetem Standgefäß gerne in das Gefäß hineinrutschen und nur schwer wieder aus diesem zu entfernen sind.

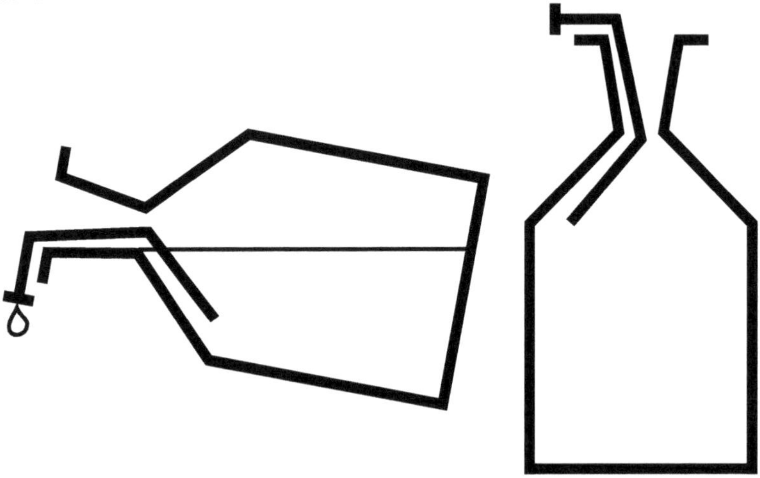

Abb. 11: Umfüllen mit der Gießhilfe. Vorsicht: steht die Flasche senkrecht, so rutscht die Gießhilfe gerne in die Flasche hinein.

4.10 Pulverschere

Zum Dispensieren von Pulvern kann die Pulverschere herangezogen werden. Mit ihrer Hilfe wird volumenmäßig eine bestimmte Pulvermenge abgemessen. Das Pulvervolumen kann genau eingestellt werden, wozu allerdings eine vorherige meist recht zeitaufwendige *Kalibrierung notwendig* ist, so dass sich die Verwendung der Pulverschere erst bei einer großen Zahl von einzelzudosierenden Pulvern lohnt. Auch dann ist eine zwischenzeitliche Kontrolle der tatsächlich eingewogenen Massen zusätzlich nötig.

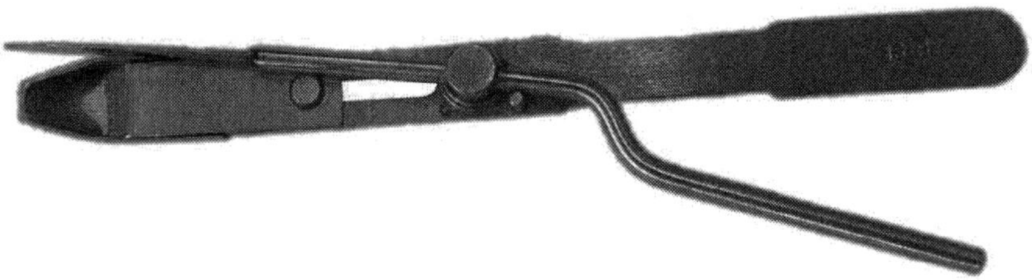

Abb. 12: **Pulverschere zum *volumen*bezogenen Dosieren einzeldosierter Pulver**

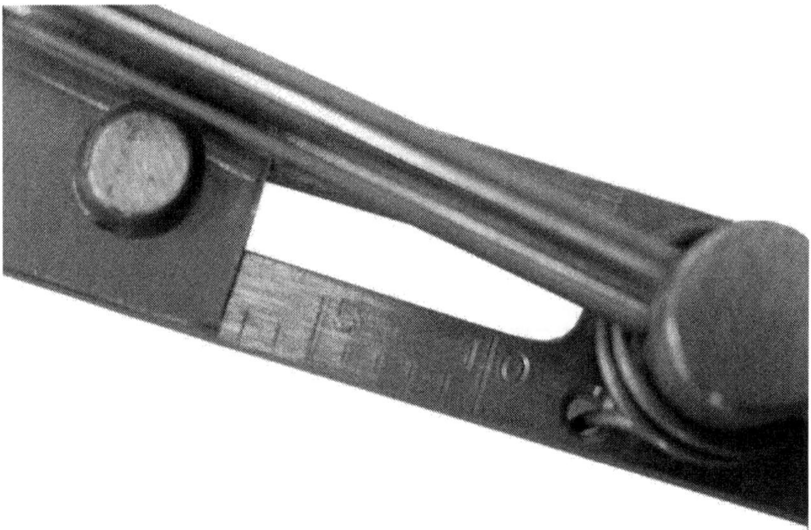

Abb. 13: **Detail Pulverschere: die Skala darf - auch bei gleicher Substanz - höchstens als grober Richtwert verwendet werden, da bei unterschiedlicher Teilchengröße bzw. -verteilung und -form eine andere Schüttdichte resultieren kann. Die exakte Einstellung muss durch Wiegen ermittelt und öfters kontrolliert werden.**

4.11 Glasstäbe

Glasstäbe werden vorwiegend zum Umrühren benötigt. Auch beim Umfüllen kann man an ihnen entlang Flüssigkeiten aus Flaschen gießen, die sonst gerne zum Kleckern neigen (s. Kap. „Umfüllen").

5 GEFÄßE UND PACKMITTEL

Vorrats- und Abgabegefäße kommen in einer Reihe von unterschiedlichen Formen und Materialen vor. Die Größe der Gefäße wird immer durch den Verwendungszweck bestimmt.

5.1 Papierbriefchen

Durch Falten von Papier können Pulverbriefchen (auch als Papierkapseln bezeichnet) hergestellt werden, die besonders zum Verpacken von Pulvern geeignet sind. Hierbei ist zu bedenken, dass der Inhalt leicht komplett wieder zu entnehmen sein soll. Grobkristalline Pulver sind hier geeignet, die Abpackung von geringen Mengen feinen Pudern verbietet sich jedoch von selbst, da aufgrund der hohen Oberfläche der Papierbriefchen und deren Ecken und Kanten nur noch ein Bruchteil der eingefüllten Menge problemlos zu entnehmen ist.
Für feuchtigkeitsempfindliche Substanzen sollte gewachstes Papier zur Herstellung der Papierbriefchen verwendet werden.

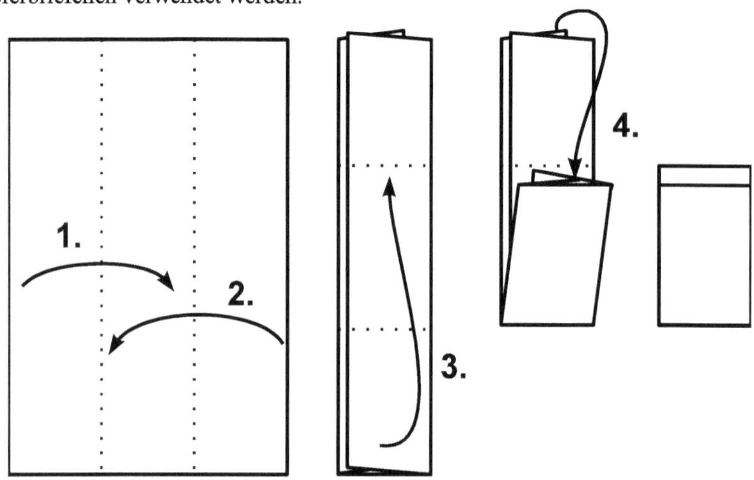

Abb. 14: Faltanleitung für Papierbriefchen

Papierbriefchen aus holzfreiem oder gewachstem Papier können auch schon fertig gefaltet in unterschiedlichen Größen (meist „2 ½ bis „7“) bezogen werden.

5.2 Teebeutel

Teebeutel stehen in Form von Flach-[9] oder (Klotz-)Bodenbeuteln zur Verfügung. Beide Varianten sind zudem noch in gefütterter Ausführung erhältlich. Bodenbeutel können naturgemäß bei ähnlichen äußeren Abmessungen ein größeres Volumen an Tee aufnehmen.

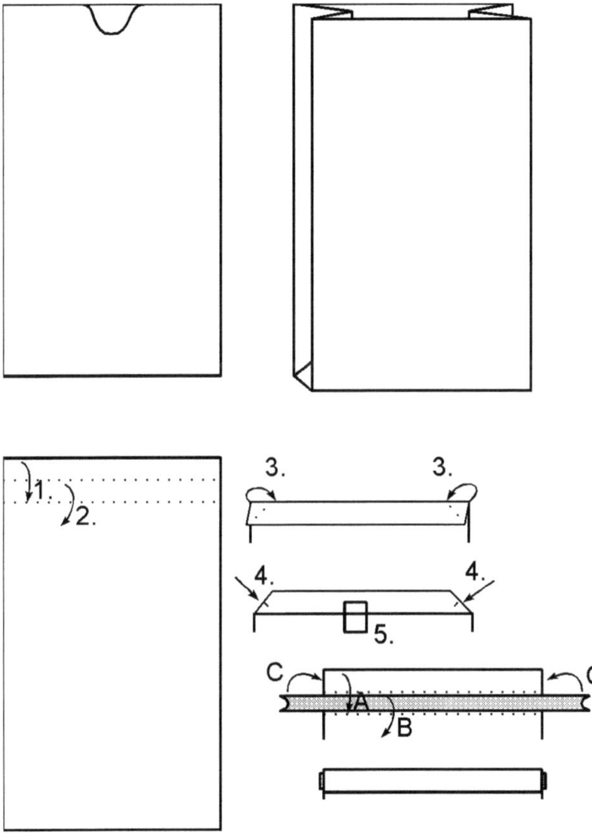

Abb. 15: oben Flach- und Bodenbeutel, unten das Verschließen von Teebeuteln

Verschließen von Teebeuteln

Teebeutel werden klassisch verschlossen, indem der obere Rand zwei- bis dreimal ca. 1 cm breit nach vorne umgeklappt wird (bitte symmetrisch, nicht schief) (Pos. 1. und 2. in obiger Abbildung). Anschließend werden die Ecken nach hinten umgeklappt (Pos.

9 neben den einfachen Flachbeuteln sind auch Faltenbeutel (weisen seitliche Falten auf) erhältlich

3.) und in der Mitte kurz „eingezwickt" (Pos. 4.). Durch das Einzwicken wird erreicht, dass sich die Tüte nicht mehr so leicht von alleine öffnet. Ein gewisses Restrisiko besteht allerdings nach wie vor, dass sich eine derart verschlossene Tüte, die vom Kunden arglos in die Einkaufstüte geworfen wurde, später darin öffnet und sich der Tee zwischen den anderen Einkäufen wiederfindet. Daher ist es angebracht, zusätzlich die Faltung des Teebeutels mit einem kleinen (!) Stück Klebefilm (Pos. 5.) zu sichern. Keinesfalls sollte jedoch die Tüte einfach durch einmaliges Umfalten und ein großes schief und faltig aufgeklebtes Stück Klebeband verschlossen werden.
Eine weitere elegante, saubere und absolut sichere Methode des Verschließens ist es, spezielle Verschlussclips beim Falten des Verschlusses (Pos. A und B) mit einzuarbeiten und die Clipenden anschließend nach hinten umzubiegen (Pos. C).

5.3 Flaschen und Gläser

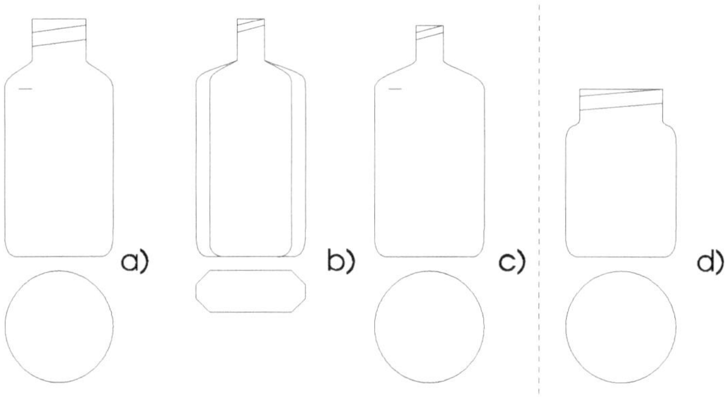

Abb. 16: Einige Flaschen und Gläser in Front- und Aufsicht
a) Medizinglas = Euroflasche = Veralflasche = Medizinflasche, rund; b) Meplatflasche, achteckig; c) Tropfflasche (enger Hals); d) Weithalsglas

Die in obiger Abbildung aufgeführten Flaschen und Gläser, die meist aus Braunglas gefertigt sind, um einen Lichtschutz des Inhaltes zu bewirken, stellen lediglich eine Auswahl der erhältlichen Ausführungen dar. Ebenso vielfältig sind auch die Verschlussauf- und einsätze: neben den einfachen Schraubdeckeln können Gießringe, Tropfeinsätze, Tropf-[10], Pipetten- oder Spatelmonturen[11] sowie Zerstäuberaufsätze[12] verwendet werden.

[10] z.B. für Augen- oder Nasentropfen
[11] z.B. zum Auftragen einer Lösung auf eine eng begrenzte Hautstelle wie beispielsweise eine Warze
[12] z.B. für Haut- oder Halsspray

In Flaschen werden üblicherweise Flüssigkeiten abgefüllt, in Weithalsgläser viskose Zubereitungen wie Schleime oder auch Gele. Darüber hinaus können Weithalsgläser auch als Umverpackung für einzeldosierte Arzneiformen wie Globuli, Kapseln oder Tabletten dienen.

Für jeden Anwendungszweck ist der angemessene Flaschentyp in geeigneter Größe zu wählen.

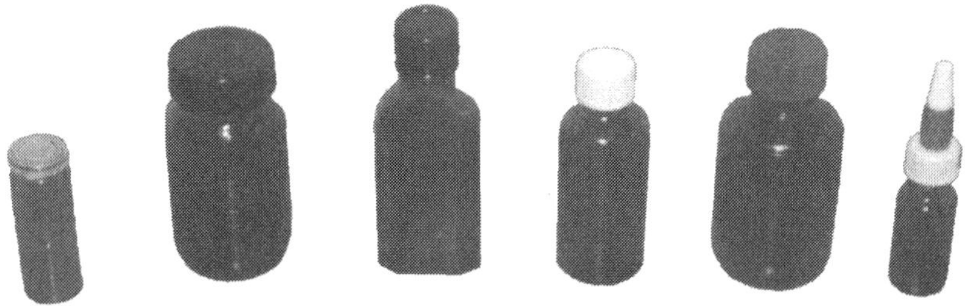

Abb. 17: Von links nach rechts: Schnappdeckelglas (Pillenglas), Weithalsglas, Meplat-Flasche, Medizinalflasche (Enghals), Medizinalflasche (Weithals), Flasche mit Einzeltropfaufsatz.

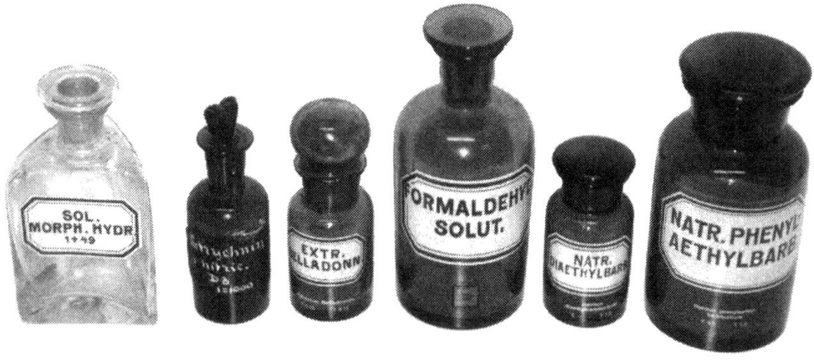

Abb. 18: Dreieckiges Standgefäß für Morphinlösung, daneben ein Vorratsgefäß für Strychninnitrat-Verdünnung (mit der Aufschrift D3, 1=1000) als Venenum mit weißer Schrift auf schwarzem Grund gekennzeichnet. Weiterhin Belladonnaextrakt unter Blaugelstopfen sowie drei weitere Separanda (rot auf weiß) enthaltende Standgefäße.

5.4 Dosen

Zweiteilige Dosen unterschiedlicher Größe können als Primärverpackung für Pulver oder Umverpackung für abgeteilte Pulver in Pulverbriefchen dienen.

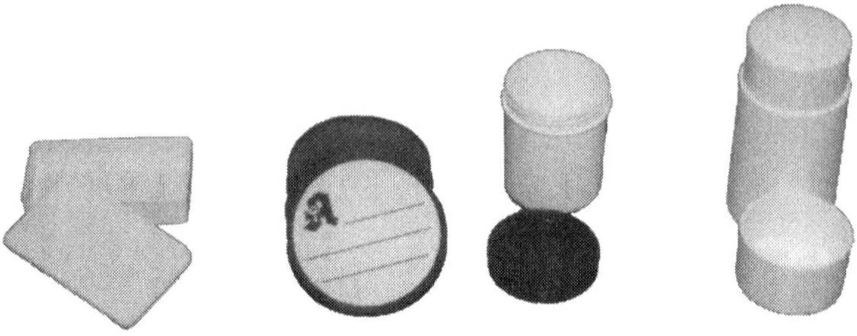

Abb. 19: Suppositorienschachtel, Runddose, Kruke mit Deckel, Puderstreudose mit Deckel

5.5 Puderdosen

Für Puder, die aufgestreut werden sollen, stehen spezielle Puderdosen zur Verfügung, die aus Deckel, Dosenkörper mit Streuvorrichtung und einem abnehmbaren Boden bestehen.
Eigentlich selbstverständlich ist es, dass beim Füllen der Deckel auf die Dose aufzusetzen ist, da sonst das Puder unten wieder herausrieselt.

5.6 Suppositorienschachteln

Suppositorien werden geeigneterweise in Suppositorienschachteln aus Kunststoff (früher Pappe) abgegeben. Sind diese nicht zur Hand, können auch Kruken als Umverpackung gewählt werden.

5.7 Kruken

Kruken sind heutzutage meist Plastiktöpfchen mit schraubbarem Deckel, die zur Aufnahme von halbfesten Zubereitungen (z.B. Salben, Cremes, Gele) oder bisweilen als Sammelverpackung für einzeldosierte Arzneiformen wie Kapseln oder Suppositorien dienen, falls keine geeigneteren Umverpackungen bereitstehen.

Der Patient ist darauf hinzuweisen, dass aus hygienischen Gründen die Entnahme von Salben, Cremes o.ä. aus Kruken keinesfalls mit den Fingern sondern z.B. mittels Holzspatel erfolgen sollte.
Für das Unguator- sowie das TopiTec-System stehen spezielle Kruken zur Verfügung, die das Entnehmen der Zubereitung in ähnlicher Weise wie aus Tuben zulassen.

5.8 Tuben

Tuben sind aus hygienischen Gesichtspunkten eigentlich die Primärverpackungen der Wahl für Salben, Cremes und Gele. Der mikrobielle Befall des Tubeninhalts ist auch bei längerer Anwendungsdauer erheblich geringer als bei Kruken. Aufgrund der hohen Viskosität der Pasten kann es allerdings oftmals nicht möglich sein, diese in Tuben abzufüllen bzw. diese den Tuben wieder zu entnehmen. Hier müssen dann doch Kruken zum Einsatz kommen.

5.9 Standgefäße

Standgefäße stellen die Vorratsgefäße dar, in denen die Substanzen, die für die Herstellung benötigt werden, vorrätig gehalten werden. Flüssigkeiten werden generell in Flaschen mit Schliffstopfen, kristalline Substanzen in Weithalsgefäße mit Schliffstopfen, Teedrogen in Blech-Dosen („Teedosen“) oder - besonders bei pulverisierten Drogen - in Schraubdeckelgläsern gelagert. Halbfeste bzw. wachsartige Substanzen werden in glasierten Porzellangefäßen mit Porzellandeckel aufbewahrt. Bei Glasgefäßen ist der durch die Verwendung von Braunglas entstehende Lichtschutz von Vorteil.

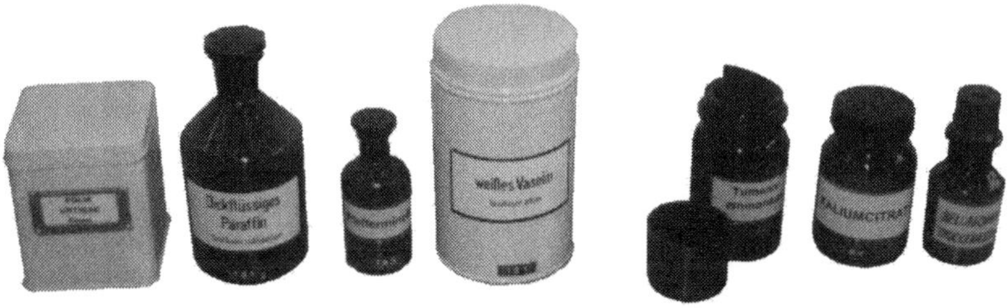

Abb. 20: Von links nach rechts: Teedose („Horo“-Dose), großes und kleines Standgefäß mit Schliffstopfen für Flüssigkeiten, Standgefäß aus Porzellan für halbfeste Substanzen, Standgefäß mit Gießeinsatz, Weithalsglas als Standgefäß für Feststoffe, Standgefäß mit Trockenmittel im Schliffstopfen

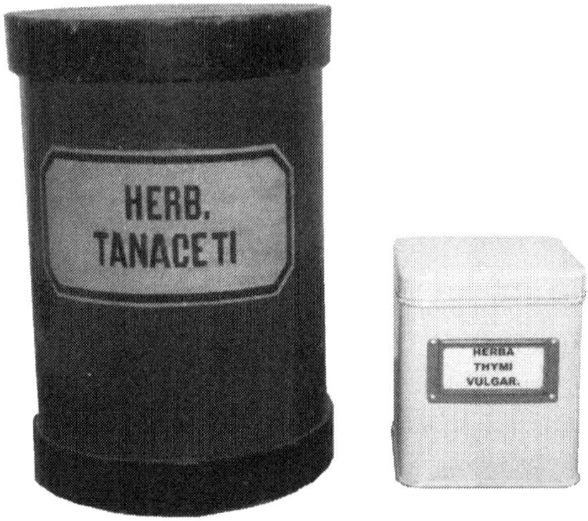

Abb. 21: Runde Vorratsdose aus Holzund Pappe zur Aufbewahrung von Teedrogen neben einer Blechdose. Beide waren/sind in unterschiedlichen Größen erhältlich.

5.10 Sonstige

In Spritzen, Ampullen, Vials und Infusionsflaschen werden im Allgemeinen in der Apotheke nur selten Zubereitungen abgefüllt. Daher sollen sie hier nicht näher betrachtet werden

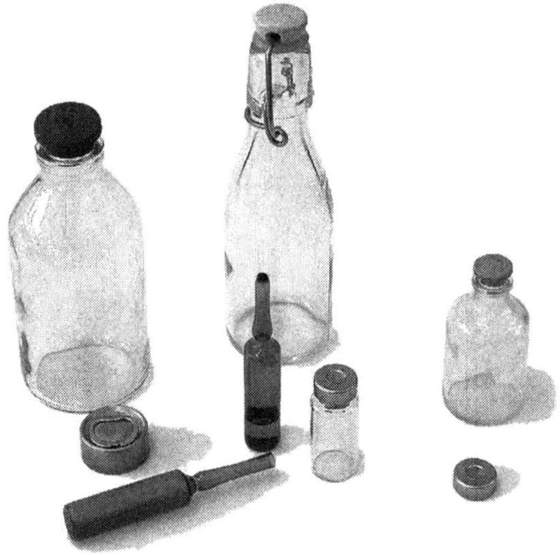

Abb. 22: Flasche mit Bügelverschluss, Infusionsflasche und Vials für Injektionslösungen samt Stopfen und Bördelkappen. Davor zwei Ampullen (offen und verschweisst).

6 GRUNDOPERATIONEN UND GERÄTE

Es sollen hier nur diejenigen Grundoperationen und Geräte vorgestellt werden, die für das Herstellen von Arzneiformen notwendig sind und nicht in anderen Teilgebieten der Pharmazie behandelt werden. Ausgenommen hiervon ist nur der Umgang mit Waagen, da dieser im Allgemeinen immer wieder falsch erfolgt und aus diesem Grunde hier nochmals ausführlich abgehandelt werden soll.

In diesem ersten Teil werden nur allgemein verwendete Geräte und Operationen beschrieben, um Wiederholungen zu vermeiden. Geräte, die nur zur Bereitung der ein oder anderen Arzneiform herangezogen werden, werden in den betreffenden Kapiteln behandelt.

6.1 Transportieren von Standgefäßen

Obwohl das Transportieren nicht zu den eigentlichen Grundoperationen i.e.S. zählt und darüber hinaus auf den ersten Blick nicht weiter erwähnenswert scheint, soll an dieser Stelle dennoch kurz darauf eingegangen werden.

Um das Sicherheitsrisiko so niedrig wie möglich zu halten, sollten Gefäße generell niemals nur am Verschluss gefasst werden. Bei der richtigen Haltung greift *eine Hand unter den Gefäßboden*, während *die andere den Hals* des Gefäßes umschließt und dabei mit einem Finger zusätzlich den Verschluss sichert. Letzteres ist besonders wichtig bei Flüssigkeiten wie beispielsweise Aceton, die bei Bewegung und Erwärmung recht hohen Druck im Gefäßinneren erzeugen und damit einen leicht eingeklemmten Schliffstopfen unerwartet von der Flasche „absprengen" können.

Aus Sicherheitsgründen sollte zudem *nie mehr als ein Gefäß gleichzeitig* transportiert werden[13].

6.2 Umfüllen

Eine der einfachsten Grundoperationen stellt das Umfüllen an. Hierbei ist natürlich die Beschaffenheit des umzufüllenden Gutes zu berücksichtigen. Soll ein Vorratsgefäß wieder aufgefüllt werden, so ist darauf zu achten, dass ein Mischen von verschiedenen Chargen unterbleibt. Einmal entnommene Substanzen werden nicht wieder in das Standgefäß zurückgefüllt.

Metallene Gegenstände, besonders solche aus Aluminium, hinterlassen schon bei geringem Druck an den Oberflächen z.B. von Reib- oder Fantaschale deutlich

---

13 dies ist auch gar nicht möglich, wenn man wie oben beschrieben verfährt, da man beide Hände bereits in Gebrauch hat.

sichtbare Abriebspuren. Die Benutzung von Metallspateln oder -schaufeln zum Umfüllen aus einer solchen Schale in ein Abgabegefäß hat daher zu unterbleiben. Tipp: Der Abrieb, der auf der Arbeitsplatte durch Bewegung von Aluminiumschüsseln entsteht, lässt sich mit Scheuerpulver leicht entfernen.

Umfüllen von Flüssigkeiten

Dünnflüssige Flüssigkeiten werden einfach umgeschüttet, wobei i.d.R. kein Trichter zu verwenden ist. Ausgenommen hiervon sind natürlich starke Säuren und Laugen, die aus Sicherheitsgründen nur unter Zuhilfenahme eines Trichters und unter Verwendung von Handschuhen und Schutzbrille ab- oder umgefüllt werden.

Haben die Gefäße aus denen umgefüllt wird keine scharfe Kante, so dass die Flasche zum Kleckern neigt, kann eine Gießhilfe verwendet werden. Problematisch ist hierbei jedoch, dass die Gießhilfe sehr gerne in die Flasche hineinrutscht und das Entfernen dann sehr umständlich ist.

Alternativ zur Gießhilfe kann auch an einem Glasstab entlanggegossen werden, wobei der Glasstab ruhig in das aufnehmende Gefäß hineinragen darf. Eine eigentlich sehr einfache und effektive Art, Kleckereien zu vermeiden.

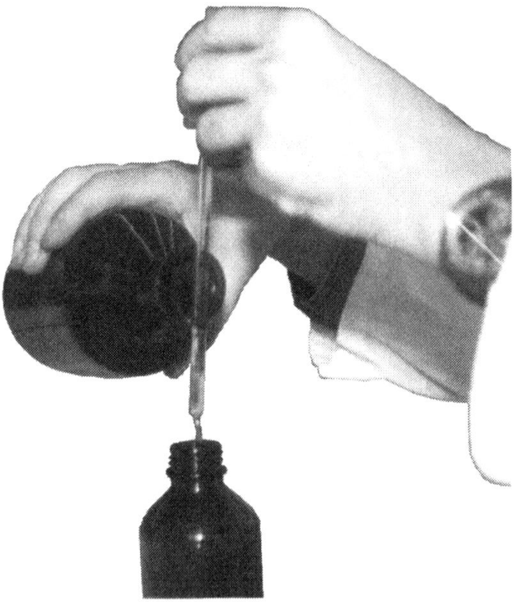

Abb. 23: Entlanggießen an einem Glasstab. Der Glasstab kann auch in die Öffnung des Akzeptorgefäßes hineingehalten werden.

Die Hand greift beim Umfüllen immer auf die Beschriftung des Gefäßes aus dem ausgegossen wird. So wird erreicht, dass ein evtl. herunterlaufender Tropfen nicht über das Etikett läuft und die Beschriftung in Mitleidenschaft zieht. Der letzte Tropfen wird mit dem Stopfen aufgenommen.

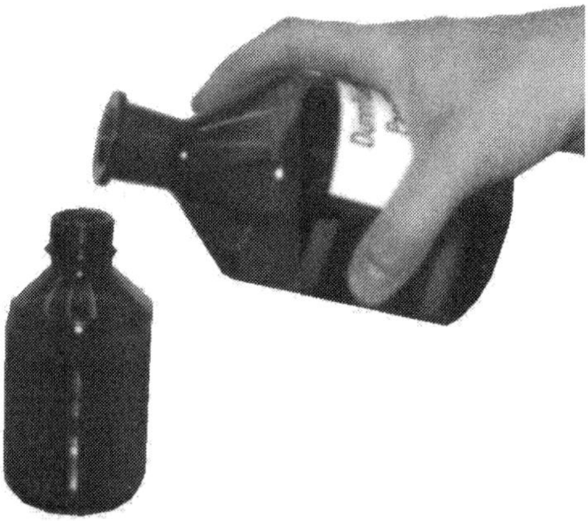

Abb. 24: Die Hand fasst beim Umfüllen immer auf das Etikett. So wird eine eventuelle Verschmutzung der Beschriftung vermieden.

Sollen kleine Mengen aus besonders großen Vorratsgefäßen entnommen werden, so empfiehlt es sich, zunächst in handlichere Behältnisse wie Mensuren, Bechergläser, Erlenmeyerkolben o.ä. umzufüllen.

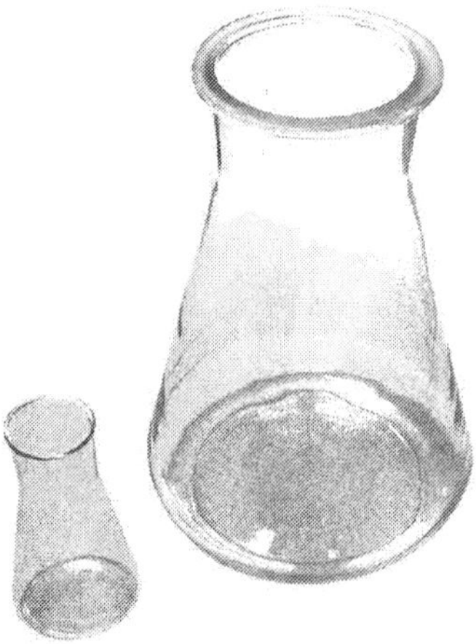

Abb. 25: Maulaffe[14] im Vergleich zu einem 300ml Erlenmeyerkolben

14 Im Unterschied zu einem Erlenmeyerkolben weist ein Maulaffe einen Planschliff auf. Der Inhalt kann somit durch Auflegen einer Glasplatte o.ä. besser geschützt werden, als es bei einem Erlenmeyerkolben der Fall wäre.

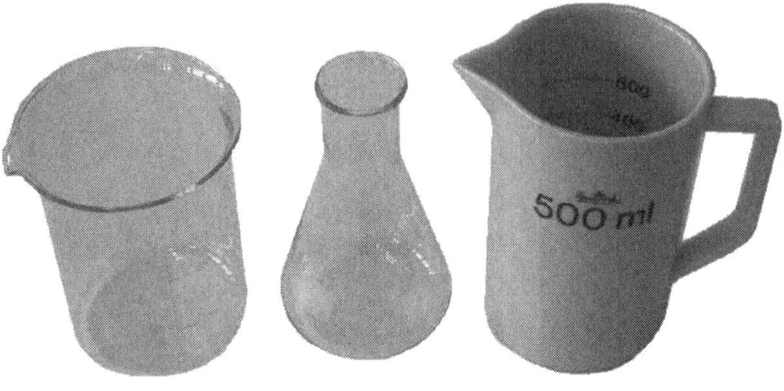

Abb. 26: Erlenmeyerkolben und Becherglas, daneben Mensur aus Porzellan

Umfüllen von Feststoffen

Feststoffe werden nicht direkt aus dem Ausgangsgefäß herausgeschüttet sondern mithilfe einer Schaufel, eines Löffels oder Spatels. Je nach Substanzbeschaffenheit und Öffnung des zweiten Gefäßes kann die Benutzung eines Pulvertrichters angebracht sein.

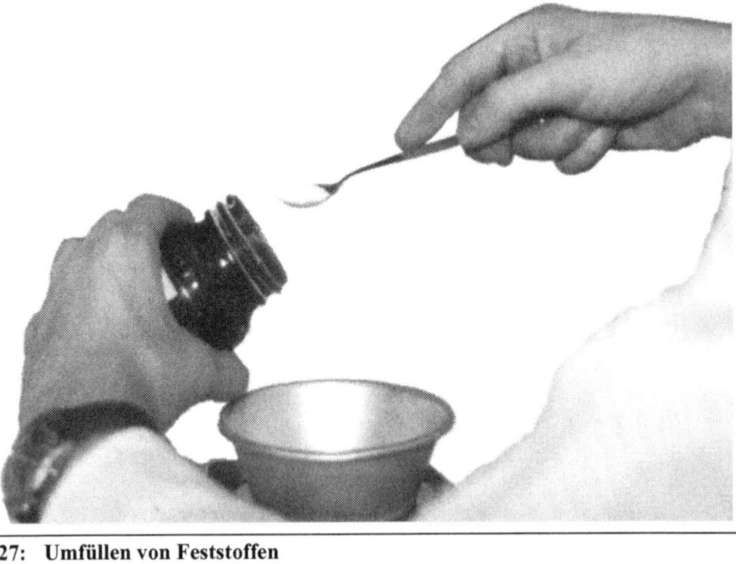

Abb. 27: Umfüllen von Feststoffen

Umfüllen von halbfesten Substanzen

Halbfeste Substanzen werden mit einem Salbenspatel oder Pflastermesser umgefüllt, wobei darauf zu achten ist, dass möglichst *keine Lufteinschlüsse* eingearbeitet werden[15]. Abschließend werden in beiden Gefäßen Substanzreste von der Gefäßwandung nach unten gekratzt und eine *möglichst kleine Oberfläche* geschaffen, da Kontakt mit der Luft einen beschleunigten Verderb der Substanz zur Folge hat, der vermieden bzw. minimiert werden soll.

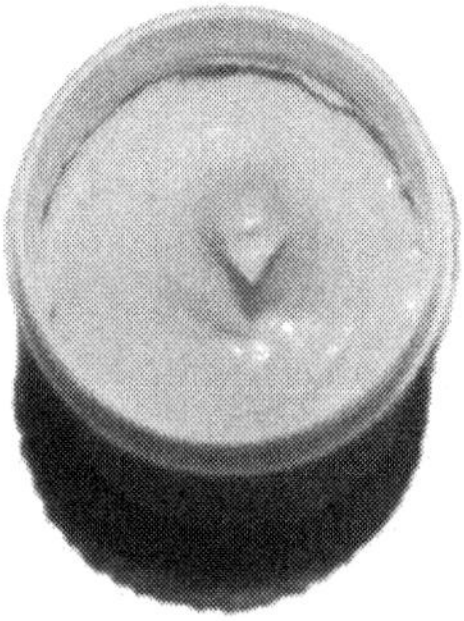

Abb. 28: Eine fertig umgefüllte Salbe. Die Gefäßwandung ist innen und (!) außen sauber, die Oberfläche möglichst klein.

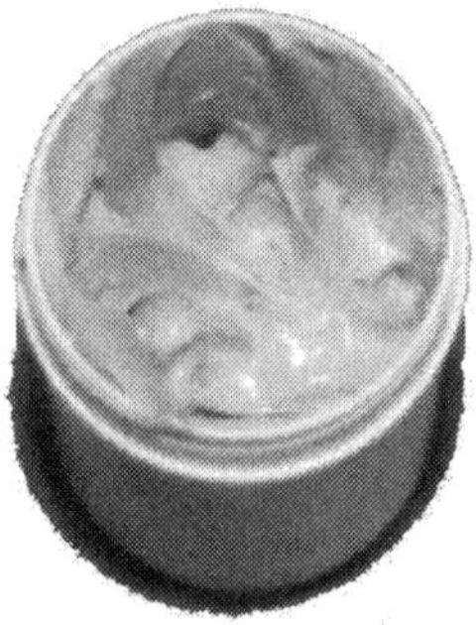

Abb. 29: *So* sollte es *nicht* aussehen! Dies ist nicht nur unansehnlich sondern bietet auch eine maximale Oberfläche für z.B. oxidative Zersetzung.

Alternativ hierzu kann die halbfeste Substanz auch *geschmolzen und ausgegossen* werden, sofern es die Zubereitung unbeschadet übersteht.
In jedem Falle sind auch hier abschließend die *Gefäßränder mit Zellstoff* zu *reinigen.*

6.3 Wiegen

Das Wiegen ist eine der wichtigsten Grundoperationen beim Herstellen der Arzneiformen; so muss doch gewährleistet sein, dass die angegebene Menge an Arzneistoff auch tatsächlich in dem hergestellten Arzneimittel enthalten ist. Hierzu gehört nicht nur die *exakte Dosierung* des oder der *Wirkstoffe*, sondern auch die *Hilfsstoffe* müssen in der vorgegebenen Menge eingearbeitet werden.
Die Arzneistoffmassen bewegen sich häufig im mg-Maßstab, Konservierungsmittel werden teilweise in noch viel geringeren Mengen verwendet, wohingegen bei den Hilfsstoffen Mengen im kg-Bereich nicht unüblich sind, wenn man z.B. an die

[15] Kruken können hierzu z.B. mehrmals vorsichtig auf die Arbeitsplatte geklopft werden. Dadurch steigen Lufteinschlüsse an die Oberfläche

defekturmäßige Herstellung (größere Mengen / Stückzahlen auf Vorrat) denkt. Es ist also ein Wägebereich abzudecken, der unterhalb des mg-Bereiches beginnt und bei einigen kg erst aufhört.
Einen derart breiten Wägebereich überspannen keine handelsüblichen und bezahlbaren Waagen an einem Stück, so dass der Bereich in mehrere Teilbereiche aufgeteilt werden muss, für die mehrere Waagen zur Verfügung stehen.
Die gebräuchlichen Waagen lassen sich nach mehreren Prinzipien einteilen, so z.B. in *mechanische* und *elektrische*, *ober-* und *unterschalige*, *Kompensations-* und *Substitutionswaagen*. Die unterschiedlichen Einteilungsprinzipien haben alle Vor- und Nachteile, sind für den praktischen Umgang mit den Waagen aber nicht von großer Bedeutung. Wichtiger ist vielmehr, für das abzuwiegende Gut *immer die richtige Waage* auszuwählen.
Hierzu gehört, dass *Mindest- und Höchstlasten* zu *beachten* und die *Genauigkeit der Wägung* zu berücksichtigen sind. So ist es zwar theoretisch möglich, mit einer Handwaage bis in den unteren mg-Bereich hinein zu wiegen, Luftzug und eine zittrige Hand der wiegenden Person stehen dem jedoch entgegen.

Der Wiegevorgang ist eine der genauesten Analysenmethoden überhaupt. Zu diesem Zwecke müssen Waagen *Präzisionsgeräte* sein und erfordern eine pflegliche Behandlung. So sind sie nach Gebrauch stets zu reinigen und nach Möglichkeit abzudecken. Gerade die filigranen Handwaagen sollten nicht sorglos in eine Schubladenecke „gepfeffert“ werden.
Waagen müssen ebenso wie die verwendeten Gewichtssätze *geeicht* sein. Bei den Gewichtsstücken sind besonders die kleineren nicht mit den Fingern anzufassen, da bei den geringen Massen der Fehler durch selbst geringste Mengen aufgebrachtes Fett und Schweiß enorm groß wird. Aus diesem Grunde liegen den Gewichtssätzen i.d.R. *Pinzetten* bei, die für diesen Zweck gedacht sind. Selbstverständlich sollte in diesem Zusammenhang sein, dass die Pinzetten und Gewichte nach Gebrauch ihren Weg auch wieder zurück in den Gewichtssatz finden!
Den Gewichtssätzen liegen für Massen unterhalb von einem Gramm kleinere Gewichtsplättchen aus Platin bei, deren Anzahl an Ecken über ihre Masse Aufschluss gibt: dreieckige bedeuten 100 oder 10mg, viereckige 200 oder 20mg, fünf- oder sechseckige 500, 50 oder 5mg je nach Größe[16] des Gewichtsstückes.

---

16 Bestehen Zweifel hinsichtlich der Zehnerpotenz der Masse (z.B. 10 oder 100mg), so kann das Gewichtsstück auf der Analysenwaage (nicht auf einer oberschaligen 1kg-Waage!) nachgewogen werden. Oftmals ist jedoch zumindest in die größeren Gewichtsstücke eine Zahlenangabe (z.B. „200“ für 200mg) eingeprägt.

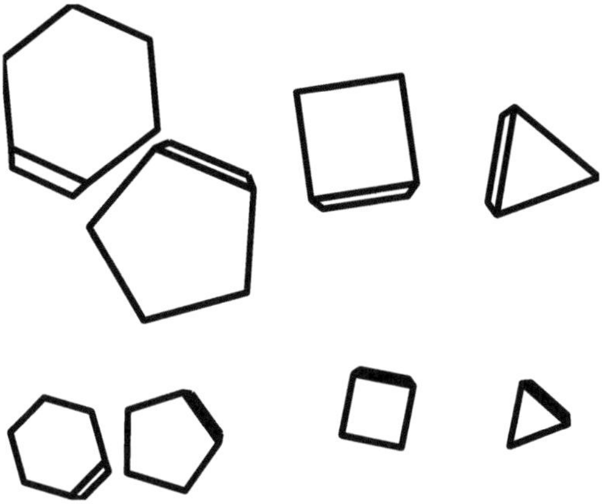

Abb. 30: Gewichtsplättchen. Oben diejenigen für 500, 200 und 100mg, unten die 50, 20 und 10mg wiegenden Stücke. Die umgeknickten Ränder dienen zum Greifen der Gewichtsstücke mittels Pinzette.

Handwaage

Der Wägebereich der Handwaage ist meist auf dem Wägebalken oder der Halterung angegeben. Zum Abwiegen von Flüssigkeiten sind Handwaagen nicht geeignet. Ebenfalls bereitet das Abwiegen von Substanzen mit geringer Schüttdichte oftmals große Probleme, da für diese voluminösen Stoffe (z.B. Aerosil oder Kamillenblüten) meist die Größe der Waagschale nicht ausreicht.

Die Handhabung dieses Waagentyps wird weiter unten beschrieben.

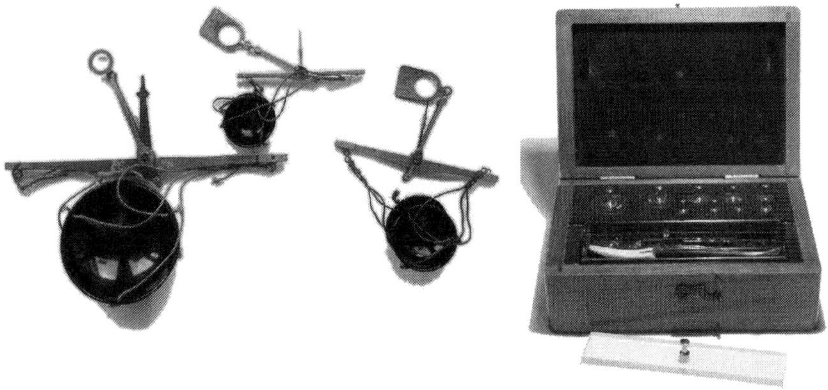

Abb. 31: Drei Handwaagen verschiedener Größe, daneben eine Gewichtssatz. Im Gewichtssatz befinden sich neben den üblichen Gewichtsstücken auch Gewichtsplättchen sowie eine Pinzette

Balkenwaage

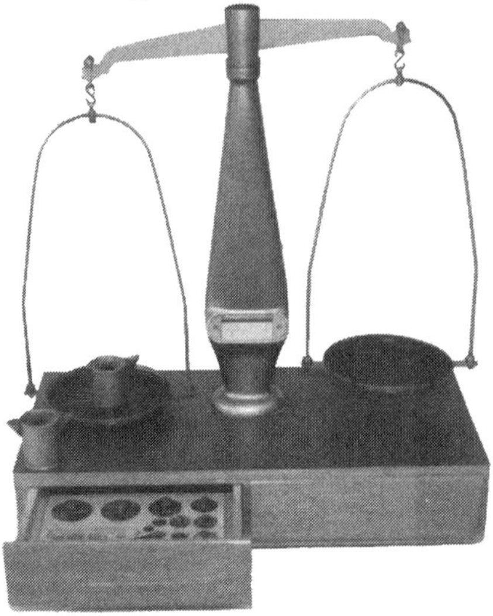

Abb. 32: Balkenwaage mit Tariergefäßen und Tarierschrot. Ein Gewichtssatz mit Pinzette befindet sich hier in einer der Schubladen.

Auch bei Balkenwaagen ist der Wägebereich auf dem Wägebalken angegeben. Sie sind ebenso wie Handwaagen schlecht geeignet für die direkte Wägung von Substanzen geringer Dichte oder von Flüssigkeiten, wenn kein geeignetes Gefäß zusätzlich verwendet wird. Dieses Gefäß ist natürlich zuvor zu tarieren. Dafür bietet sich Tarierschrot[17] an, zu dessen Verwendung spezielle Gefäße zur Verfügung stehen.

Bei sämtlichen Waagen ist ein freies Schwingen des Waagebalkens im Ruhezustand zu vermeiden. Falls keine Arretiervorrichtung vorhanden ist, so kann eine Waagschale mit einem Tariergefäß oder einem Gewichtsstück belastet werden, wie in nebenstehender Abbildung gezeigt.

Dispensierwaage

Hierfür gilt ähnliches wie für die Balkenwaage. Zusätzlich ist die Dispensierwaage, die sowohl in Bezug auf ihre Größe als auch im Hinblick auf ihre Verwendung zwischen Hand- und Balkenwaage angesiedelt ist, meist arretierbar und besitzt auf den eigentlichen Wägeschalen nochmals zwei schalenförmige Wägeeinsätze, die zur Aufnahme von Feststoffen und nicht von Flüssigkeiten bestimmt sind. Diese Einsätze sollten nicht vertauscht werden.

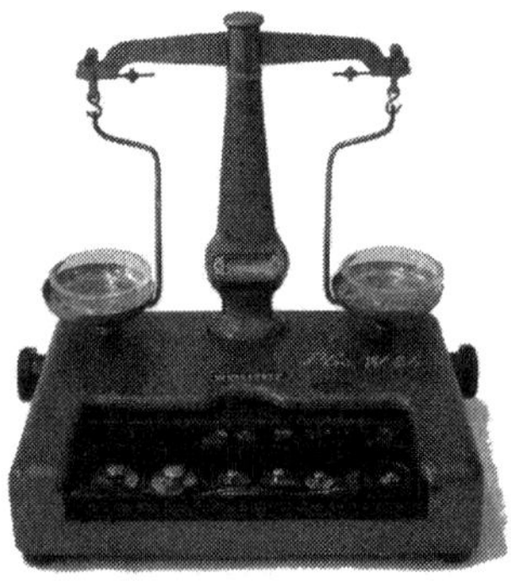

Abb. 33: Dispensierwaage mit Gewichtssatz. Erkennbar ist die Arretiereinrichtung, die über die Räder an beiden Seiten bedient werden kann.

17 kleine Bleikügelchen

Oberschalige Waage

Das Wiegen von Gefäßen und Gerätschaften kann direkt erfolgen. Direktes Wiegen von Substanzen sollte hier jedoch vermieden werden, da die Waagschale nicht dazu gedacht ist, abgesehen von Reinigungszwecken, abgenommen zu werden. Aus diesem Grunde sind geeignete Wägehilfsmittel zu verwenden, wobei die Mindestlast der Waagen zu berücksichtigen ist.

Da damit die Notwendigkeit gegeben ist, fast ständig eine Tara beim Wägevorgang berücksichtigen zu müssen, sind oberschalige Waagen tarierbar.

Die Wägebereiche sind bei der oberschaligen Waage auch unter Last umschaltbar.

Durch das Tarieren schleichen sich beim Umschalten der Wägebereiche sehr leicht Fehler ein (z.B. Fehler von genau 100g bei einer Wägebereichsänderung in 100g Schritten). Hier ist besondere Aufmerksamkeit geboten!

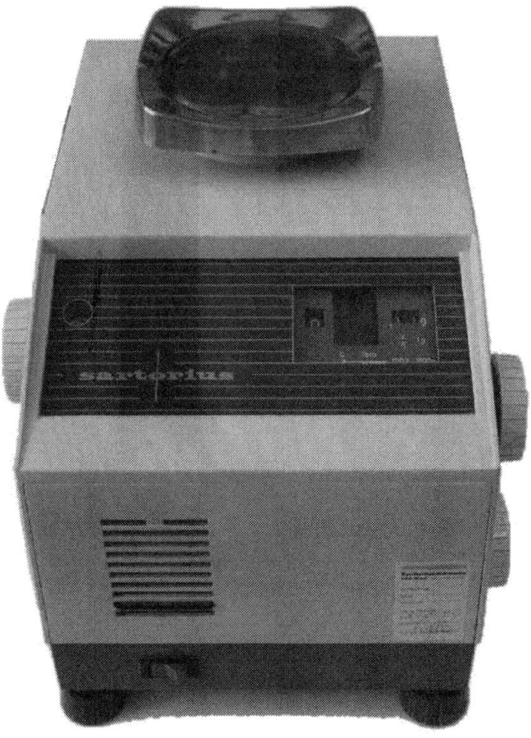

Abb. 34: Oberschalige Waage. Links das Rad zur Wägebereichsumschaltung, rechts unten die Tarierung, rechts oben das Rad für die beiden Nachkommastellen

Mechanische Analysenwaage

Das Umschalten der Wägebereiche darf bei der Analysenwaage meist nur im entlasteten bzw. arretierten Zustand erfolgen!

Analysenwaagen sind meist nur in geringem Maße (wenige Gramm) tarierbar. Hier wird die Tariereinrichtung lediglich dazu verwendet, die Tara des Gefäßes z.B. auf das nächste Gramm genau einzustellen.

Um den Einfluss eines eventuellen Luftzuges auf das Wägeergebnis zu minimieren, sind die Seitenscheiben der Analysenwaagen während der Messung stets geschlossen zu halten.

Einrichtungen zur Dichtemessung sind ebenfalls verfügbar[18], sollen hier aber nicht behandelt werden.

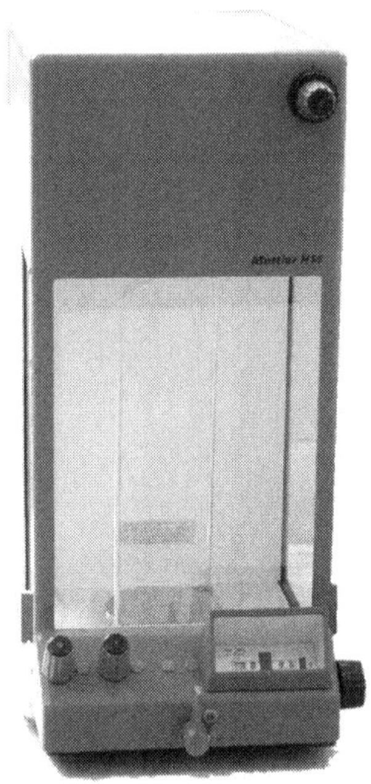

Abb. 35: Mechanische Analysenwaage. Oben rechts die Tarierung, links die beiden Knöpfe für 10g und 1g-Stellen, rechts der Knopf für die letzten beiden (von vier) Nachkommastellen. In der Mitte der Arretierhebel.

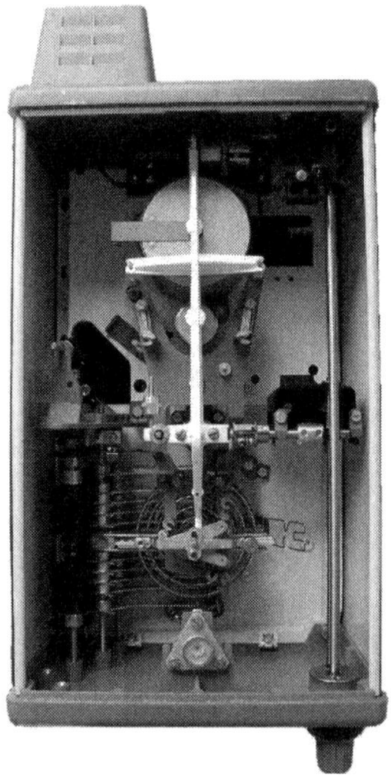

Abb. 36: Einblick in eine geöffnete mechanische Analysenwaage. Deutlich sind die ringförmigen Gewichtsstücke und die komplizierte empfindliche Mechanik zu sehen.

18 hierzu dient der kleine Haken am oberen Ende des Waagschalenbügels

Elektronische Analysenwaage

Hier gilt gleiches wie bei den mechanischen Analysenwaagen, jedoch ist eine Messbereichsumschaltung i.d.R. nicht erforderlich und meist eine Tarierbarkeit über den gesamten Messbereich möglich.

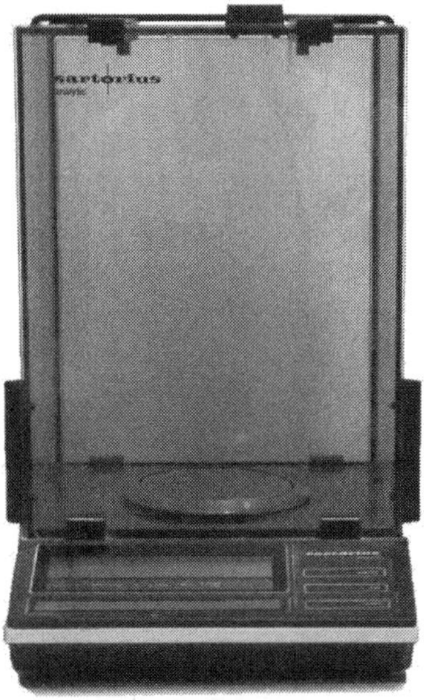

Abb. 37: Elektronische Analysenwaage

Dezimalwaage

Zum Abwiegen größerer Massen finden sich auch heute noch oberschalige Dezimalwaagen in der Apothekendefektur.

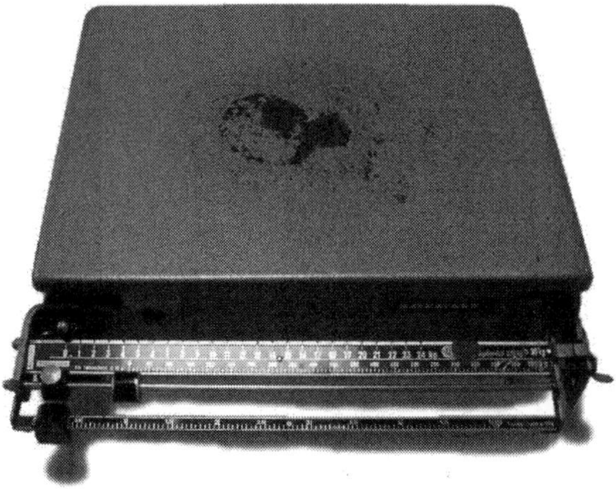

Abb. 38: Dezimalwaage

Das Einwiegen

Um Verunreinigungen der Substanzen auszuschließen, werden einmal entnommene Stoffe nicht wieder zurückgefüllt.

Beim Einwiegen auf der oberschaligen Waage ist nicht das Gut zu betrachten, sondern die Skala der Waage. Da sich die Skala beim zügigen Einfüllen meist so schnell bewegt, dass die Zahlen für das menschliche Auge nicht mehr lesbar sind, verfügen einige oberschalige Waagen auch über Analog-Anzeigefelder, die dem Bediener ermöglichen, die eingewogene Menge grob abzuschätzen, so dass er seine Einfüllgeschwindigkeit erst kurz vor Erreichen des relevanten Bereiches zu reduzieren braucht. Ein schnelles aber doch korrektes Einwiegen ist somit sehr leicht möglich.

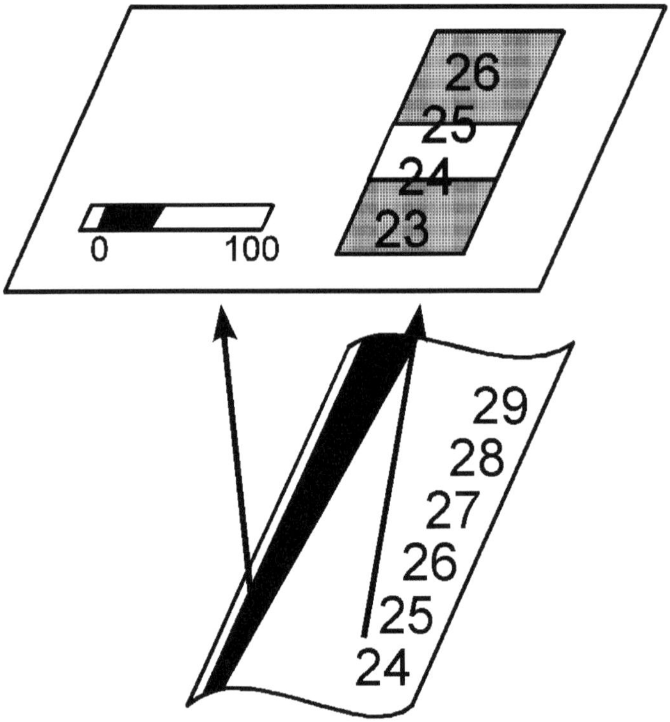

Abb. 39: Schnellwiegehilfe (oben: Anzeigefeld der Waage; unten: die Analog-Skala, die neben der herkömmlichen eingespiegelt wird und einen groben Überblick über den Einwaagefortschritt auch bei schnellem Einwiegen ermöglicht)

Dosieren kleiner Substanzmengen

Wird mit einem Löffelspatel eingewogen und sind kleine Substanzmengen zu dosieren, so greift man den Spatel recht weit hinten in normaler Haltung mit Daumen und Mittelfinger. Wenn man nun bei gelinde geneigtem Löffel mit dem Zeigefinger leicht gegen den Stiel des Löffels klopft, so rieseln nur geringe Mengen des abzuwiegenden Gutes in das Wäggefäß.

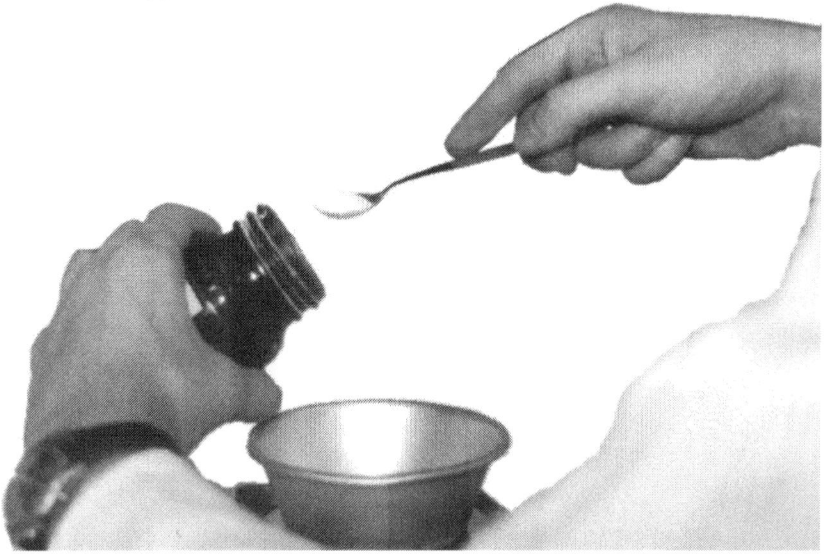

Abb. 40: Einwiegen mittels Löffelspatel: der Zeigefinger klopft leicht seitlich gegen den Spatel

Kontrolle des Einwaagefortschritts mit dem Finger

Wird auf Balkenwaagen eingewogen, so befindet sich bis kurz vor Einstellung des Gleichgewichtes die Waagschale mit den Gewichten auf der Grundplatte, wohingegen die andere frei schwingt. Bei zügigem Einwiegen besteht somit die Gefahr, dass oftmals zuviel eingewogen wird, weil die Waage schlagartig[19] von einem Extrem in das andere fällt. Hier ist es ratsam, zwischendurch mit dem Zeigefinger der linken Hand (bei Rechtshändern) durch leichten Druck auf die freischwebende Waagschale zu prüfen, ob noch eine große Diskrepanz zwischen den Massen auf beiden Waagschalen besteht. Dementsprechend lässt sich dann die Einfüllgeschwindigkeit leicht anpassen.

19 die Skala, die vom Zeiger überstrichen wird deckt oftmals nur einen sehr kleinen Bereich ab (typischerweise nur ca. 500mg bei einer Waaglast von 200g !)

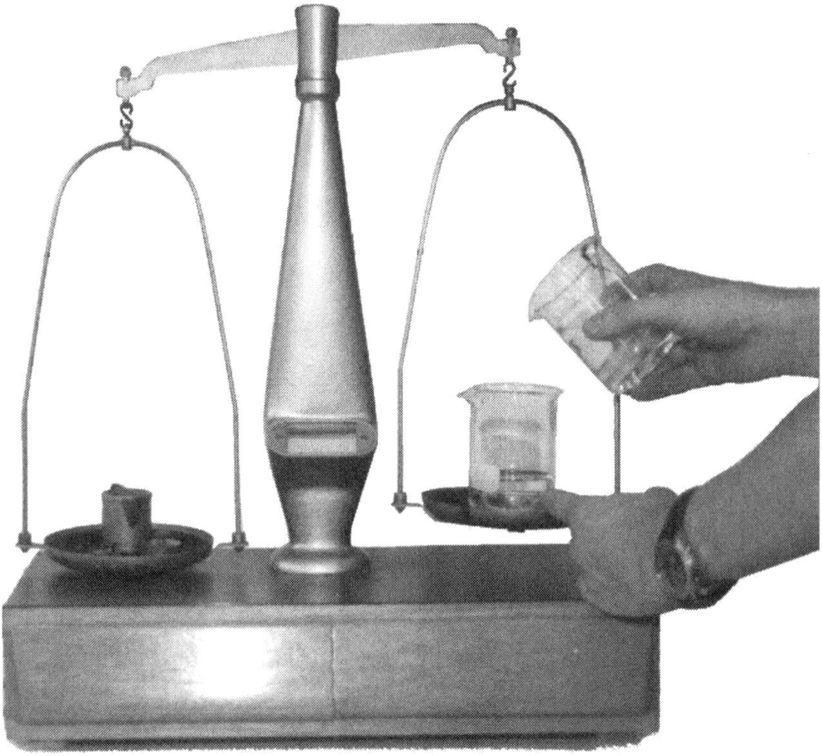

Abb. 41: Einwaagekontrolle mittels Finger (Beschreibung im Text)

Einwiegen mithilfe der Handwaage

Als Rechtshänder hält man die Waage zwischen Daumen und Zeigefinger der linken Hand und stützt sich mit dem linken Ellenbogen auf der Tischplatte ab. Nachdem man sich vergewissert hat, dass im unbelasteten Zustand die Waage im Gleichgewicht ist, senkt man die Waage soweit ab, bis wieder beide Waagschalen die Tischplatte berühren. In die linke der Waagschalen werden nun die notwendigen Gewichtsstücke (mithilfe einer Pinzette) gelegt. Nun beginnt der eigentliche Vorgang des Einwiegens: etwas Substanz wird eingewogen und die Waage kurz angehoben. Herrscht noch eine große Massendiskrepanz zwischen beiden Waagschalen, so verbleibt die schwerere Waagseite auf der Tischplatte, die andere schwebt in der Luft. Man senkt die Waage wieder ab und gibt weitere Substanz hinzu. Dieses Spiel wiederholt sich solange, bis der Massenunterschied beider Waagseiten nur noch gering ist. Ab diesem Zeitpunkt hält man die Waage beim Anheben so hoch, dass beide Waagschalen frei in der Luft schweben. Nach obigem Verfahren wird nun solange Substanz zugelegt, bis sich die Waage im Gleichgewicht befindet.

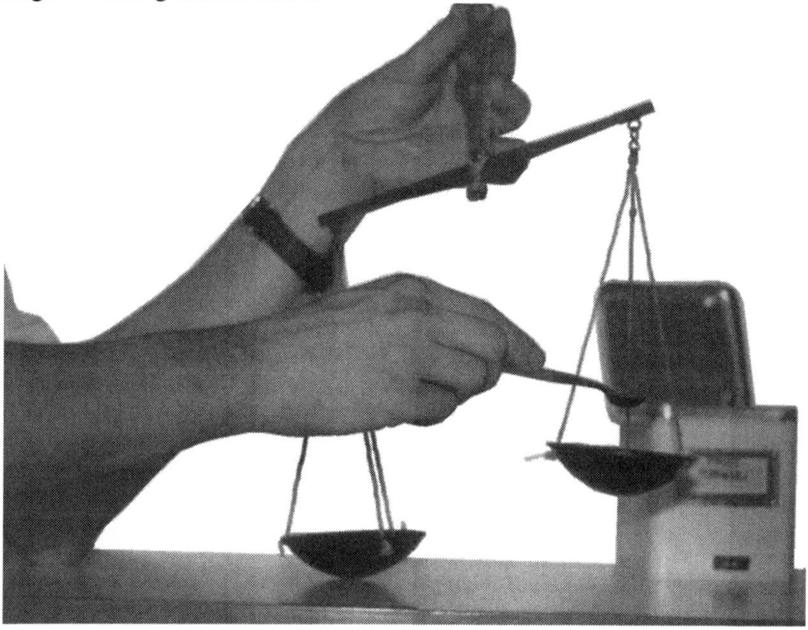

Abb. 42: Handhabung der Handwaage[20]. Ein Abstützen mit dem Ellenbogen ist ausdrücklich erlaubt und vereinfacht den Wiegevorgang enorm.

Alternativ zum Wiederholten Absetzen der Waagschalen auf der Tischplatte kann die Waage auch am Zeigefinger der linken Hand gehalten werden während Daumen und Mittelfinger dazu dienen, den Waagebalken in einer „Ruheposition" zu fixieren bzw. während der eigentlichen Wägung freizugeben.

Ist die leere Handwaage zu Beginn nicht im Gleichgewicht, so kann dies durch Kürzen der Fäden, an denen die Waagschalen befestigt sind, korrigiert werden. Hierbei ist zu beachten, dass diese Prozedur natürlich nicht ad infinitum durchgeführt werden kann. Alternativ dazu kann auch durch das Befestigen von kleinen Stücken einseitigen Klebebandes an der Unterseite der Waagschale das Ungleichgewicht ausgeglichen werden.

[20] Dieses Bild ist von der Seite aufgenommen. Der evtl. entstehende Eindruck, dass die rechte Hand sich in unmittelbarer Nähe der linken Waagschale befind3en könnte, täuscht.

Tab. 5: Vergleich pharmazeutisch häufig gebrauchter Waagentypen

Waagentyp	**übliche Wägungsart**	**Eigenschaften**
Handwaage	Kompensationswägung	direkt in Waagschalen, daher für Flüssigkeiten ungeeignet, kein Tarieren, Gewichtssatz notwendig
Dispensierwaage	Kompensationswägung	dto.
Balkenwaage	Kompensationswägung	in beliebige tarierbare (Tarierschrot) Gefäße, Gewichtssatz notwendig
oberschalige Waage / Schnellwaage (mechanisch, elektromechanisch oder elektronisch)	Substitutionswägung	voll tarierbar, Bereichsumschaltung unter Last möglich, notwendige Gewichte integriert
Analysenwaage	Substitutionswägung	oft nur begrenzte Schnelltara, Bereichsumschaltung darf nur in entlastetem, d.h. arretierten Zustand erfolgen, notwendige Gewichte integriert

Tab. 6: Beispiele für Mindest- und Höchstlastgrenzen einiger Waagentypen sowie deren absolute Fehler

Waagentyp	**Höchstlast**	**Mindestlast**	**zulässiger Fehler**
Handwaage	5 g 50 g	200 mg 1 g	± 2 mg ± 10mg
Balkenwaage / oberschalige Waage	1 kg 5 kg	10 g 40 g	± 100 mg ± 400 mg
Analysenwaage	200 g	20 mg	± 0.1 mg

Durch die Mindestlast wird der relative Fehler auf 1%[21] begrenzt. Bei Unterschreitung der Mindestlast wird dieser größer und das Wägeergebnis ist nicht mehr aussagekräftig.

21 bei Analysenwaagen sogar noch darunter

6.4 Volumenbezogenes Dosieren

Messzylinder

Universell einsetzbar sind Messzylinder, wenn Volumina abgemessen werden sollen. Neben Flüssigkeiten können natürlich auch Pulver in Messzylindern abgemessen werden, wie dies z.B. beim Kapselfüllen praktiziert wird. Die Problematik der Volumenänderung von Haufwerken durch Erschütterung wird im Kapitel „Füllen von Kapseln“ abgehandelt.

Normaltropfenzähler

(EuAB 2002 Kap. 2.1.1)

Zum Dosieren von einzelnen Tropfen bzw. sehr geringer, exakter Mengen an Flüssigkeit ist der sog. Normaltropfenzähler entwickelt worden. Auch wenn es auf den ersten Blick nicht so scheint, ist er dennoch ein *Präzisionsinstrument* und als solches besonders pfleglich zu behandeln. Insbesondere die Abtropffläche des Zählers muss unbeschädigt sein, um standardisierte Tropfen zu gewährleisten. Der Normaltropfenzähler ist für die Anwendung bei Normaldruck ausgelegt. Die *Benutzung von Pipettierhütchen*, durch die ein mäßiger und zudem unreproduzierbarer Druck erzeugt werden kann, *hat* daher in jedem Falle *zu unterbleiben.*

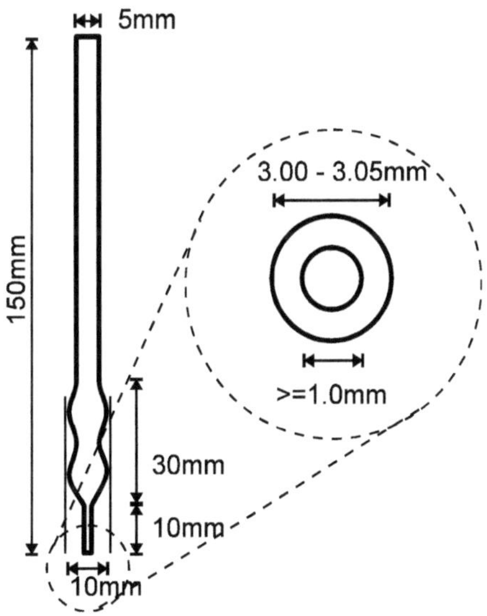

Abb. 43: Normaltropfenzähler
Rechts ist die Abtropffläche in Aufsicht dargestellt. Man beachte die geringe Toleranzgrenze ihres äußeren Durchmessers.

Der Zähler muss senkrecht und darf keinesfalls schräg gehalten werden, da hierdurch die Größe der Tropfen beeinträchtigt wird. Eine exakte Dosierung kann sonst nicht gewährleistet werden. Die Masse eines Tropfens ist u.a. abhängig von der Temperatur und der Art der Flüssigkeit. So wiegt ein Normaltropfen Wasser bei 20°C 0.05g. Auskunft über die Anzahl Tropfen pro Gramm Flüssigkeit bzw. über die Massen einzelner Tropfen geben Normaltropfentabellen, die in der Fachliteratur aufgeführt sind (s. Kap. „Anhang, Fundstellen"). Wir man dort nicht fündig, so lässt man eine geeignete Anzahl von Tropfen (z.B. 50 Tr.) in ein tariertes kleines Becherglas tropfen. Man wiegt das Becherglas auf der Analysenwaage zurück und berechnet die Anzahl der Tropfen pro Gramm oder die Masse eines Einzeltropfens.

Probleme beim Umgang mit dem Normaltropfenzähler

Problematisch ist das Dosieren mittels Normaltropfenzähler dann, wenn via Normaltropfentabelle die in der Vorschrift angegebene Masse in Tropfen umgerechnet wird und keine ganze Anzahl von Tropfen erhalten wird, wie folgendes Beispiel erläutert:

Rp.:	
Ol. caryophylli	0.1
Ol. neutrale	ad 20.0
M.f. sol.	

In der Normaltropfentabelle findet man für Nelkenöl eine Tropfenzahl von 43 pro Gramm. In diesem Falle wären also *4.3* Tropfen des ätherischen Öls einzutropfen und mit *19.9g* Neutralöl zu ergänzen. Würde man an dieser Stelle nur vier Tropfen Nelkenöl einsetzen, da mittels Normaltropfenzähler keine Bruchteile von Tropfen zugegeben werden können, so ergäben die fehlenden 0.3 Tropfen bereits eine Fehldosierung in der Größenordnung von 7%! Dieses Problem lässt sich umgehen, wenn man die Rezeptur so umrechnet, dass durch geschicktes Erhöhen der Ansatzmenge nur ganzzahlige Tropfen zu dosieren sind. Konkret bedeutet dies, dass *5.0* Tropfen Nelkenöl eingesetzt werden. Dementsprechend muss auch die Trägersubstanz um den gleichen Faktor (5.0/4.3) von 19.9 auf *23.14* erhöht werden. Nun liegt die Mischung in dem vorgeschriebenen Verhältnis vor, lediglich die Gesamtansatzmenge ist geringfügig zu hoch. Nach gründlichem Schütteln füllt man von diesem Ansatz 20.0g in das Abgabegefäß ab und verwirft den geringen Überschuss.

6.5 Sieben

Unter Sieben versteht man das Trennen von großen und kleinen Teilen mithilfe eines Siebes. An diese Siebe werden strenge Anforderungen bzgl. Maschenweite, Material und Materialstärke gestellt, da auch diese Präzisionsgeräte darstellen. Beim Hantieren mit Sieben ist zu beachten, dass höchstens gelinder Druck auf das zu siebende Gut ausgeübt wird. Durch großen Druck kann auch ein eigentlich zu großes Partikel durch das Sieb gedrückt werden, indem lokal die darunter liegende Masche geweitet wird. Dies führt zu einer Veränderung der Siebgröße, die dann schnell nicht mehr mit der nominalen Siebgröße übereinstimmt, das Sieb wird nutzlos.

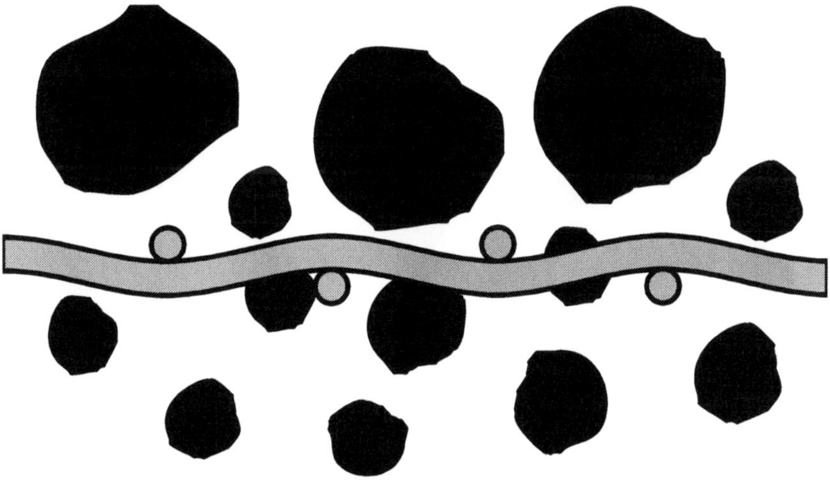

Abb. 44: Sieben zum Separieren großer und kleiner Teilchen

Eine Übersicht über die verschiedenen gebräuchlichen Siebgrößen und eine Angabe der Vergleichbarkeit gibt der DAC.

Gesiebt wird durch Siebe geeigneter Maschenweite (vgl. Anhang). Eine Feinwägung der Rezepturbestandteile darf *nie vor* dem Sieben erfolgen, da durch den Siebvorgang ja ein Teil der Substanz ausgesondert wird.

Alternativ zu Maschensieben mit quadratischen Sieböffnungen kann auch mit Rundlochsieben gesiebt werden, deren Lochdurchmesser D das 1.25-fache der betreffenden Maschenweite M beträgt (EuAB 2.1.4)[22].

22 Der Austausch von Drahtgittersiebe durch Rundlochsiebe ist jedoch nur für andere als analytische Zwecke durch das EuAB gestattet.

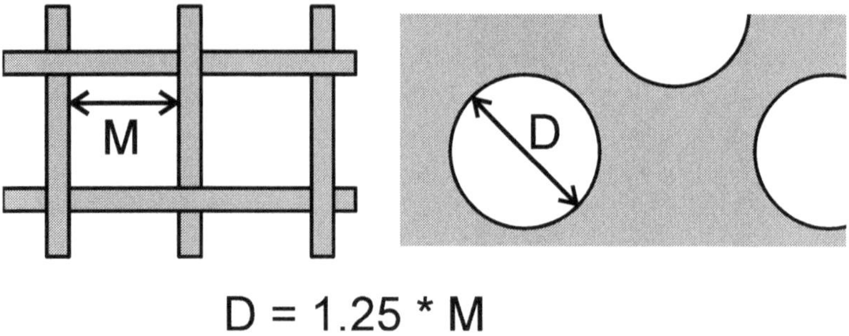

Abb. 45: Vergleichbarkeit von Rundlochsieben und Drahtgittersieben

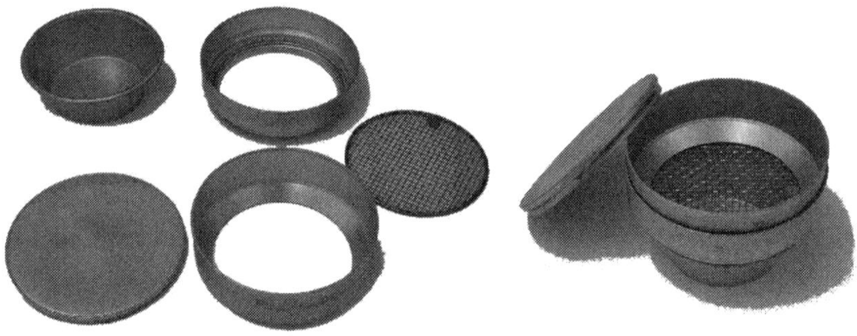

Abb. 46: Zum Sieben oder Egalisieren verwendetes Kressner-Sieb bestehend aus Schale, Siebhalter, Sieb, Siebabdeckung und Deckel (im Uhrzeigersinn von oben links ausgehend). Rechts das zusammengesetzte Sieb.

6.6 Egalisieren

Das Egalisieren ist dem Sieben sehr ähnlich. Der Unterschied besteht darin, dass beim Sieben große von kleinen Teilen getrennt werden, beim Egalisieren jedoch die gesamte Substanz das Sieb passiert, da hierbei lediglich recht *lockere Agglomerate zerteilt* werden, die sich in einem vorherigen Herstellungsschritt gebildet haben können. Das Egalisieren findet man beispielsweise als eine der letzten Grundoperationen bei der Herstellung von Pudern oder nach der Trocknung der Granulate.

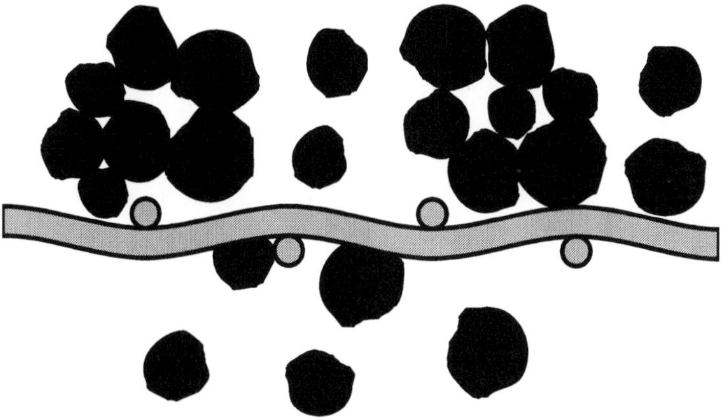

Abb. 47: Egalisieren als Zerteilen von Agglomeraten aus Einzelpartikeln, die jeweils bereits die gewünschte Teilchengröße aufweisen. Beim Egalisieren gibt es daher keinen Rückstand auf dem Sieb.

6.7 Zerkleinern

Zum Zerkleinern von Drogen oder Feststoffen stehen neben unterschiedlichen Mühlen auch die häufiger verwendeten Geräte Reibschale und Mörser zur Verfügung.

Mörser und Stößel mit ihren glatten Oberflächen dienen hauptsächlich zum Anstoßen von Drogen.

Feststoffe werden z.B. in der Porzellanreibschale mit dem Porzellanpistill zerkleinert, die beide raue Oberflächen aufweisen. Zwischendurch sind Schale und Pistill mit dem Kartenblatt abzukratzen.

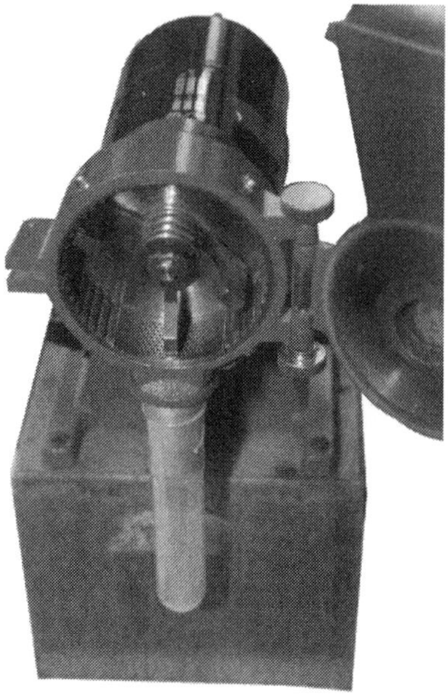

Abb. 48: Eine Schlagkreuzmühle mit austauschbarem Lochsiebeinsatz[23]

[23] vgl. hierzu auch die Anmerkung über quadratische Siebe und Lochsiebe im vorherigen Kapitel „Sieben“

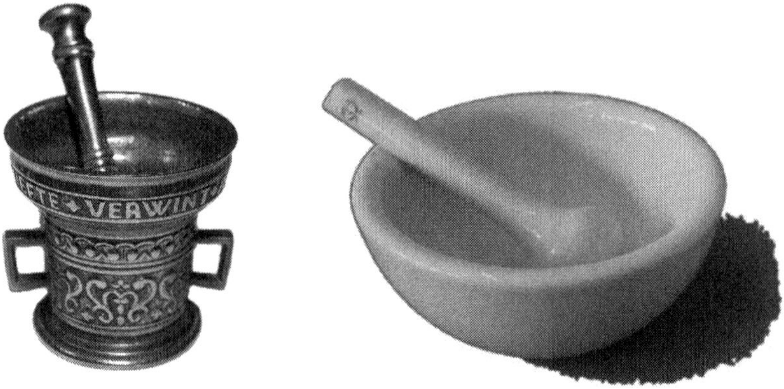

Abb. 49: Mörser (links) und Reibschale (rechts)

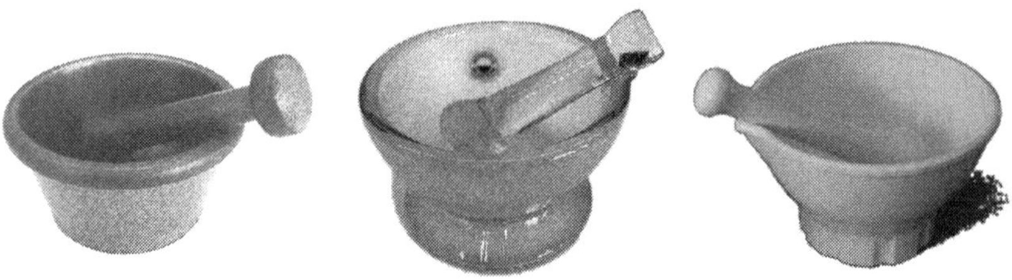

Abb. 50: Pillenmörser mit Stößel (beide aus Metall, glatte Oberflächen) und Glasschale mit Glaspistill zur Herstellung von Augensalben (raue Oberfläche zu erkennen)

Nach dem Zerkleinern ist grundsätzlich zu sieben, da nicht davon ausgegangen werden kann, dass alle Partikel gleichmäßig zerkleinert worden sind.

Die Krümmungsradien der Berührungsflächen eines Paars von Reibschale und Pistill sind aufeinander abgestimmt und die Verwendung von Reibschale und Pistill ist nur in der richtigen Kombination[24] sinnvoll. Gleiches gilt im Übrigen auch für Mörser und Stößel sowie Fantaschale und Pistill.

24 Hierzu finden sich Größenkennzahlen an Pistill und Schale.

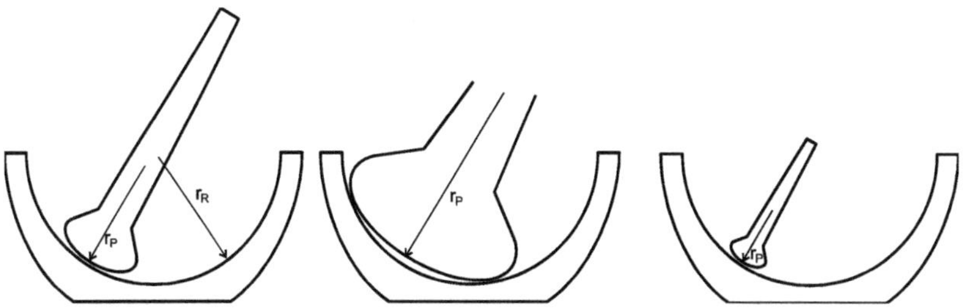

Abb. 51: Angemessenes (links) und übertrieben falsche (mitte, rechts) Verhältnisse der Krümmungsradien von Reibschale (r_R) und Pistill (r_P). Links wird fast[25] flächig das Gut erfasst. Rechts ist die Berührungsfläche zu klein, in der Mitte werden nur die Partikeln erfasst, die sich in der Nähe des Pistillrandes befinden.

6.8 Mischen bzw. Vermengen

Durch das Mischen von Stoffen soll eine möglichst gleichmäßige Verteilung der Stoffe im Gemenge erreicht werden, die nicht durch eine geordnete sondern durch eine zufällige Dispersität der Komponenten charakterisiert ist.
Diese Mischung kann nur dann erreicht werden, wenn sich während des Mischvorganges die Partikel -freiwillig wie bei Gasen oder Flüssigkeiten oder erzwungenermaßen z.B. durch sich bewegende Werkzeuge oder Behälter- relativ zueinander bewegen können, wobei die *freie Beweglichkeit in alle drei Raumrichtungen* gegeben sein muss. Dies bedingt weiterhin, dass eine gewisse *Expandierbarkeit des Gutes* insbesondere bei Pulvermischungen gegeben sein muss[26]. Daneben muss ausreichend *Zeit* für den Mischungsvorgang zur Verfügung stehen.

Mischen in der Fantaschale

Fantaschalen aus Melamin oder emailliertem Metall haben genauso wie die zugehörigen Pistille eine *glatte Oberfläche*. In ihnen werden Pasten und Salben gefertigt oder auch Pulver gemischt.
In Fantaschalen soll nicht zerkleinert werden, da insbesondere die Melaminoberflächen hierfür nicht hart genug sind. *Beim Mischen* sollte ohnehin *keine Partikelgrößenreduktion* einer oder mehrerer Komponenten erfolgen.

---

25 Würden r_P und r_R exakt übereinstimmen, würde die gesamte zur Zerkleinerung zur Verfügung stehende Fraft auf eine große Fläche verteilt, der Druck auf die zu zerkleinernden Partikel dadurch sehr klein. Ist r_P etwas kleiner als r_R, so kann ein hoher „Hauptdruck" auf zentral vorliegende Teilchen einwirken; die Zerkleinerung wird bei gleicher aufzubringender Krraft effektiver.

26 so wird dbeispielsweise as Mischen in einem fast bis zum Rande gefüllten Mischgefäß erheblich erschwert. Abgeschlossene Mischgefäße sind daher -von Ausnahmen abgesehen- nur zu etwa einem Drittel bis maximal zur Hälfte ihres Fassungsvolumens zu füllen.

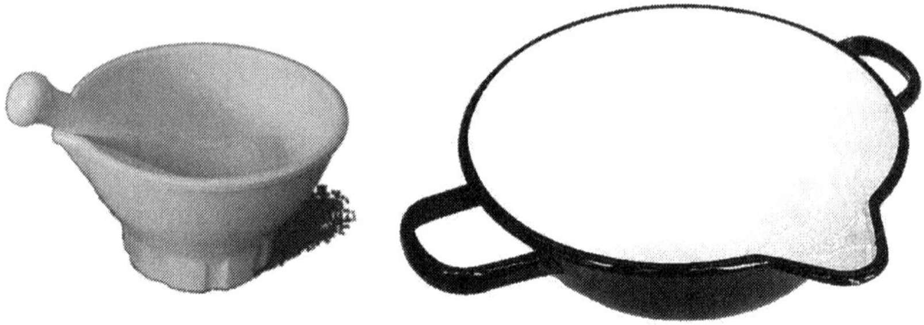

Abb. 52: links eine Fantaschale aus Kunststoff (Melamin) mit Pistill, rechts eine große Emaille-Fantaschale

Mischen in der Reibschale

Sollen Pulvermischungen in der Reibschale angefertigt werden, so ist zu bedenken, dass in den „Poren“ der rauen Oberfläche geringe Substanzmengen festgehalten werden, die während des Mischens und des abschließenden Umfüllens aus der Reibschale nicht erfasst werden. Dies kann insbesondere bei gering dosiertem Arzneistoff zu Problemen hinsichtlich des Gehaltes führen. Daher sollte die Reibschale zuerst mit einem kleinen Teil des indifferenten Hilfsstoffes „ausgekleidet“ werden bevor die wirksamen Komponenten und übrigen Hilfsstoffe zusammengemischt werden. Besonders beim Mischen in der Reibschale ist Vorsicht geboten, denn es liegt nahe, dies unter Anwendung von Druck zu tun, wodurch eine evtl. unerwünschte Reduktion der Teilchengröße stattfinden kann. Die damit verbundenen Effekte sollen nachfolgend erläutert werden:

Mischen von Pulvern

Beim Mischen sollte im Hinblick auf eine möglichst geringe Entmischung und die damit eng verbundene Gehaltseinheitlichkeit[27] auf *möglichst ähnliche mittlere Durchmesser*[28] der zu mischenden Substanzen Wert gelegt werden. Kleine Partikel einer Substanz A können leicht durch ein Haufwerk aus wesentlich größeren Partikeln der Substanz B hindurch perkolieren. Sie versickern förmlich darin, wenn die Gesamtmenge an feiner Substanz gering genug ist. Auch wenn man durch geschicktes vorsichtiges Mischen eine homogene Verteilung der Substanz A in Substanz B herstellen könnte, so wird in den meisten Fällen doch ein geringes Erschüttern der Mischung schon ausreichen, um ein Entmischen einzuleiten. Ein entmischtes Pulver

27 wichtig u.a. bei abgeteilten Pulvern und Kapseln

28 Das Mischen ist komplexer als hier dargestellt: neben den mittleren Durchmessern sind auch die Breiten der Korngrößenverteilungen , die Dichten, elektrostatische Wechselwirkungen sowie die Oberflächenstruktur et cetera von Bedeutung. Auf diese Faktoren wird hier jedoch nicht näher eingegangen, um den Sachverhalt nicht weiter zu komplizieren.

hingegen kann nicht gewährleisten, dass mit jeder Entnahme eines bestimmten Volumens, wie es beispielsweise durch einen Dosierlöffel oder eine einjustierte Pulverschere vorgegeben ist, a) die gleiche Masse und b) Pulver mit immer derselben Zusammensetzung entnommen wird. Nicht zuletzt die Gehaltseinheitlichkeit würde nachteilig beeinflusst werden. Weisen die zu mischenden Substanzen hingegen annähernd gleiche mittlere Durchmesser auf, so kann einer Entmischung wirksam entgegengewirkt werden. Die beschriebenen Zusammenhänge sollen folgende stark überzogene Darstellungen nochmals verdeutlichen:

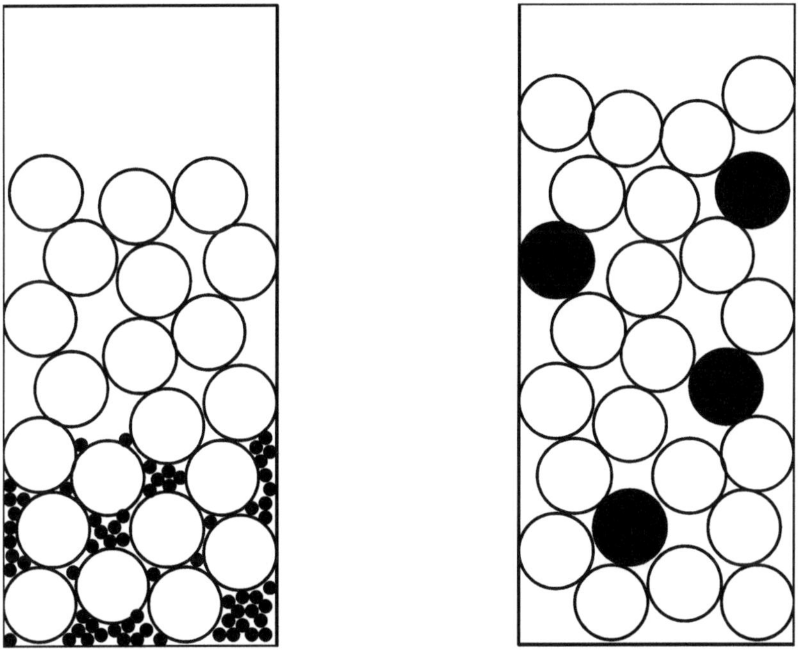

Abb. 53: Bedeutung des Verhältnisses der mittleren Durchmesser für das Mischen und Entmischen.
Links „versickern" schon bei leichten Erschütterungen kleine Teilchen der einen Substanz zwischen großen Teilchen der zweiten Substanz. Die dargestellte Verteilung ist inhomogen. Rechts ist durch die gleiche Partikelgröße ein Entmischen behindert. Man beachte übrigens auch die unterschiedlichen Volumina beider Mischungen.

Mischdosen

Das Mischen von Tees kann in entsprechenden großvolumigen *Teemischdosen* mit Deckel erfolgen. Einige Teemischdosen haben zusätzlich zum Deckel noch einen trichterförmigen Aufsatz, durch den die fertige Mischung problemlos in den Teebeutel überführt werden kann.

Für das Mischen von Pulvern kann neben Fantaschale oder Reibschale auch eine verschließbare *Pulvermischtrommel* benutzt werden. In die Mischkammer eingebrachte Metallkugeln ermöglichen ein schnelles und effektives Mischen. Die Mischdose ähnelt von ihrem Aufbau her stark einer Kugelmühle, die zum Zerkleinern von Substanzen bestimmt ist, darf mit dieser aber nicht verwechselt werden.

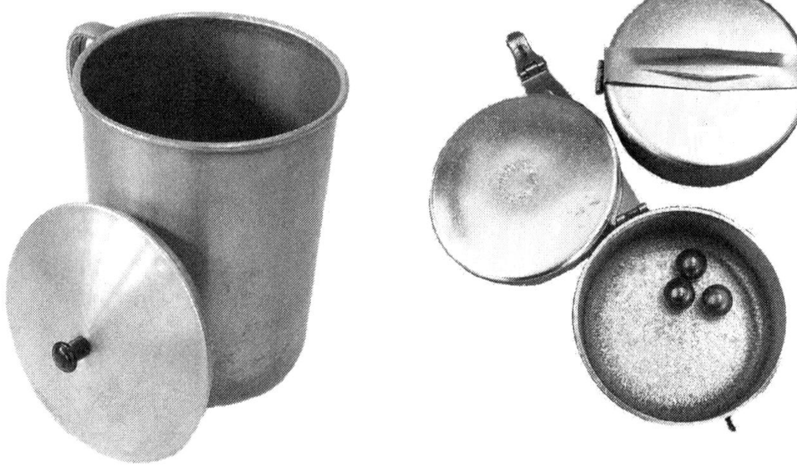

Abb. 54: links: Teemischdose, rechts: Pulvermischtrommel

Mischen von Flüssigkeiten

Das Mischen von Flüssigkeiten geschieht *am besten direkt in dem* verschlossenen *Abgabegefäß*. Hierbei sollte darauf geachtet werden, dass auch nach Einfüllen der Flüssigkeiten noch genügend *Leervolumen* im Gefäß zur Verfügung steht, um beim Schütteln der Bestandteilen ein ausreichende Beweglichkeit in alle Raumrichtungen zu ermöglichen.

Speziell beim Mischen leicht flüchtiger Flüssigkeiten besteht die Gefahr, dass aufsteigende Dämpfe der bereits eingefüllten Flüssigkeit in das Gefäß aufsteigen, aus dem gerade die zweite Flüssigkeit eingefüllt werden soll. Solche *Kreuzkontaminationen* können vermieden bzw. minimiert werden, wenn die Flüssigkeit mit dem niedrigeren Dampfdruck zuerst eingefüllt wird.

6.9 Lösen

Das Lösen eines Kristalls in einem Lösungsmittel geht unter Zerstörung des Kristallgitters vonstatten. Hierbei geht die ordnende Struktur des Gitters verloren und die einzelnen Ionen bzw. Moleküle des Stoffes können sich statistisch im Lösungsmittel verteilen.
Liegt ein Stoff nun molekular- (oder auch kolloiddispers, denn für Kolloide gilt ähnliches) verteilt im Lösungsmittel vor, so spricht man von Lösungen. Lösungen sind meistens flüssig, können in Abhängigkeit des Aggregatzustandes des Lösungsmittels jedoch auch fest sein.

6.10 Suspendieren

Suspensionen sind disperse Verteilungen von Feststoffen in Nichtlösungsmitteln. Letztere müssen nicht unbedingt flüssig sein: auch in Suppositorien, Glycerol-Gelatine-Massen und Salben oder Cremes können Stoffe suspendiert vorliegen.

6.11 Emulgieren

Der Begriff „Emulgieren" kommt aus dem Lateinischen (emulgere) und bedeutet „ausmelken" bzw. „eine Milch herausziehen". Beim Emulgieren geht es also darum, eine milchartige Zubereitung herzustellen, die -ganz ähnlich wie die Kuhmilch- aus mindestens einer „öligen" und einer „wässrigen"[29] Komponente besteht. Da Mischungen aus Öl und Wasser sich schnell wieder voneinander trennen, müssen probate Maßnahmen ergriffen werden, um solch eine Mischung dauerhaft zu stabilisieren. Hierzu werden häufig Emulgatoren eingesetzt. Näheres zu Emulsionen und Emulgatoren wird im Kapitel „Halbfeste Arzneiformen und Emulsionen" beschrieben.

6.12 Das Füllen von Tuben

Tuben für den Rezepturbedarf werden mit offenem Tubenende geliefert, sind dann in der Rezeptur zu füllen und zu verschließen.
Tuben können entweder einzeln mittels *Spatel* bzw. *Tubenfüllgerät* oder in größerem Maßstab mittels *Spindelpresse* gefüllt werden.

---

[29] exakter würde man von einer lipophilen und einer hydrophilen Komponente sprechen

Einfüllen mit dem Spatel

Beim Einzelfüllen mittels Spatel wird die mit Kappe verschlossene Rohtube mit Salbe oder Creme von hinten gefüllt, wobei der Inhalt möglichst so einzufüllen ist, dass keine Luft vor der Kappe eingeschlossen wird und am Rand der Tube möglichst keine Salbe vorhanden ist, die durch das anschließende Falzen mithilfe einer speziellen Falzzange herausgequetscht werden würde.

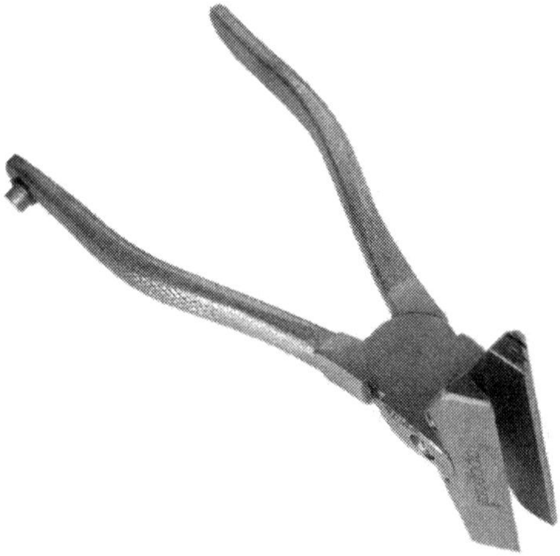

Abb. 55: Falzzange zum Verschließen von Tuben

Tubenfüllgerät

Das Tubenfüllen mittels Tubenfüllgerät gestaltet sich sehr einfach: In das Tubenfüllgerät wird die Salbe eingefüllt, anschließend der Kolben aufgesetzt und die Tube angeschraubt. Der Kolben wird sodann in das Tubenfüllgerät eingeschoben, wodurch die Salbe in die Tube gedrückt wird. Die Tube wird vom Gerät ab- und die Kappe der Tube aufgeschraubt, abschließend wird die Tube zugefalzt. Für dieses Verfahren sind nur Tuben geeignet, deren Schraubverschluss nicht mit einer Metallmembran verschlossen ist, die vor der ersten Anwendung durchstochen werden muss.

Spindel- oder Tubenpresse

Für den Defekturmaßstab bietet sich eine spezielle Spindelpresse zum Füllen der Tuben an.

Dieses Verfahren ist nicht für Einzelanfertigungen sinnvoll, da im Füllrohr ein zu großes Verlustvolumen zurückbleibt. Dieser einzukalkulierende *Verlust* rechnet sich erst bei hohen Stückzahlen. Daneben ist als weiterer Nachteil aufzuführen, dass zuvor eine Kalibrierung erfolgen muss, da es sich hierbei um ein *volumenbezogen* dosierendes Verfahren handelt.

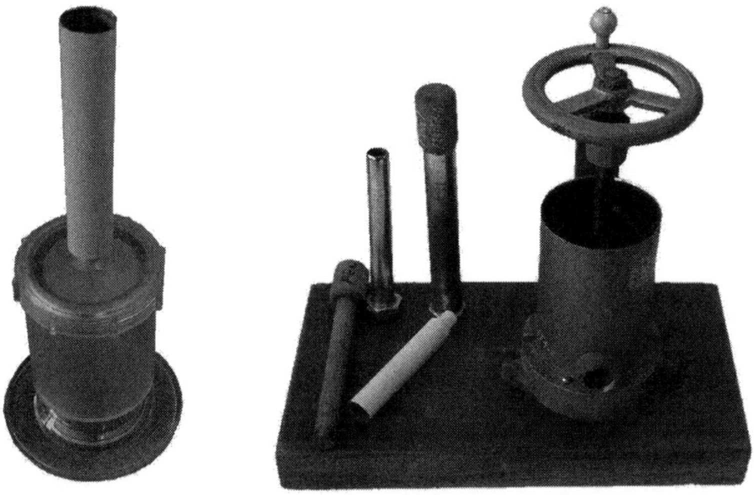

Abb. 56: Links das Aponorm-Tubenfüllgerät mit aufgeschraubter Tube, rechts eine Spindelpresse mit wechselbarem Tubus und aufgesteckter, verschlossener Tube.

Bei allen Verfahren ist z.B. durch Wiegen der leeren und gefüllten Tuben zu gewährleisten, dass in jeder Tube die deklarierte Menge enthalten ist!

Verschließen der Tuben

Verschlossen werden die Tuben mit einer Falzzange. Das Tubenende wird dabei zweimal umgebogen und anschließend noch einmal flachgedrückt. Es sollte ein ca. 4mm[30] breiter und symmetrischer Falz entstehen. Ein ansehnlicher Falz erfordert oftmals einige Zeit der Übung.

6.13 Kolieren

Wässrige Drogenauszüge werden von den Drogenrückständen durch „Kolieren“ befreit. Da ein Teil der Rückstände meist recht fein ist, reicht hier ein Abseihen durch ein Sieb nicht aus. Es kommt das in ein Tenakel gespannte feinmaschigere Koliertuch

30 Die Falzbreite hängt natürlich stark von der Größe der Tube ab.

zum Einsatz. Das Tenakel kann direkt auf eine Schale geeigneter Größe aufgesetzt oder mithilfe eines Dreifußes z.B. oberhalb eines Becherglases befestigt werden.
Für kleine zu kolierende Mengen kann auch der Koliertrichter herangezogen werden, der jedoch aufgrund der geringen Filterfläche nur eine sehr begrenzte Kapazität hat; der Vorgang dauert länger. Für schleimhaltige Drogen ist der Koliertrichter fast nicht geeignet.

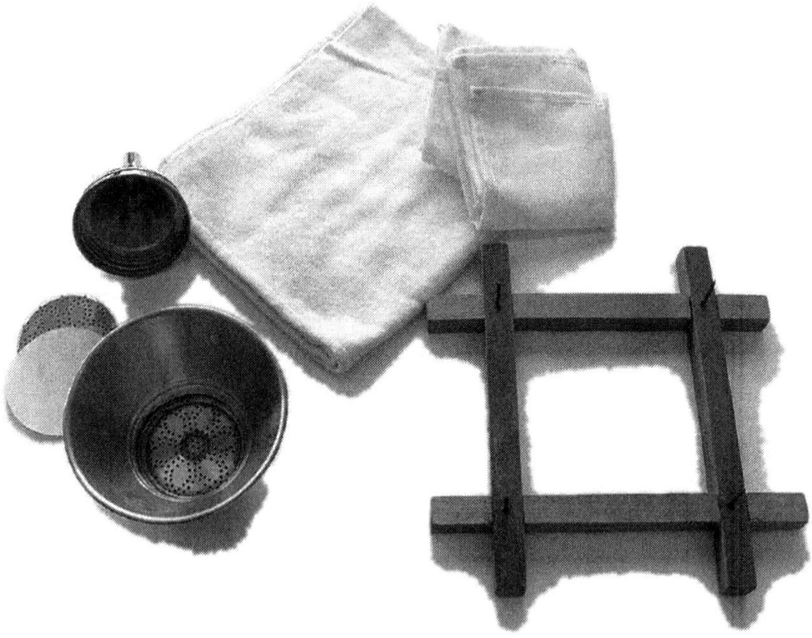

Abb. 57: Koliertrichter (links zusammengebaut in Draufsicht, rechts die Einzelteile: Trichteroberteil, Filter, Filterstützplatte, Trichterunterteil) und Tenakel mit Koliertuch

Aufspannen des Koliertuches auf dem Tenakel

Das Tenakel ist ein meist aus Holz gefertigtes quadratisches Gitter mit vier herausragenden Spitzen an den Verbindungspunkten. Würde man hierüber das Koliertuch stramm aufspannen, so würde man nur sehr geringe Mengen Flüssigkeit aufgeben können, ohne dass etwas davon am Rande herunterläuft. Praktischer ist es hier, das Koliertuch so anzubringen, dass eine Art Beutel entsteht. Hierzu ist ein Koliertuch zu wählen, dessen Kantenlänge etwa das 1.5 fache des Tenakelstiftabstandes beträgt.

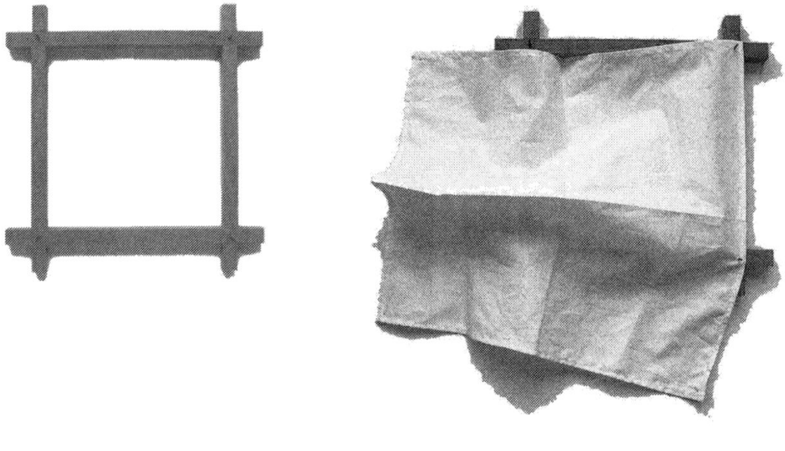

Abb. 58: Aufspannen des Koliertuches auf das Tenakel (links). Rechts: Eine Ecke des Koliertuches wird auf einen Stift aufgesteckt (in der Abb. oben rechts). Anschließend spannt man die Kante des Tuches entlang des Tenakels und sticht die nächste Tenakelspitze nahe der Kante ins Tuch (in der Abb. rechts im unteren Drittel).

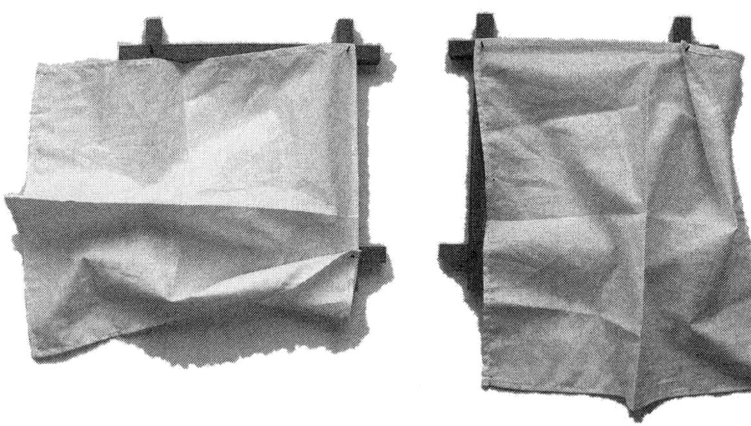

Abb. 59: Links: An dieser Kante entlang fährt man weiter nach rechts unten bis zur nächsten Tuchecke, die man wieder zurückschlägt und auf den eben verwendeten Tenakelstift steckt. Rechts: Anschließend werden Tenakel und Tuch um 90° nach links gedreht.

Man verfährt - insgesamt dreimal - mit der nächsten Kante des Tuches wie eben beschrieben:

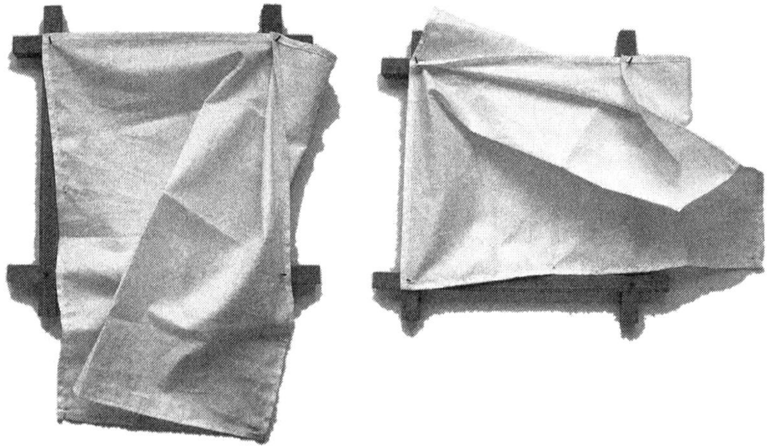

Abb. 60: wieder an der rechten Kante entlang (hierbei ist darauf zu achten, dass sich das Koliertuch immer komplett links der „Arbeits“kante befindet), die Tenakelspitze durchstechen, die nächste Eche zurückschlagen, aufstecken und alles um 90° drehen.

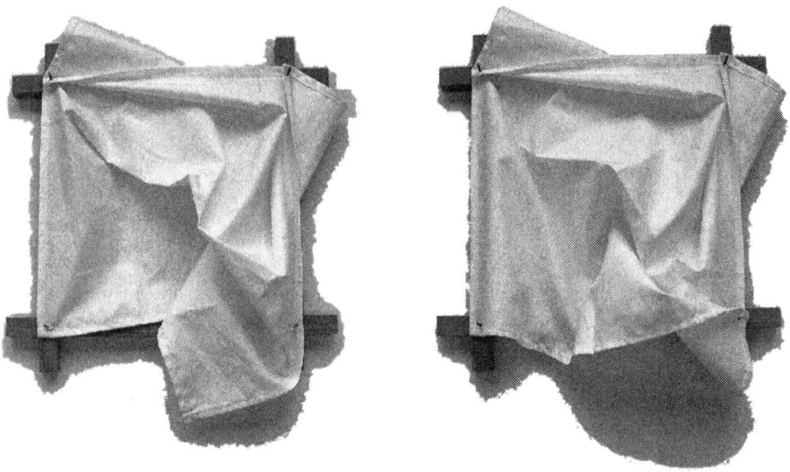

Abb. 61: Ein drittes Mal an der rechten Kante entlang, die Tenakelspitze durchstechen und die nächste Eche zurückschlagen. Dann alles um 90° drehen. Nun ist man wieder am Anfang angelangt.

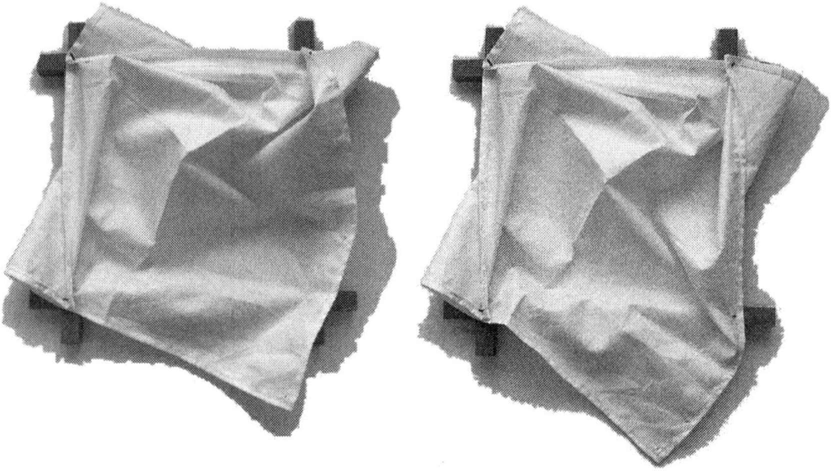

Abb. 62: Die Anfangsecke des Tuches (jetzt unten rechts) wird wieder gelöst. Dann nimmt man sich wieder die rechte Kante vor: An ihr entlang bis zur Tenakelspitze (rechts unten) und diese durchstechen

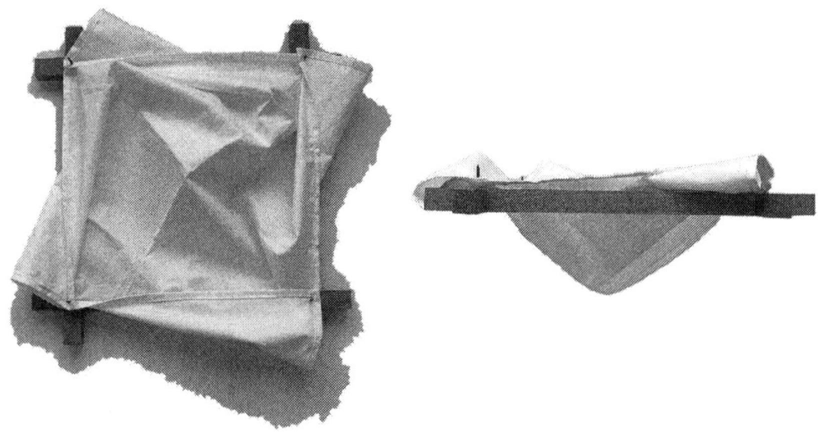

Abb. 63: Die verbleibene Ecke wird nun wieder aufgesteckt (links). Wnn man nun von oben in das Koliertuck drückt, entsteht eine bauchige Vertiefung (links). Eine Zubereitung kann nun eingefüllt und koliert werden, ohne dass etwas an den Rändern herausläuft.

Vor dem Kolieren ist das Koliertuch anzufeuchten.

Ebenso wie wässrige Drogenauszüge sind auch Sirupe zu kolieren.

6.14 Filtrieren

Das Filtrieren dient zum Abtrennen feiner Partikel von der sie umgebenden Flüssigkeit. Dieses kann z.B. mithilfe von Rund- oder Faltenfiltern erfolgen. Zur Herstellung von Arzneimitteln wird meist das Filtrat, seltener der Filterkuchen weiterverwendet.

Die Filter werden während des Filtrierens nicht etwa lose auf ein Gefäß aufgesetzt, sondern vielmehr durch einen Trichter gestützt, der weiterhin gewährleistet, dass die Flüssigkeit korrekt aufgefangen werden kann. Aus diesem Grunde sollten die Filter nicht über den oberen Trichterrand hinausragen, denn sonst kann Filtrat außen am Trichter herabrinnen. Ebenso schlecht ist es, einen im Verhältnis zum Trichter wesentlich zu kleinen Filter zu verwenden.

Gegenüber normalen Rundfiltern besitzen Faltenfilter aufgrund ihrer größeren Oberfläche eine höhere Kapazität.

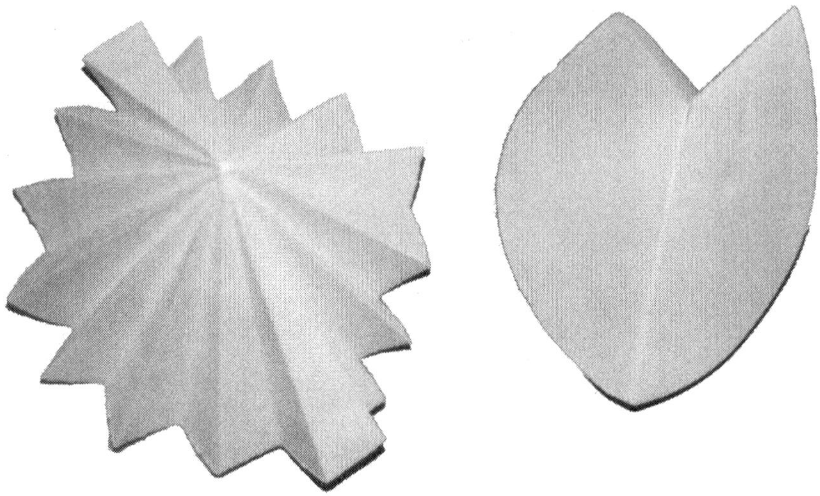

Abb. 64: Der Faltenfilter (links) weist eine wesentlich größere effektive Filterfläche auf als der gewöhnliche Rundfilter (rechts)

Stehen keine fertigen Faltenfilter zur Verfügung, so können diese sehr leicht z.B. nach folgender Faltanleitung selber aus einem Stück Filterpapier geeigneter Größe hergestellt werden. Die Kantenlänge des quadratischen Papieres sollte etwa das Doppelte des Trichterdurchmessers betragen.

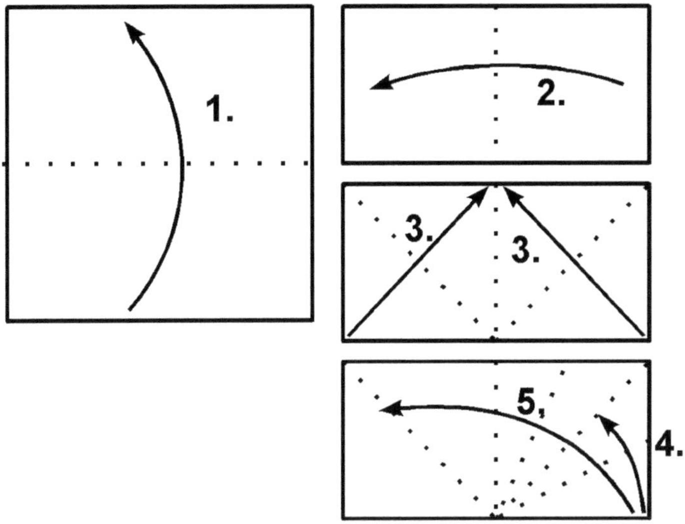

Abb. 65: Eine von vielen Faltanleitungen für Faltenfilter

Zunächst faltet man das Papier in der Hälfte (1.) und legt es doppelt. Anschließend wird dieses Doppel wieder in der Hälfte geknickt (2.). Die „Halbierungslinie" ist entstanden. Von der Faltkante des Doppels aus knickt man bis zu der Halbierungslinie und erhält somit die „Viertellinie"[31] (3.).

Von der Faltkante aus wird nun bis dieser Viertellinie (4.) und bis zur gegenüberliegenden Viertellinie (5.) geknickt. Somit ergeben sich die „Ein-Achtel-" und die „Drei-Achtellinie". Mit der gegenüberliegenden Ecke wird entsprechend verfahren.Erst jetzt wird wie folgt gefaltet: Die Kante wird über die Ein-Achtellinie gefaltet und auf die Hälfte wieder zurückgefaltet. Von der Ein-Achtellinie aus wird über die Viertellinie gefaltet und die Hälfte zurückgefaltet usw.

Die auf diese Weise entstehenden beiden „Ohren" des Filters werden mit der Schere vor dem Öffnen des Filters abgeschnitten.

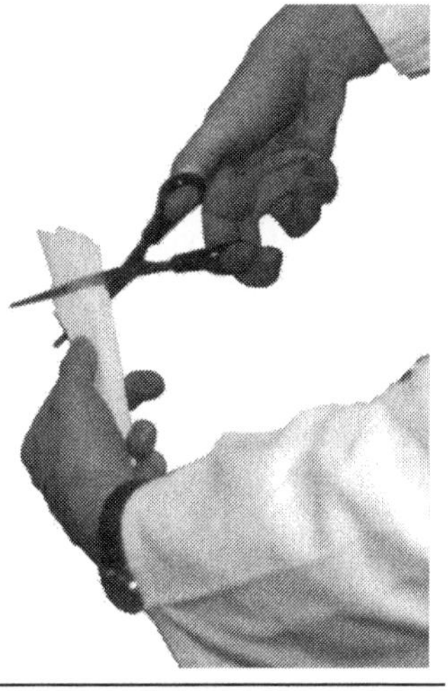

Abb. 66: Abschneiden der „Ohren"

[31] nachfolgende Anweisungen gelten genau wie diese für beide Kanten des Doppels.

6.15 Erwärmen

Das Erwärmen kann grundsätzlich in einem Kocher, auf dem Wasser- oder Sandbad oder über einem Bunsenbrenner erfolgen. Man wählt je nach Anwendungsfall die geeignete Methode aus. Sollen Zubereitungen nur gelinde erwärmt werden, so empfiehlt sich die Wahl des verhältnismäßig leicht temperierbaren Wasserbades.
Um Kalkablagerungen an Heizwendeln und Mantelung der Wasserbäder zu vermeiden, sind diese mit Aqua demineralisata zu füllen. Es ist zu beachten, dass die am Reglerknopf *eingestellte Temperatur* oftmals nicht mit der *Temperatur des Wassers* übereinstimmt. Zusätzlich leitet gerade bei Fantaschalen aus Melamin das Gefäß die Wärme schlecht an das Gut weiter, weshalb es gerade bei temperaturempfindlichen Stoffen (Gelatine od. Kakaobutter) ratsam ist, die *Temperatur in dem Gefäß* mittels *Thermometer* zu messen und hiernach die Einstellung des Thermostaten am Wasserbad vorzunehmen. Keinesfalls ist das Thermometer als Ersatz für einen Glasstab zum Umrühren zu verwenden! Werden sie nicht benötigt, sind Thermometer sofort wieder in die Schutzhüllen zurückzustecken.
Zur Vermeidung von *Siedeverzügen* sollte in zu erhitzende Flüssigkeiten immer ein *Glasstab* gestellt werden.

6.16 Abteilen / Dosieren

Oftmals werden Arzneiformen nicht jeweils einzeln sondern als größerer Ansatz zusammen hergestellt und anschließend in kleinere Gebinde abgeteilt, die jeweils gleichen Inhalt aufweisen sollen. Hierbei spielt es keine Rolle, ob es sich bei den Endprodukten um einzeldosierte Arzneiformen wie z.B. Suppositorien oder um Arzneiformen in Mehrdosenbehältnissen handelt wie z.B. Tropfen oder Lösungen, die beispielsweise in Flaschen *abgefasst* werden.
Das gleichmäßige Abteilen hat in jedem Falle sehr sorgsam zu erfolgen und stellt eine eigene Grundoperation dar, die im Falle von Pulvern z.B. mittels *Pulverschere* oder durch *Auswiegen* der Einzelfüllmengen erfolgen kann. Zum Abteilen und Einfüllen von Pulvermischungen in Kapseln wird man sich der *Kapselfüllmaschine* bedienen.
Bei einigen der einzeldosierten Arzneiformen kann das *Abteilen auch durch Ausgießen* in Formen erfolgen, wie üblicherweise bei Suppositorien und Globuli praktiziert.

6.16.1 Suppositorien- und Globuligießformen

Besonders die Innen- und Oberseiten der Gießformen für Zäpfchen oder Globuli sind pfleglich zu behandeln. *Keinesfalls* darf mit *harten Gegenständen* wie Spateln versucht werden, die Form zu reinigen, da hierdurch die Form beschädigt und das Entformen nachfolgend gegossener Arzneiformen behindert wird. Falls unbedingt ein Formtrennmittel verwendet werden soll[32], so sollte hierfür *Paraffinum perliquidum* oder *Seifenspiritus*[33] verwendet werden. Das richtige Dosieren sowie das Ausgießen von Zäpfchen und Globuli ist bei Suppositorien beschrieben.

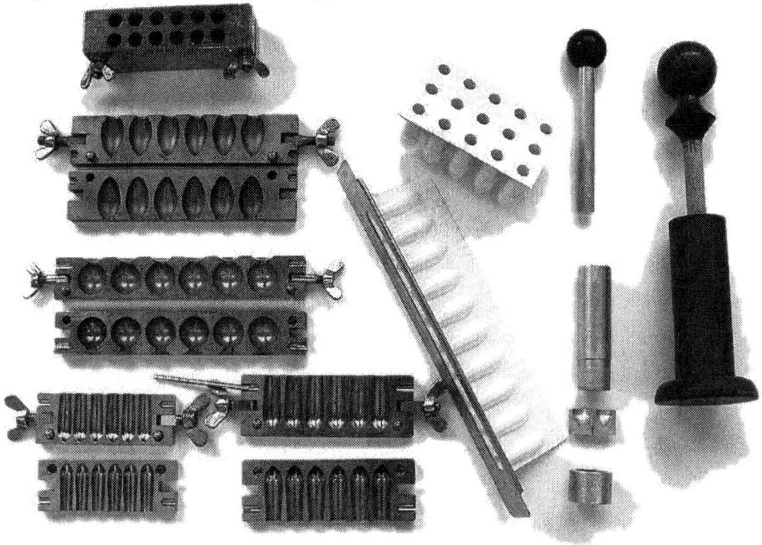

Abb. 67: Ovulaform ca. 3g, Globuliform, Suppositorienform für Erwachsene ca. 2g und für Kinder ca. 1g, Formen aus Kunststoff, und Suppositorienpressen nach „Kummer" für einzelne Zäpfchen aus Aluminium und Holz.

6.16.2 Suppositoriengießschalen

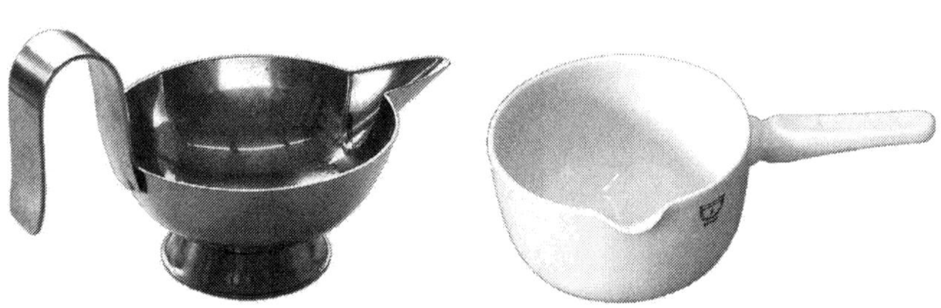

Abb. 68: Gießschalen zur Suppositorienherstellung aus Metall und Porzellan

32 Das Verwenden eines Trennmittels ist bei Verwendung von Hartfettgrundlagen nicht notwendig.

33 Seifenspiritus hinterläßt einen seifigen Film auf der Suppositorienoberfläche und hat darüberhinaus laxierende Eigenschaften. Als damit physiologisch nicht indifferenter Hilfsstoff ist von seiner Verwendung als Formtrennmittel abzuraten.

6.17 Sterilisieren

(s. auch EuAB 2002 5.1.1)

Es gibt verschiedene Sterilisationsverfahren, die für pharmazeutische Produkte anwendbar und auch im Arzneibuch aufgeführt sind:

- Sterilisation mit gesättigtem, gespanntem Wasserdampf (Autoklavieren)
- Sterilisation durch trockene Hitze (Heißluftsterilisation)
- Filtration durch bakterienzurückhaltende Filter
- Herstellung durch aseptisches Arbeiten
- Sterilisation mit mikrobiziden Gasen wie Ethylenoxid
- Strahlensterilisation

Für den Einsatz in der Apotheke kommen nur die ersten vier hiervon in Frage, wobei nach Möglichkeit die Entkeimungsfiltration und das aseptische Arbeiten kombiniert werden sollten.

Sterilisation mit gesättigtem, gespanntem Wasserdampf (Autoklavieren)
Die Dampfsterilisation findet in sog. Autoklaven statt. Autoklaven sind vom apparativen Aufbau Schnellkochtöpfen sehr ähnlich: Es sind Druckkessel, die mit Thermometer, Manometer und einer Reihe anderer Kontroll- und Sicherheitsinstrumenten versehen sind. Sie nehmen das zu sterilisierende Gut auf, werden mit Wasser gefüllt und bei geöffnetem Ventil aufgeheizt, wobei das Wasser verdampft. Hat der Wasserdampf die Luft aus dem Kessel vertrieben (dies erkennt man daran, dass aus dem Ventil Wasserdampf herausströmt), so wird das Ventil geschlossen und weiter bis auf die vorgeschriebene Temperatur aufgeheizt, wobei sich ein Überdruck ausbildet. Der gesättigte Dampf wird gespannt (daher die Bezeichnung dieses Verfahrens).
Diesen Bedingungen wird das Gut eine Weile ausgesetzt, dann lässt man abkühlen.

Wichtig beim Autoklavieren ist, dass sämtliche Luft im Inneren des Autoklaven entfernt ist[34], Behältnisse nicht zu sehr gefüllt sind[35] und die Sterilisationsbedingungen bzgl. Druck und Temperatur eingehalten werden.

Das Arzneibuch gibt als Standardbedingungen *121°C (2 bar), 15 Minuten* an, wobei zu beachten ist, dass dies die Bedingungen für das zu sterilisierende Gut sind, dieses

---

34 sehr poröse Materialien erfordern das Entfernen der Restluft durch ein Vorvakuum sowie ein entfernen des Wasserdampfes am Ende des Sterilisationsprozesses

35 Ein zu geringes Luftvolumen hat einen hohen Gefäßinnendruck zur Folge und kann mit einem Explodieren des Gefäßes enden. Ein zu großes Luftvolumen vermindert hingegen die Effektivität des Verfahrens.

jedoch eine gewisse Zeit benötigt, um die Temperatur des Autoklaven anzunehmen[36]. Zusätzlich zu der vorgeschriebenen Zeit sind also noch eine Ausgleichszeit hinzuzurechen und ein Sicherheitszuschlag einzukalkulieren, wodurch sich in der Praxis eine Dauer von 25 - 30 Minuten ergibt (gerechnet ab dem Zeitpunkt, zu dem der Autoklav die vorgeschriebene Temperatur erreicht hat).

Tab. 7: Verschiedene Sterilisationsverfahren und –bedingungen

Verfahren	Bedingungen	Anwendung
Gesättigter, gespannter Wasserdampf	121°C, 2 bar, 20 Minuten	**Wässrige Lösungen**, Verbandstoffe, Instrumente, viele Kunststoffartikel
	134°C, 3 bar, 5 Minuten	Verbandstoffe, Instrumente
Trockene Hitze (Heißluft)	180°C, 30 Minuten	Behältnisse (Glas), Instrumente, KEINE Kunststoffartikel, Talkum, Zinkoxid, Titandioxid, Ton
	160°C, 180 Minuten (120 Minuten nach EuAB)	**Ölige Lösungen**, Behältnisse sofern nicht aus Kunststoff
Ethylenoxid	>1.25g pro Liter Sterilisatorvolumen, Desorptionszeit beachten	Kunststoffbehältnisse, Drogen
Entkeimungsfiltration	Asept. Bedingungen, 0.22µm	Nidrigviskose Lösungen
Tyndallisieren	>70°C, >30 Minuten, mind. 3 mal wiederholt in Abständen von 16 bis 24h	Nicht hitzesterilisierbare Flüssigkeiten
Pasteurisieren	>70°C, >30 Minuten	Nicht tyndallisierbare Flüssigkeiten
Strahlensterilisation	$>2.5 \cdot 10^4$ J/kg, strahlenschutzrechtlich stark reglementiert	Kunststoffartikel

Sterilisation durch trockene Hitze

Im Heißlufttrockenschrank können hitzestabile Ausgangsstoffe unter den Standardbedingungen des EuAB *160°C, 2h* (früher 3h) sterilisiert werden. Alternativ bestand nach DAB 9 u.a. auch die Möglichkeit bei 170°C, 1h oder 180°C, 30min zu sterilisieren. Die vergleichsweise langen Sterilisationszeiten hängen mit der schlechten Wärmeübertragung durch die Luft zusammen.

36 die Temperaturmessung sollte daher idealerweise direkt am bzw. im Sterilisiegut erfolgen

Auch die öligen Phasen von Emulsionen können in der Heißluft sterilisiert werden. Thermoplastisch verformbare *Kunststoffe* sind hingegen für eine Heißluftsterilisation *nicht geeignet.*

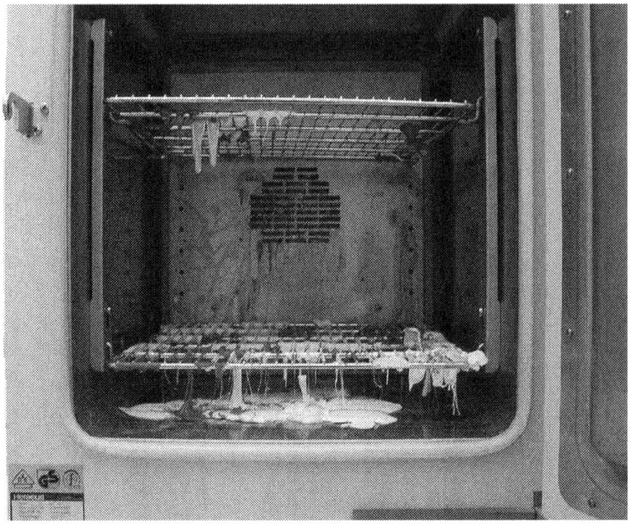

Abb. 69: Heißlufttrockenschrank, in dem versehentlich nach einer Sterilisation Kunststoffsartikel bei 180°C „getrocknet" wurden.

Gassterilisation

Die Gassterilisation darf als Verfahren nur angewendet werden, wenn kein geeignetes anderes Verfahren zur Verfügung steht. Sie wird meist zur Entkeimung bzw. zum Abtöten von Ungeziefer bei Teedrogen herangezogen und erfolgt üblicherweise unter Verwendung von Ethylenoxid. Aufgrund der hohen Sorptionsrate von Ethylenoxid am Sterilisiergut ist auf ausreichend lange Desorptionszeiten zu achten. Eine Rückstandsbestimmung ist durchzuführen.

Entkeimungsfiltration

Eine weitere Sterilisationsmethode stellt die Entkeimungsfiltration dar, bei der die Zubereitung durch ein Membranfilter mit der Porengröße von 0.22µm gegeben und in einem sterilisierten Behältnis aufgefangen wird.

Besondere Beachtung ist bei diesem Sterilisationsverfahren der Filterkapazität, der Chargengröße und der Filtrationsdauer zu schenken.

Nach Durchführung des Verfahrens sollte die Filterintegrität mithilfe des Bubble-Point Tests durchgeführt werden.

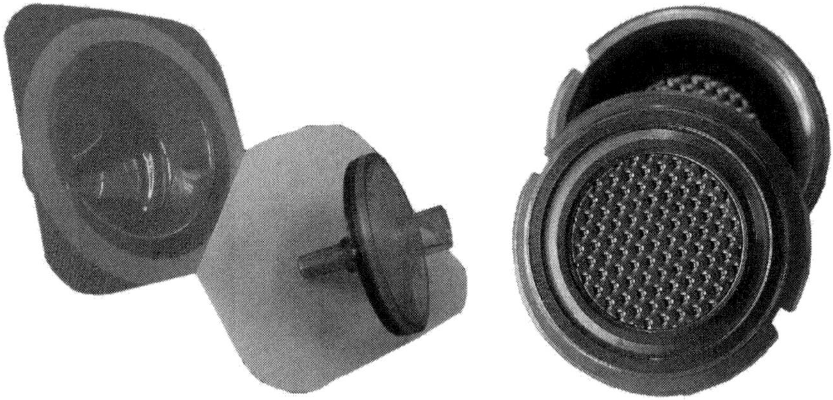

Abb. 70: Membranfilterhalter als Einmalartikel (links) und aus Edelstahl zur mehrfachen Verwendung. Während der Einmalfilter steril geliefert wird, ist der Mehrwegfilter zunächst mit einem Filtrtblättchen zu bestücken und anschließend im Autoklaven zu sterilisieren.

Sterilisation mit ionisierenden Strahlen

Die Strahlensterilisation mit Gamma-Strahlung erfolgt in Großanlagen und wird vor allem zur Sterilisation von Einmalartikeln aus Kunststoff verwendet.

Aseptisches Arbeiten

Hierunter versteht man das Verarbeiten von sterilen Ausgangsprodukten unter möglichst keimarmen Bedingungen zu einem sterilen Endprodukt.

Die keimarmen Bedingungen lassen sich nur durch sorgsame Planung und Durchführung des Herstellungsvorganges gewährleisten: Arbeitsplatz und Hände sind zu desinfizieren, ein sauberer Kittel ist anzulegen, Mundschutz und Handschuhe sind angezeigt. Zügiges aber nicht hektisches Arbeiten ist ebenso wie die Verwendung einer Laminar-Flow-Box von Vorteil.

6.18 Reihenfolge der Grundoperationen

Die Reihenfolge der Grundoperationen sollte stets mit Bedacht gewählt werden. So ist ein genaues Abwiegen vor dem Sieben nicht sinnvoll, da durch das Sieb eine Gutfraktion von der anderen geteilt und i.d.R. nicht weiter verwendet wird. Die zuvor abgewogene Menge wird somit nicht vollständig in die Arzneiform eingearbeitet werden können. Eine Fehldosierung wäre die Folge. Ebenso sollte nach dem Zerkleinern gesiebt werden, da beim Zerkleinern nicht definitiv sichergestellt werden kann, dass alle Partikel gleichermaßen dem Zerkleinerungsprozess unterlegen sind.
Üblicherweise ergibt sich z.B. für die Herstellung einer Pulvermischungen die Reihenfolge „zerkleinern, sieben, wiegen, mischen".

6.19 Übersicht über die Standardgrundoperationen

Arzneiform	**Grundoperationen**	**gängige Packmittel**
Teemischungen	zerkleinern, ggf. anstoßen, sieben, wiegen, mischen, etikettieren, abfüllen	Teebeutel
wässrige Drogenauszüge	zerkleinern, sieben, wiegen, ggf. lösen, mazerieren, abkochen oder infundieren, kolieren oder filtrieren, abfüllen, etikettieren	Medizinglas
Extrakte	zerkleinern, sieben, wiegen, extrahieren (z.B. mazerieren oder perkolieren), filtrieren, ggf. einengen/trocknen/sprühtrocknen, abfüllen, etikettieren	Medizinglas, Meplat-Flasche
Tinkturen durch Perkolation oder Mazeration	zerkleinern, sieben, wiegen, extrahieren (z.B. mazerieren oder perkolieren), filtrieren, abfüllen, etikettieren	Medizinglas, Meplat-Flasche
Tinkturen aus Extrakten	wiegen, lösen/verdünnen, abfüllen, etikettieren	Medizinglas
Flüssige Mischungen	wiegen, mischen, abfüllen, etikettieren	Medizinglas, Meplat-Flasche
Lösungen	wiegen, lösen, ggf. filtrieren, abfüllen, etikettieren	Medizinglas, Meplat-Flasche
Sirupe	wiegen, erwärmen, lösen, kolieren/filtrieren, abfüllen, etikettieren	Medizinglas
Aromatische Wässer	wiegen, ggf. volumetrisch dosieren (Normaltropfenzähler), gg. mischen/lösen des Solubilisators, solubilisieren, abfüllen, etikettieren	Meplat-Flasche
Suspensionen	ggf. zerkleinern und sieben, ggf. trocknen,	Medizinglas,

	wiegen, suspendieren, abfüllen, etikettieren	Weithalsglas
Augentropfen (aseptische Herstellung)	autoklavieren der Geräte, wiegen, lösen, sterilfiltrieren ins Abgabegefäß, etikettieren	Augentropfenflasche oder Spezialbehältnis
Pulver	ggf. trocknen, ggf. zerkleinern, sieben, wiegen, mischen, ggf. abteilen, abfüllen, etikettieren	Pulverdose, Pulverbriefchen, Papierbeutel
Puder	ggf. trocknen, ggf. zerkleinern, sieben, wiegen, mischen, desagglomerieren, ggf. abteilen, abfüllen, etikettieren	Puderdose
Kapseln	ggf. zerkleinern, sieben, wiegen, mischen, abteilen, abfüllen, etikettieren	Weithalsglas
Granulate	ggf. wiegen und lösen des Binders in der Granulierflüssigkeit, wiegen, agglomerieren, desagglomerieren, trocknen, egalisieren, ggf. abteilen, abfüllen, etikettieren	Pulverdose, Kruke
Pillen	gg. zerkleinern und sieben, wiegen, anstoßen, abteilen, ausrunden, bestäuben mit Trennmittel, abfüllen, etikettieren	Rollrandschnappdeckel-glas
Emulsionen	Wirkstoff ggf. zerkleinern und sieben, wiegen, ggf. lösen oder mischen, ggf. erwärmen, emulgieren, abfüllen, etikettieren	Medizinflasche, Weithalsglas
Salben	Wirkstoff ggf. zerkleinern und sieben, wiegen, ggf. erwärmen, mischen (meist suspendieren), abfüllen, etikettieren	Tube, Durchdrückkruke (Topitec oder Unguator), Kruke
Cremes	Wirkstoff ggf. zerkleinern und sieben, wiegen, ggf. lösen oder mischen, ggf. erwärmen, emulgieren, abfüllen, etikettieren	Tube, Durchdrückkruke, Kruken
Gele	wiegen, quellen lassen, homgenisieren, abfüllen, etikettieren	Tube, Durchdrückkruke, Weithalsglas
Pasten	zerkleinern, sieben, wiegen, ggf. erwärmen, suspendieren, desagglomerieren (Dreiwalzenstuhl), abfüllen, etikettieren	Kruke, evtl. auch Tube mit großer Öffnung, Durchdrückkruke
Hartfett-Suppositorien	Wirkstoff ggf. zerkleinern und sieben, wiegen, erwärmen, mischen oder lösen, abteilen durch Ausgießen, abfüllen, etikettieren	Suppositorienschachtel, evtl. auch Kruke
Gelatine-Globuli	Wirkstoff ggf. zerkleinern und sieben, wiegen, erwärmen, lösen, ggf. mischen (meist suspendieren), abteilen durch Ausgießen, abfüllen, etikettieren	Weithalsglas

7 CHARAKTERISIERUNG DER EINGESETZTEN SUBSTANZEN

Die Arzneistoffe, zu denen auch Drogen gezählt werden, und Hilfsstoffe sind nicht nur bzgl. ihrer chemischen Eigenschaften wie *Identität*, *Reinheit* und *Gehalt* genau zu definieren, sie besitzen auch verschiedene physikalische Eigenschaften, die unter Umständen von großer Bedeutung sein können wie z.B. die auf den ersten Blick nebensächlich erscheinende *Teilchengröße*. So ist z.B. denkbar, dass die Freisetzungskurven bzw. Lösegeschwindigkeiten aus zwei mit kristallinem Arzneistoff gleicher chemischer Spezifikation gefüllten Kapseln stark differieren, weil im Falle von grobkristallinem Arzneistoff die Gesamtoberfläche der Arzneistoffkristalle wesentlich geringer ist, als bei fein gepulverter Substanz, bei der aufgrund der erhöhten Fläche auch mehr Arzneistoff pro Zeiteinheit in Lösung gehen kann.
Vor diesem Hintergrund sollte dem Zerkleinern und Sieben bei der Herstellung von Arzneimitteln stets Aufmerksamkeit geschenkt werden.
Weiterhin ist die *Löslichkeit* im zu verwendenden Lösungsmittel bzw. *Mischbarkeit* mit anderen Substanzen oftmals von großer Wichtigkeit für das praktische Vorgehen beim Anfertigen von Rezepturen. Sind Substanzen *lichtempfindlich, temperatursensibel* oder *hydrolysegefährdet*, so sollten diese Umstände bei der Herstellung, Wahl des Abgabegefäßes und den Lagerungs- bzw. Haltbarkeitsangaben entsprechende Berücksichtigung finden.

8 VORBEREITUNGEN ZUM ANFERTIGEN VON REZEPTUREN

8.1 Rezeptaufbau

Das Rezept gliedert sich in die bekannten Bestandteile Inscriptio, Invocatio, Praescriptio. Subscriptio und Signatura. Für das alleinige Anfertigen der Rezeptur sind die *Prae- und Subscriptio* von besonderem Interesse; dies bedeutet allerdings nicht, dass die anderen Punkte nicht beachtet werden sollen.

	Bezeichnung	Beispiel	
I	**Inscriptio**	Dr. med. NN. Arzt für Hautkrankheiten Adresse Ort, Datum	
II	**Invocatio**	**Rp.**	
III	**Ordinatio / Praescriptio**		
	Remedium Cardinale	Triamcinoloni	0.01
	Remedium Adjuvans	Nystatini	0.1
	Remedium Corrigens	Boli rubrae	q.s.
	Remedium Constituens / Excipiens	Pastae zinci mollis	ad 100.0
IV	**Subscriptio**		
	Compositio	M. f. Ungt.	
	Dispensio	D. ad. oll.	
V	**Signatura**	s.: morgens (Gesicht)	
	Nomen aegroti	Für Frau N.N., Anschrift	
	Nomen medici	.... (Unterschrift)	

Vor dem Anfertigen einer Rezeptur sind einige Dinge vorzubereiten bzw. abzuklären:

- Sind verschreibungspflichtige Substanzen enthalten? Wenn ja, dürfen diese vom Verschreibenden überhaupt verordnet werden[37]?
- Werden Höchstdosen[38] überschritten?
- Wenn der Verwendungszweck auf dem Rezept angegeben ist: Entsprechen die eingesetzten Substanzen dem vorgesehenen Anwendungszweck?
- Sind alle notwendigen Substanzen vorhanden?
- Sind alle notwendigen Geräte und Packmittel vorhanden[39]?

---

37 Heilpraktiker dürfen z.B. keine verschreibungspflichtigen Substanzen oder Zubereitungen (siehe „Scribas Tabelle") „verordnen".

38 Die unverbindlichen Norm- bzw. Kinderdosen sollten ebenfalls überprüft werden.

- Sind Einzel- oder Mehrfachdosen verordnet?
- Ist bei Einzeldosen angegeben ob d.t.d. oder div.i.p.aeq. zur Mengenberechnung herangezogen werden soll?

Weiterhin ist §7 der Apothekenbetriebsordnung zu beachten, in dem es sinngemäß heißt: Enthält eine Rezeptur einen erkennbaren Irrtum, ist sie unleserlich oder ergeben sich sonstige Bedenken, so darf das Arzneimittel nicht hergestellt werden, bevor die Unklarheit beseitigt ist.

Zweifelhafte Rezepturen dürfen nicht angefertigt (und schon gar nicht abgegeben) werden!

8.1.1 Angaben zur Dosierung

Die Angaben zur Dosierung können in Unterschiedlicher Art und Weise erfolgen. Grundsätzlich gilt hierbei, dass die Mengenangaben in Gramm erfolgen, wenn keine andere Einheit oder Teile (nachfolgend beschrieben) angegeben ist. Solche Mengenangaben werden in arabischen Ziffern geschrieben. Römische Ziffern hingegen bedeuten Stückzahlen. So können z.B. kleine Flüssigkeitsmengen in Form von Tropfen (lat. gutta) zuzusetzen sein.

Beispiele:

Rp.:
Foliae menthae piperitae 20.0
Foliae melissae 30.0
M.f. spec.

Aus 20.0 Gramm Pfefferminzblättern und 30.0 Gramm Melissenblättern soll eine Teemischung hergestellt werden.

Rp.:
Ol. menthae pip. gtt IV
Ethanol 96%(V/V) 2.0 ml
Aqua 95.0
M.f. aq. aromat.

[39] Besonders bei Kapseln muß das richtige Kapselvolumen gewählt werden und die nötigen Kapseln samt passender Einsätze für die Kapselmaschien verfügbar sein.

Aus *4 Tropfen* Pfefferminzöl, *2.0 ml* Ethanol und *95.0 Gramm* Wasser soll ein aromatisches Wasser zubereitet werden.

8.1.1.1 Dos.

Hat der Verordnende eine Rezeptur aufgeschrieben, die er sehr häufig verordnet und dafür evtl. sogar einen Stempel anfertigen lassen oder möchte er eine Rezeptur aus einem Rezepturformularium verordnen und ist lediglich mit der Menge unzufrieden, so kann er die Gesamtmenge leicht korrigieren, indem er ein Dos. ... (für Dosis) der Rezeptur hinzufügt. Verordnet er z.B. Dos 200.0, so sollen von insgesamt 200.0 g der Zubereitung abgegeben werden, verordnet er Dos. 1/5, so ist nur ein Fünftel der Rezepturmenge herzustellen und abzugeben.

Beispiel:

Rp.:		
Foliae menthae piperitae		20.0
Foliae melissae		30.0
M.f. spec.	Dos 75	

Die eigentliche Rezeptur ergibt nur 50.0 g Teemischung. Es sollen aber wegen Dos. 75 genau 75 g abgegeben werden. Dies bedeutet, dass, um die gleiche Zusammensetzung zu erhalten 30.0 g Pfefferminzblätter und 45.0 g Melissenblätter verwendet werden müssen.

8.1.1.2 Teile

Zuweilen sind auch lediglich Teile verordnet, was durch ein nachgestelltes *T* anstelle der Einheit verdeutlicht wird. Damit ist dann natürlich nur das Verhältnis der *Massenanteile* der Substanzen zueinander angegeben. In diesem Falle muss dann die Angabe einer Dosis explizit erfolgen.

Beispiel:

Rp.:		
Camphorae		1T
Ol. oliv.		9T
M.f. solutio	Dos. 50g	

Bei dieser Rezeptur sind 5 g Kampfer und 45 g Olivenöl einzusetzen. Dies entspricht dem angegebenen Verhältnis der Teile zueinander.

8.1.1.3 ad

Oftmals soll eine „glatte“ Gesamtmenge erhalten werden. Hierzu werden dann gerne die wirksamen Bestandteile einzeln mit separaten Mengenangaben verordnet und dann mit dem Constituens aufgefüllt. Um sich den Rechenaufwand zu ersparen, schreibt der Verordnende die Gesamtmenge hinter ein *ad*. Dies bedeutet „auffüllen bis ...“.

Beispiele:

Rp.:	
Unguentum emulsificans	30.0
Aqua	ad 100.0
M.f. ungt.	

Hier ist eine Creme aus 30.0 g hydrophiler Salbe und 70.0 g Wasser herzustellen, denn die Gesamtmenge soll 100.0 g betragen.

8.1.1.4 aa

Werden mehrere Bestandteile mit der gleichen Menge verordnet, so kann auch lediglich hinter dem letzten Bestandteil die Menge angegeben werden, wenn davor ein aa gesetzt wird, welches *ana partes aequales*, also „zu gleichen Teilen“ (bzw. „jeweils“) bedeutet.

Beispiele:

Rp.:	
Herbae equiseti	
Foliae betulae	
Foliae uvae ursi	aa 20.0
M.f. spec.	

Hier soll eine Teemischung aus 20.0 g Schachtelhalmkraut, 20.0 g Birkenblättern und 20.0 g Bärentraubenblättern hergestellt werden. Die Gesamtmenge beträgt 60.0 g.

8.1.1.5 aa ad

Sowohl aa als auch ad können natürlich auch miteinander kombiniert werden. Ein aa ad bedeutet, dass mit jeweils gleichen Mengen aufgefüllt werden soll, sodass sich die angegebene Gesamtmenge ergibt.

Beispiele:

Rp.:
Herbae equiseti
Foliae betulae
Foliae uvae ursi aa ad 60.0
M.f. spec.

Dies ergibt die gleiche Teemischung wie in vorigem Beispiel: 20.0 g Schachtelhalmkraut, 20.0 g Birkenblätter und 20.0 g Bärentraubenblätter werden zu einer Teemischung verarbeitet, deren Gesamtmenge 60.0 g beträgt.

8.1.1.6 Weitere Kombinationen

Auch Kombinationen aus aa, aa ad, Massenangaben , Tropfenzahlen oder Angaben von Volumina sind möglich.

Am Beispiel eines Blähungstreibenden Tees:

Ol. foeniculi	gtt. XXIII
Fructus phaseoli s. sem.	3.5
Foliae uvae ursi	
Foliae urticae	
Fructuum juniperi	aa 10.0
Herbae equiseti	
Foliae menthae piperitae	
Fructuum carvi. cont.	aa ad 100.0

Schlägt man im Vademecum die Normaltropfentabelle auf, stellt man fest, dass 46 Tropfen Fenchelöl 1 Gramm wiegen. 23 Tropfen entsprechen also einem halben Gramm. Hinzu kommen 3.5 g. Bohnenschalen, 10.0 g Bärentraubenblätter, 10.0 g Brennesselkraut, 10.0 g Wacholder. Nun fehlen zu 100g noch genau 66g, die sich zu gleichen Teilen auf die restlichen Drogen aufteilen: 22.0 g Schachtelhalm, 22.0 g Pfefferminze und 22.0 g angestoßener Kümmel.

8.2 Arbeitsplatzvorbereitung

Bevor die vorliegende Rezeptur angefertigt wird, sind sowohl *Arbeitsplatz* als auch *Hände* zu *reinigen* und lange *Haare hochzustecken*. Auch während der Herstellung sollen Arbeitsplatz und Geräte (vor allem Waagen) *sauber*gehalten werden. Der Herstellende sollte während der Arbeit an einer Rezeptur nach Möglichkeit nicht

gestört werden. Dieser Idealvorstellung kann in der Apothekenpraxis jedoch nicht immer Rechnung getragen werden, so dass derjenige, der die Rezeptur anfertigt selbständig dafür zu sorgen hat, dass er seine Arbeit jederzeit unterbrechen und *an gleicher Stelle* wieder aufnehmen kann. Ein kurzes stichwortartiges Protokoll oder nur ein Wägeprotokoll ist auch für den im Apothekenalltag Erfahrenen noch hilfreich[40].
Rezepturen sollten *nicht* zur Fertigstellung *an andere Personen übergeben* werden.
Der saubere *Kittel* schützt sowohl die Rezeptur vor z.B. Flusen aus der Kleidung des Rezeptierenden als auch letzteren vor etwaigen Spritzern und Substanzresten.
Pistille und Trichter etc. werden falls unbedingt notwendig so auf den Tisch gelegt, dass die Seite mit dem größeren Radius zur Tischkante zeigt, denn nur so kann der Pistill auf dem Arbeitsplatz hin und herrollen, ohne Gefahr zu laufen, von der Tischkante zu fallen. Die Verwendung eines *Spatelschlittens* ist in diesem Punkt nicht nur hilfreich sondern bietet auch aus hygienischen Gründen Vorteile.

40 Im Arzneiformenlehre-Praktikum reicht dies noch nicht aus. Hier ist ein ausführliches Protokoll anzufertigen.

9 ZUBEREITEN DER ARZNEIFORM

Schäume, Stifte, Tamponaden, Augeninserte und einige andere in der Apotheke selten vorkommende Arzneiformen werden hier nicht behandelt.
Je nach Darreichungsform muss zwischen unterschiedlichen Herstellungsverfahren unterschieden werden, die selbst innerhalb einer Arzneiform nochmals zu differenzieren sind[41].

Allgemein gelten folgende Grundsätze:

- Ein *Rechtshänder rührt linksherum*, ein Linkshänder rechtsherum, da dies auf die Dauer weniger belastend für die Gelenke und den Halteapparat ist.

- Um eine mögliche *Kreuzkontamination* zu *vermeiden*, sind beispielsweise die leicht flüchtigen Substanzen erst zum Ende der Rezeptur hinzuzufügen. Ggf. müssen sie separat abgewogen werden.

- Sind mehrere Substanzen zusammenzufügen, so wird insbesondere bei halbfesten Arzneiformen „*von fest nach flüssig*“ verfahren, d.h. die festen Bestandteile werden zuerst, die flüssigen zuletzt eingearbeitet.

- Es wird „*von kleinen zu großen Mengen*“ gearbeitet. Ausnahmen bilden niedrigdosierte Arzneistoffe: bei ihnen wird zunächst ein kleiner Teil des Konstituens vorgelegt, dem dann der Arzneistoff untergemischt wird.

- Stoffe werden *in gleichen Anteilen* („1 + 1“) zusammengegeben. So gibt man beispielsweise bei der Rezeptur

I	Anästhesin	0.1
II	Natriumchlorid	0.3
III	Lactose	ad 3.0

  zu 0.1g I die gleiche Menge II hinzu und vermischt. Dann werden nochmals 0.2g II zugesetzt. Zu diesen 0.4g der Mischung aus I und II werden 0.4g III gegeben und gemischt. Dann 0.8g III zugefügt und gemischt bevor der Rest III zugegeben wird.

- Bei der Zubereitung von Emulsionen oder Cremes sollten beide zusammenzuführenden Phasen *gleiche Temperatur* aufweisen.

---

41 beispielsweise die unterschiedlichen Dosiermethoden für Zäpfchen oder die verschiedenen Methoden der Emulsionsherstellung

9.1 Zubereitungen aus Drogen

9.1.1 Teemischungen

(DAC 1989)

Lt. DAC sind Teegemische gleichförmige Mischungen aus unzerkleinerten oder zerkleinerten Drogen, denen Drogenextrakte, ätherische Öle oder andere Arzneistoffe zugesetzt werden können.
Das Mischen von Tees geschieht am praktischsten in speziellen Teemischdosen aus Aluminium mit Deckel. Ist die Mischung fertig, wird der Deckel einfach durch einen Trichteraufsatz ersetzt und direkt in den Beutel umgefüllt.
Auch eine Schale geeigneter Größe kann zum Mischen herangezogen werden.

Zerkleinerungsgrade
Für Teegemische und wässrige Auszüge schlägt der DAC folgende Zerkleinerungsgrade vor:

Tab. 8: Zerkleinerungsgrade für *Teegemische und wässrige Auszüge (DAC 1999)*

Blätter, Blüten und Kräuter	geschnitten, 4000µm
Früchte, Hölzer, Rinden, Samen, Wurzeln und Wurzelstöcke	2800µm

Der Feinanteil ist durch Sieb 250µm abzusieben.

Das Aussieben des Nutzanteils muss vor dem Einwiegen und Mischen für jede Droge getrennt erfolgen. Ein Sieben der fertigen Mischung würde unter Umständen die quantitative Zusammensetzung der Mischung ändern. Darüber hinaus würde die Gesamtmasse nicht mehr der Zielmasse entsprechen.

„Harte“ und „weiche“ Drogen
Beim Mischen von Tees ist zu bedenken, dass in einer Mischung sowohl harte Wurzeln als auch filigrane Blüten vorhanden sein können, die durch intensives Mischen zusammen mit den harten Bestandteilen durch diese zerstört werden könnten. Auch wenn die Wirkung eines „zerfallenen“ *Kamillenblütenköpfchen* die gleiche wie die eines intakten ist, so ist es doch im Hinblick auf die Compliance sinnvoll, die Mischung so herzustellen, dass empfindliche Drogen als Ganzes vorhanden bleiben.
Daher empfiehlt sich folgendes Vorgehen: Harte Drogen wie Wurzeln und Früchte sind zuerst abzuwiegen und durch Schütteln zu mischen. Danach werden die gewogenen und ggf. separat gemischten empfindlichen Drogen vorsichtig

untergemischt bzw. nur noch untergehoben, wobei solange zu mischen ist, bis eine homogene Mischung gewährleistet ist. Eine allgemeingültige Mischdauer kann nicht angegeben werden, da die notwendige Mischzeit in starkem Maße von der äußeren Form der Droge und dem von ihr eingenommenen Volumen abhängt. Die Einzelmischzeit wird also in weiten Bereichen schwanken.

Anstoßen von Drogen
Früchte und Samen, die meist reich an ätherischem Öl sind, auf welches ein Großteil der Wirkung zurückgeführt wird, sollten vor dem Mischen angestoßen werden. Das Anstoßen erfolgt in einem Mörser. Hierbei sollen die Ölgänge geöffnet werden, damit das ätherische Öl schnell freigesetzt werden kann. Ein Zerquetschen der Drogen ist bei Teegemischen unerwünscht (*An*stoßen, nicht *Zer*stoßen[42]). Da das ätherische Öl aufgrund seines hohen Dampfdruckes aus den angestoßenen Früchten sehr schnell verdunstet[43], ist eine solche Zubereitung zur alsbaldigen An- und Verwendung bestimmt.
Aus diesem Grunde sollte auch bei *Wacholderbeeren* von dem lt. DAC vorgesehenen Zerkleinerungsgrad 2800µm abgesehen werden, da sie hierfür zu sehr zerquetscht werden müssen; die dann vorliegende große Oberfläche würde zu einer zu schnellen Verdunstung führen.
Das Herstellen größerer Mengen auf Vorrat ist also bei Species, die anzustoßende Früchte enthalten, nicht sinnvoll.

Einarbeiten von Arzneistoffen
Sind weitere Stoffe wie z.B. kristalline Arzneistoffe in die Teemischung einzuarbeiten, so sind sie in einem geeigneten indifferenten Lösungsmittel wie Wasser oder Ethanol zu lösen bzw. - im Falle von Flüssigkeiten - zu verdünnen, um dann so in die Teemischung bzw. Bestandteile der Mischung[44] eingearbeitet werden zu können, dass sie schließlich *gleichmäßig* in dieser verteilt vorliegen. Das Lösungsmittel entfernt man anschließend bei einer Temperatur von max. 40°C.

Sonstiges
Die *Größe des verwendeten Teebeutels* sollte zu dem Volumen des abzufüllenden Tees passend gewählt werden.

42 Nur Drogen, die Rezepturbestandteile von Sirupen oder fertig bereiteten wässrigen Drogenauszügen, Extrakten oder Tinkturen darstellen, dürfen zerstoßen werden.

43 Bei den allgemeinen Grundsätzen zum Zubereiten der Arzneiformen wurde bereits darauf hingewiesen, dass leicht flüchtige Substanzen am Ende zugesetzt werden. Gleiches gilt natürlich auch für die angestoßenen, ätherisches Öl enthaltenden Drogen.

44 am besten durch Zugabe auf Blätter oder ähnliche „weiche“ Drogen

Bei der Auswahl der Beutel ist zu berücksichtigen, dass Bodenbeutel und gefütterte Beutel recht teuer sind.
Die *Beschriftung* auf der Tüte ist *vor dem Einfüllen* des Tees anzubringen, ansonsten ist es ein Leichtes, die Tüte mit dem Kugelschreiber aus Versehen aufzuschlitzen oder die vorgefertigten Etiketten werfen auf dem Beutel Falten. Dies hinterlässt beim Kunden den Eindruck nachlässigen Arbeitens.
Nach Gebrauch ist daran zu denken, dass die Teemischdose wieder gesäubert wird. Hierzu sollten in jeder Rezeptur Staubtuch und Pinsel vorhanden sein.

Allgemeine Grundoperationen für Teemischungen
zerkleinern, ggf. anstoßen, sieben, wiegen, mischen, beschriften, abfüllen

Herstellungsbeispiel:
Species Deflatulentes nach NRF (6.4)

Kamillenblüten
Pfefferminzblätter
Baldrianwurzel
Kümmel
Anis aa ad 100.0

M.f. spec.

Baldrianwurzel wird ggf. zerkleinert und in jedem Falle gesiebt (Sieb 2800µm, Feinanteil kleiner 250µm abtrennen) und anschließend in eine Teemischdose eingewogen. Nun werden Anis und Kümmel getrennt angestoßen. Die angestoßenen Früchte passieren das Sieb 2800µm, ein Feinanteil ist üblicherweise in der entnommenen Droge nicht in nennenswertem Maße enthalten. Die angestoßenen Anis- und Kümmelfrüchte werden getrennt gewogen und zu der Baldrianwurzel gegeben. Diese drei harten Drogen werden gründlich durchmischt.
Anschließend werden die Pfefferminzblätter ggf. zerkleinert und ebenfalls unbedingt gesiebt (Sieb 4000µm, Feinanteil abtrennen), eingewogen und zu der Mischung gegeben. Vorsichtig wird gemischt, bevor die Kamillenblüten, bei denen aus oben dargelegten Gründen auf ein Sieben verzichtet wurde, dazugewogen und vorsichtig mit einem Löffel oder Kartenblatt untergehoben werden.
Die Abgabe sollte in einem Teebeutel erfolgen, der einen luftdichten Abschluss und Schutz vor Lichteinwirkung bietet. Ein (cellophan)gefütterter Beutel erscheint hierzu günstig.

Als Haltbarkeitsangabe empfiehlt der DAC zwei Wochen aufgrund der angestoßenen Apiaceen-Früchte.

9.1.2 Drogenauszüge

Zur Herstellung von wässrigen und alkoholischen Drogenauszügen werden Wasserbad, Infundierbüchse, Koliertuch und Tenakel oder Koliertrichter sowie eine Tinkturenpresse[45, 46] häufig benötigt.

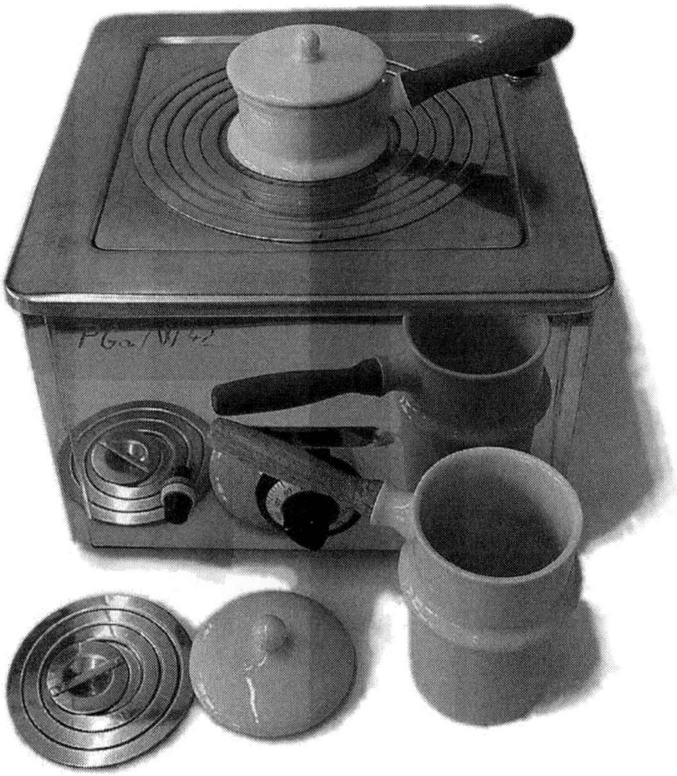

Abb. 71: Die Infundierbüchse mit Deckel aus Porzellan wird in ein Wasserbad eingehängt. Die Temperatur sollte sicherheitshalber mithilfe eines Thermometers kontrolliert werden, da der Thermostatregler meist nicht genau genug funktioniert.

45 in einer „Tinkturen"presse können natürlich auch Extrakte augepreßt werden

46 z.B. eine hydraulische Presse oder eine manuell zu bedienende Spindelpresse

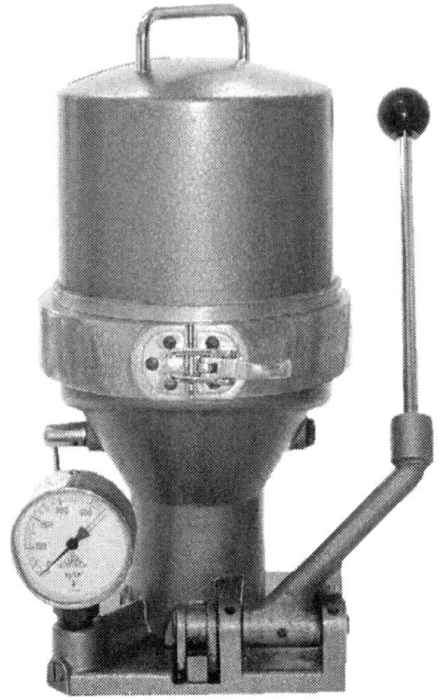

Abb. 72: geschlossene Tinkturenpresse. Rechts ist der Handhebel zum Aufbau des Druckes, links das Manometer und dahinter der Ventilhebel zum Druckablassen zu sehen.

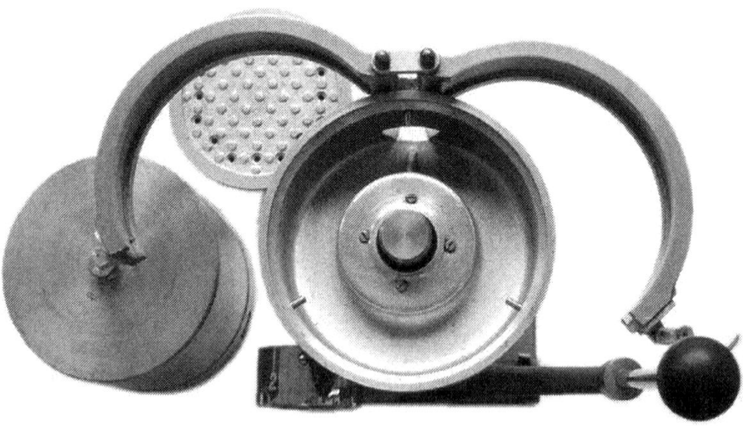

Abb. 73: Geöffnete, auseinandergenommene Tinkturenpresse von oben betrachtet. Man erkennt den Stempel des Druckzylinders sowie die Ausflussöffnung an der Rückseite. Daneben Perforierte Bodenplatte und Zylindermantel mit Deckelplatte.

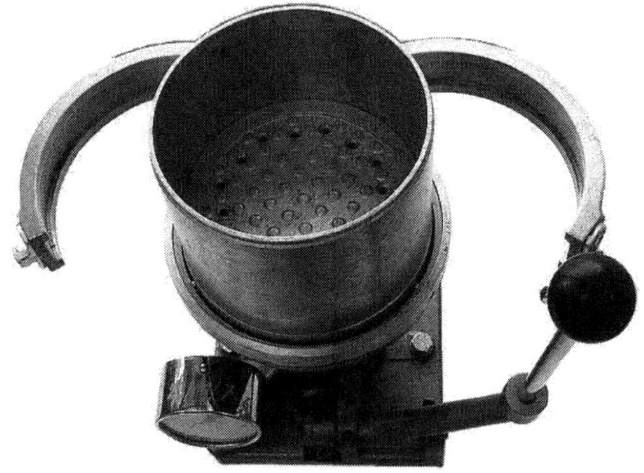

Abb. 74: Auf den Stempel ist die gelöcherte Bodenplatte aufgesetzt, der Zylindermantel ist ebenfalls montiert. Anschließend sind ein Filterpapier einzulegen, die durchweichte Droge einzufüllen, die Deckelplatte sowie der Druckdom aufzusetzen und zu verriegeln. Dann wird bei geschlossenem Druckventil der Boden hydraulisch hochgepresst.

wässrige Drogenauszüge

(DAB 7)

Wässrige Drogenauszüge werden aus zerkleinerten Drogen hergestellt und können je nach Herstellungsverfahren in Abkochungen, Aufgüsse und Mazerate unterschieden werden. Das DAB 7 führt noch wässrige Drogenauszüge als eigene Monographie auf und macht Angaben zum Zerkleinerungsgrad:

Tab. 9: Zerkleinerungsgrade von Drogen für die Zubereitung von *wässrigen Drogenauszügen (DAB 7)*[47,48]

Blätter, Blüten und Kräuter	grob zerschnitten	(Sieb 1 = 4000µm)
Hölzer, Rinden, Wurzeln	mittelfein zerschnitten	(Sieb2 = 3150µm)
Früchte, Samen	fein zerschnitten	(Sieb3 = 2000µm)
Alkaloidhaltige Drogen	grob gepulvert	(Sieb4 = 800µm)

47 Die Siebgrößen bzw. Siebnummern sind im Anhang aufgeführt

48 vgl. hierzu auch die Zerkleinerungsgrade, die der DAC bzgl. Teegemischen vorsieht.

Abkochungen (Decocta)

Die Droge wird in Wasser von mindestens 90°C geschüttet und verbleibt dort für 30 Minuten. Währenddessen ist wiederholt Umzurühren, anschließend ist heiß zu kolieren.

Aufgüsse (Infusa)

1 Teil Droge wird mit 3 - 5 Teilen Wasser (Raumtemperatur) durchgeknetet[49] und 15 Minuten stehengelassen. Anschließend wird mit dem restlichen in der Zwischenzeit zum Sieden erhitzten Wasser übergossen und 5 Minuten lang bei über 90°C gehalten. Danach lässt man bedeckt auf 30°C abkühlen und koliert.

Mazerate

Mazerate sind Kaltauszüge und somit wird die Droge mit Wasser von Raumtemperatur übergossen und eine halbe Stunde unter gelegentlichem Umrühren stehengelassen. Danach wird koliert.

Für alle drei Zubereitungsarten gilt:

Ist nach schwachem Auspressen das geforderte Gewicht nicht erreicht[50], so ist der Drogenrückstand erneut mit Wasser (Decocta heiß, Infusa und Mazerate kalt) zu übergießen und auszupressen. Mit diesem zweiten Auszug wird *auf die erforderliche Gesamtmasse aufgefüllt.*

Wässrige Drogenauszüge sind zum alsbaldigen Verbrauch bestimmt und werden typischerweise in Enghalsflaschen abgegeben. Der Hinweis „vor Gebrauch umschütteln“ sollte auf dem Abgabegefäß angebracht werden.

Ausnahmen

Eibischwurzel und *Leinsamen* sind auch dann, wenn Decocta gefordert sind, als *Mazerate* herzustellen (die Vorschriften des DAB 6 zu diesen Drogen trugen zwar die Bezeichnung Decoct, waren aber in der Tat Mazerate, wie dem Monographietext leicht zu entnehmen ist).

Bei Abkochungen aus *Bärentraubenblättern* schrieb das DAB 7 die Verwendung von *grob gepulverter Droge* vor.

---

49 Das DAB 7 schreibt hierfür ausdrücklich eine Reibschale vor

50 Dies wird stets der Fall sein, denn die getrocknete Droge wird in Wasser quellen, einen Teil des Wassers aufnehmen und mit diesem vom restlichen Drogenauszug abgetrennt

Allgemeine Grundoperationen für wässrige Drogenauszüge:
zerkleinern, sieben, wiegen, extrahieren (Decoct / Infus / Mazerat), ggf. lösen falls Arzneistoffe zugesetzt werden, kolieren / filtrieren, abfüllen, etikettieren

Herstellungsbeispiele:
Decoctum Colombo

Decoctum Radicis Colombo	10.0:200.0

M.f. decoctum

Demineralisiertes Wasser wird abgekocht und 5 Minuten lang am Sieden gehalten. 200g davon gibt man in eine tarierte Infundierbüchse und hängt diese in ein Wasserbad ein.
Die Colombowurzel wird im vorgeschriebenen Zerkleinerungsgrad (nach DAB 7: mittelfein zerschnitten, d.h. 3.15mm) eingesetzt. Hiervon werden 10.0g verwendet und zu dem Wasser in der Infundierbüchse gegeben, das eine Temperatur von über 90°C aufweisen soll. Unter mehrfachem Umrühren lässt man diesen Ansatz 30 Minuten lang auf dem Wasserbad und koliert dann heiß, wobei der Drogenrückstand schwach ausgepresst wird. Anschließend wird überprüft, ob der Inhalt der Infundierbüchse die vorgeschriebene Masse von 200.0g aufweist. Dies ist üblicherweise noch nicht der Fall[51], sodass man den Drogenrückstand mit einer entsprechenden Menge an siedendem Wasser übergießt und das Kolat in einem Becherglas auffängt. Auch hier darf der Drogenrückstand wieder leicht ausgepresst werden. Mit diesem Kolat wird der Inhalt der Infundierbüchse auf das vorgeschriebene Gewicht aufgefüllt.
Üblicherweise handelt es sich bei den Dekokten um wässrige, unkonservierte Zubereitungen. Die Haltbarkeit ist nach DAC auf eine Woche zu begrenzen.

Infusum laxans (nach DRF 192)

Infusum Foliorum Sennae conc.	15.0:155.0
Magnesium sulfuricum	45.0

M.f. inf.

Demineralisiertes Wasser wird abgekocht, 5 Minuten lang am Sieden gehalten und abkühlen gelassen. 15g der im vorgeschriebenen Zerkleinerungsgrad (DAB 7:

[51] Die zuvor trockene Droge nimmt einen gewissen Teil der Flüsigkeit auf und ein weiterer Teil der Flüssigkeit wird während der 30 minütigen Zubereitungszeit verdampfen (vorher ebenfalls tarierten Deckel aufsetzen).

4000µm) vorliegenden Sennesblätter werden mit der drei- bis fünffachen Menge Wasser (also 45 bis 75g) in einer Reibschale[52] durchgeknetet und 15 Minuten lang stehengelassen. Während dieser Zeit erhitzt man das restliche Wasser wieder zum Sieden und übergießt damit schließlich den Ansatz, den man für fünf Minuten in ein Wasserbad einhängt. Die Temperatur des Ansatzes soll dabei über 90°C liegen und auf wiederholtes Umrühren ist zu achten. Danach lässt man den bedeckten Ansatz eine halbe Stunde lang abkühlen. Es wird kalt koliert und ggf. -ähnlich wie oben, jedoch mit kaltem (!)- Wasser auf die vorgeschriebene Masse von 155.0 g gebracht. In diesem Ansatz löst man abschließend 45.0g des Magnesiumsulfats.
Auch hier ist die Haltbarkeit auf eine Woche zu begrenzen.

Herstellungsbeispiel:
Maceratio Sambuci

Holunderblütenmazerat	10:250

M.f. maceratio

Demineralisiertes Wasser wird abgekocht, 5 Minuten lang am Sieden gehalten und abkühlen gelassen. 10g der im vorgeschriebenen Zerkleinerungsgrad (DAB 7: 4000µm) vorliegenden Holunderblüten werden in einem geeigneten Gefäß[53] mit 250g Wasser von Raumtemperatur übergossen und 30 Minuten lang stehengelassen. Danach wird kalt koliert und ggf. mit kaltem (!) Wasser auf die vorgeschriebene Masse von 250.0 g gebracht.
Auch in diesem Fall beträgt die Haltbarkeit eine Woche.

52 Das Durchkneten kann alternativ auch in der tarierten Infundierbüchse geschehen, wenn gewährleistet ist, dass es dem Kneten in der Reibschale in nichts nachsteht.

53 das Gefäß sollte auch abschließend eine Entnahme des Inhaltes zulassen. Ein Becherglas, das mit einem Uhrglas bedeckt werden kann, ist einer Englasflasche bei weitem vorzuziehen.

Extrakte

(EuAB 2002; vgl. aber auch DAB 7)

Extrakte sind Drogenauszüge von fester, zähflüssiger oder flüssiger Konsistenz, die üblicherweise durch Perkolation oder Mazeration unter Verwendung von Ethanol hergestellt werden. Das EuAB lässt darüber hinaus aber auch andere geeignete Flüssigkeiten als Extraktionsmittel zu. Nach der Extraktion noch vorhandene unerwünschte Stoffe, bei denen es sich meistens um Schwebstoffe handeln wird, dürfen entfernt werden.

Trockenextrakte

Trockenextrakte werden zu den festen Zubereitungen gezählt, da sie einen *Trockenrückstand* von mindestens *95%* (m/m) aufweisen sollen. Sie werden durch Eindampfen des zur Extraktion verwendeten Lösemittels hergestellt.

Im DAB 7 findet sich noch der Hinweis, dass Trockenextrakte vor Licht geschützt und über Blaugel aufzubewahren sind, was in Anbetracht ihrer meist recht ausgeprägten Hygroskopizität und damit verbundenen Verklumpungsneigung unter Feuchtigkeitseinwirkung besonders angebracht erscheint.

Dickextrakte

Sie liegen bezüglich ihrer Konsistenz zwischen Trocken- und Fluidextrakten und sind wie die Trockenextrakte über ihren *Trockenrückstand* definiert, der hier jedoch bei mindestens *70%* (m/m) liegen soll.

Auch sie werden durch (teilweises) Eindampfen des Extraktionsmittels hergestellt.

Fluidextrakte

Die flüssigen Extrakte bezeichnet das EuAB als Fluidextrakte. Sie werden so hergestellt, dass ein Massen- oder Volumenteil des erhaltenen Extraktes einem Massenteil der eingesetzten, getrockneten Droge entspricht.

Fluidextrakte können durch Extraktion mit Ethanol oder Wasser oder durch Verdünnung bzw. Lösen eines Trocken- oder Dickextraktes hergestellt werden.

Extrakte durch Mazeration

Die entsprechend zerkleinerte Droge wird mit der Extraktionsflüssigkeit gemischt und in einem verschlossenen Gefäß eine angemessene Zeit stehengelassen. Der Extrakt wird vom Rückstand getrennt, letzterer darf anschließend ausgepresst werden. Beide Flüssigkeiten werden vereinigt.

Diese Angaben des EuAB sind für die praktische Herstellung nicht ausreichend. Das DAB 7 präzisierte die Angaben: der Ansatz war 5 Tage lang lichtgeschützt bei

Raumtemperatur aufzubewahren, wobei mehrmals täglich umzuschütteln war. Der Gesamtauszug wurde anschließend 5 Tage lang unterhalb 15°C aufbewahrt und dann filtriert („Defäkieren“).

Extrakte durch Perkolation

Die Droge wird nach EuAB in Stücken geeigneter Größe eingesetzt und mit einem Teil der Extraktionsflüssigkeit gemischt, stehengelassen und danach in einen Perkolator gefüllt. Während der Perkolation soll die zu extrahierende Droge stets mit Extraktionsmittel bedeckt sein. Nach beendeter Perkolation, die bei langsamer Abtropfgeschwindigkeit erfolgen soll, kann der Drogenrückstand ausgepresst und die Pressflüssigkeit mit dem Perkolat vereinigt werden.

In älteren Arzneibüchern (z.B. DAB 7) war die Perkolation noch wesentlich genauer beschrieben. Dort waren unter anderem Perkolatoren vorgeschrieben, deren genutzte Höhe mindestens das Fünffache des Durchmessers betragen sollte. Weiterhin war zunächst mit 30% (bezogen auf die Drogenmasse) Extraktionsflüssigkeit durchzukneten und 2 Stunden lang bedeckt stehen zu lassen[54].

Danach füllte man unter vorsichtigem Stopfen in den mit einer Watteschicht[55] verschlossenen Perkolator, bedeckte die Droge mit einem Filterpapier oder Glaskugeln[56], gab weitere Flüssigkeit hinzu und ließ nochmals 24 Stunden stehen, bevor der Hahn geöffnet wurde und pro 100g Droge 4 bis 6 Tropfen pro Minute abtropften. Auch das Ende der Perkolation war genau definiert. Fluidextrakte wurden weiterhin noch 5 Tage lang bei Temperaturen unterhalb von 15°C gelagert, wobei einige Stoffe[57] ausfallen durften, die durch anschließende Filtration zu entfernen waren.

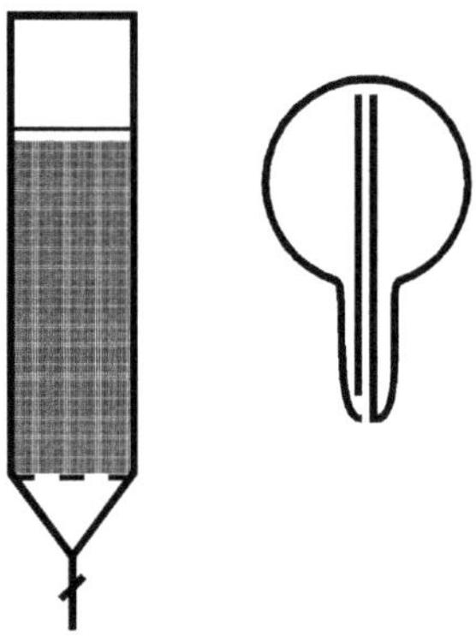

Abb. 75: links: mit Droge gefüllter Perkolator (zwischen Droge und Hahn befindet sich Watte, Mull oder ein Filter; über der Droge nochmals ein Filterpapier). Rechts: Perkolatoraufsatz aus Glas, der automatisch für den richtigen Füllstand des Extraktionsmittels im Perkolator sorgt.

54 Füllt man zu früh in den Perkolator, kann die Droge durch noch nicht abgeschlossene Quellung das Gefäß sprengen!

55 Diese Maßnahme dient dazu, partikuläre Drogenbestandteile aus dem Perkolat soweit wie möglich zu entfernen. Alternativ kann hier auf eine löchrige Porzellanplatte zusammen mit einem Filterpapier oder mehrlagigen Mull zurückgegriffen werden.

56 Hierdurch werden Drogenpartikel am Aufwirbeln gehindert.

57 Es sollen sich hierbei „Ballaststoffe“ (z.B. kolloidal gelöste Eiweiße) abscheiden. Eine gleichzeitige Wirkstoffminderung kann allerdings hierdurch auch erfolgen.

Herstellungsbeispiel:
Extractum Levistici (EB6)

Grob gepulverte Liebstöckelwurzel	2T
Weingeist	6T
Wasser	9T

Im EB6 heißt es zur Herstellung: „Die Liebstöckelwurzel wird mit 4T Weingeist und 6T Wasser 4 Tage lang unter häufigem Umschütteln bei Zimmertemperatur stehengelassen und ausgepreßt. Der Rückstand wird in gleicher Weise mit 2T Weingeist und 3T Wasser 24 Stunden lang ausgezogen. Beide Auszüge werden vereinigt, nach dem Absetzen filtriert; das Filtrat wird zu einem dicken Extrakt eingedampft."

Allgemeine Grundoperationen für Extrakte
zerkleinern, sieben, wiegen, extrahieren (Perkolation / Mazeration), filtrieren, ggf. einengen / trocknen / sprühtrocknen, abfüllen, etikettieren

Tinkturen
(DAB 7, EuAB 2002)

Auszüge aus Drogen, die mit *Ethanol* (früher auch Ether) hergestellt werden, werden als Tinkturen bezeichnet, wobei nach DAB 7 zunächst ein Teil Droge mit 2 bis 10 Teilen Extraktionsmedium ausgezogen wird. Nach **EuAB** werden Tinkturen aus **1 Teil** Droge und **5 bzw. 10 Teilen** Extraktionsflüssigkeit hergestellt. Die Frage, wann 5 oder 10 Teile Flüssigkeit eingesetzt werden, beantwortet das EuAB 2002 jedoch nicht. Im **DAB 7** fand sich diesbezüglich noch die Angabe, dass Tinkturen, deren Ausgangsdrogen **Separanda** darstellen, im Verhältnis **1:10, alle übrigen** (meistens) im Verhältnis **1:5** hergestellt werden.
Art und Konzentration des Extraktionsmittels sind in jedem Falle anzugeben.
Tinkturen werden durch Mazeration oder Perkolation[58] hergestellt.

Tinkturen durch Mazeration
Die Beschreibung des EuAB2002 entspricht der unter der EuAB-Monographie Extrakten angegebenen Herstellungsanweisung und ist daher für die Praxis nicht genau genug.
Die Droge wird nach DAB 7 mit Extraktionsflüssigkeit übergossen und fünf Tage lang vor Licht geschützt bei Raumtemperatur aufbewahrt und mehrmals täglich umgeschüttelt. Nach Dekantieren oder Kolieren wird die Droge ausgepresst (z.B. mit

58 oder „andere geeignete validierte Methoden"

einer Tinkturenpresse), der Gesamtauszug dann 5 Tage lang unter 15°C aufbewahrt[59], filtriert und auf den geforderten Gehalt eingestellt.

Tinkturen durch Perkolation

Bei dem Perkolationsverfahren gilt wie beim Mazerationsverfahren, dass die Angaben des EuAB2002 zu ungenau sind.

Bessere Angaben finden sich im DAB 7: die Perkolation wird wie unter „Extrakte" (DAB 7-Monographie, s. Kap. „Extrakte") beschrieben durchgeführt, bis die vorgegebene Flüssigkeitsmenge verbraucht und das Abtropfen beendet ist. Dann wird die Droge (am besten in einer Tinkturenpresse) ausgepresst, Perkolat und Pressflüssigkeit werden vereinigt und wie bei „Mazeraten" beschrieben weiterverarbeitet.

Allgemeine Grundoperationen für Tinkturen durch Mazeration oder Perkolation

zerkleinern, sieben, wiegen, extrahieren (Perkolation / Mazeration), filtrieren, abfüllen, etikettieren

Tinkturen aus Extrakten

Eine Tinktur kann auch durch Lösen oder Verdünnen eines Extraktes hergestellt werden, wenn dazu Ethanol verwendet wird. Trockenrückstand und Ethanolgehalt müssen den Tinkturen entsprechen, die aus Mazeration oder Perkolation hervorgehen.

Allgemeine Grundoperationen für Tinkturen aus Extrakten

wiegen, lösen / verdünnen, abfüllen, etikettieren

Tinkturen sind dicht verschlossen und vor Licht geschützt aufzubewahren und werden üblicherweise in Enghals- oder Tropfflaschen abgegeben.

59 hierbei kann es zum (beabsichtigten) Ausfallen einiger Begleitstoffe kommen

9.2 Flüssige Arzneiformen

(s. u.a. auch EuAB 2002 Fl. Zub. zur Einnahme, Fl. Zub. zur kutanen Anwendung)

Zu den flüssigen Arzneiformen zählen auch die Emulsionen. Da diese dispersen Systeme jedoch inhaltlich eher zu Cremes passen, werden sie bei den halbfesten Zubereitungen abgehandelt.

9.2.1 Fl. Mischungen

Flüssige Mischungen sind sehr leicht herzustellen. Es sind lediglich zwei Flüssigkeiten ähnlicher Polarität im Endbehältnis zusammenzufügen und zu schütteln. Das Einfüllen der Lösungen erfolgt normalerweise *ohne Trichter*.

Zu beachten sind weiterhin folgende Punkte:

- Die *Größe der Flasche* sollte dem einzufüllenden Volumen angepasst sein. Bei Flüssigkeiten geringer Dichte wie z.B. Isopropanol ist zu bedenken, dass ein Flaschenvolumen von 100ml nicht ausreicht, um dort 100g einzufüllen!
- Dünnflüssige Substanzen sind vor dickflüssigen einzufüllen, da dieses Vorgehen das anschließende Mischen durch Schütteln erleichtert.
- Leicht flüchtige Flüssigkeiten sind zur Vermeidung von Kreuzkontamination zum Schluss zuzugeben.
- Die zu mischenden Flüssigkeiten können beim Zusammenmischen einen Volumeneffekt zeigen, d.h. das Volumen der Mischung entspricht nicht der Summe der Einzelvolumina. Da die Massen jedoch erhalten bleiben, empfiehlt es sich dringend, diese für alle Berechnungen heranzuziehen.

Allgemeine Grundoperationen für flüssige Mischungen
wiegen, mischen, abfüllen, etikettieren

Berechnung zur Herstellung von Ethanol-Wasser-Gemischen:
Ethanol-Wasser Gemische zeigen einen ausgeprägten Volumeneffekt! Daher erfolgen alle Berechnungen über die Massen.

Beispiel:

Berechnen Sie die zur Herstellung von 40ml Ethanol 50% (V/V) notwendige Menge an Ethanol 80% (V/V) und Wasser!

Auszug aus der Ethanoltabelle (nach EuAB 1999):

Dichte ρ_{20} [g/ml]	**Ethanolgehalt [% V/V]**	**Ethanolgehalt [%m/m]**
0.7892	100.0	100.0
0.7898	99.9	99.8
0.8011	97.5	96.0
0.8074	96.0	93.8
0.8434	85.5	80.0
0.8593	80.0	73.5
0.9139	57.9	50.0
0.9301	50.0	42.4
0.9351	47.4	40.0
0.9481	40.0	33.3

Lösungsweg:

- Zunächst ist die Masse von 40ml Ethanol 50%(V/V) zu berechnen:

  Nachschlagen in der Ethanoltabelle ergibt für die herzustellende Verdünnung eine rel. Dichte von 0.9301.

  40ml entsprechen also: $m_{Lösung} = \rho_{Lösung} * V_{Lösung} = 0.9301$ g/ml· 40ml = 37.20g

- Nachschlagen der Massenprozente von Ethanol 80% (V/V) und 50% (V/V):

  80% (V/V) entsprechen 73.5% (m/m)

  50% (V/V) entsprechen 42.4% (m/m)

- Berechnen der Masse an Ethanol 80% (V/V) in 37.20g der 50%igen (V/V) Lösung über Mischungskreuz, Dreisatz bzw. „Arzt mal Arzt durch Apotheker"

$$m_{EtOH} = \text{gewünschte Masse } \frac{\text{gewünschte Konzentration}}{\text{vorhandene Konzentration}}$$

$$= 37.20\text{g} * 42.4\% / 73.5\%$$

$$= 21.46\text{g}$$

➢ Die Rezeptur lautet also:

Ethanol 50%(V/V), 40ml

Ethanol 80%(V/V)	21.46
mit Wasser	ad 37.20
M.f. dilut.	

Demnach sind 15.74g Wasser vorzulegen und mit 21.46g Ethanol 80%(V/V) auf 37.20g aufzufüllen. Bitte abschließendes Schütteln nicht vergessen!

9.2.2 Lösungen

Bei Lösungen ist zwischen den *echten (molekulardispersen) Lösungen*, bei denen die Teilchengröße weniger als 1nm beträgt, und den *kolliodalen Lösungen*, bei denen die Teilchen oder Aggregate Größen zwischen 1nm und 1µm[60] aufweisen, zu unterscheiden. Da die gelösten Teilchen in echten Lösungen kleiner als die Wellenlänge des sichtbaren Lichtes sind, sind *echte Lösungen* immer *klar*. Im Unterschied hierzu zeigen *kolloidale Lösungen* eine Lichtstreuung, die als *Tyndall-Effekt* bezeichnet wird.

Die Herstellung von *Lösungen grobkristalliner Substanzen* bereitet gemeinhin keine Schwierigkeiten: die Substanz wird in das Endbehältnis eingewogen und mit einem bis zwei Drittel des Lösungsmittels versehen. Nun wird umgeschüttelt und die Lösung abgewartet[61]. Dann wird das restliche Lösungsmittel ergänzt und nochmals umgeschüttelt.
Bei *feinen Pulvern* sollte auf das im Endbehältnis oder in einem Becherglas vorgelegte Lösemittel die Substanz aufgestreut werden. Man wartet die Lösung ab, ergänzt ggf. verdunstetes Lösungsmittel und schüttelt um.

Allgemeine Grundoperationen für Lösungen
wiegen, lösen, ggf. filtrieren, abfüllen, etikettieren

Herstellungsbeispiel:
Ethacridinlactatlösung, 0.1%ig, unsteril

Ethacridinlactat	0.1
Aqua dem.	ad 100.0

M.f. solutio

Wasser wird abgekocht und mindestens 5 Minuten sieden gelassen. In einem mit Glasstab tarierten Becherglas werden etwa 30g des noch heißen Wassers vorgelegt. Hierauf wird unter

60 streng genommen 500nm
61 Vorausgesetzt die Substanz ist in der zugefügten Menge des Lösungsmittels auch löslich

Rühren das feinpulverige Ethacridinlactat aufgestreut und gelöst. Anschließend wird mit kaltem Wasser ad 100.0 ergänzt und geschüttelt. Die klare gelbe von Schwebeteilchen freie Lösung wird in das Abgabegefäß überführt. Die Haltbarkeit ist auf eine Woche zu begrenzen.

9.2.3 Sirupe

(DAB 10, Grundf.1991; entspr. im Wesentlichen DAB 7)

Sirupe sind flüssige Zubereitungen aus konzentrierten Lösungen süßer Mono- und Disaccharide. Sie können Arzneizusätze oder Pflanzenauszüge sowie Aromen, Farb-, Süß- und Konservierungsstoffe enthalten. Polysaccharide sind zur Herstellung von Sirupen nicht zugelassen.

Sirupe können als eigene Arzneiform zur Anwendung kommen oder als Zwischenprodukte bei der Anfertigung anderer Arzneiformen z.B. als Geschmackskorrigenzien oder bei der Dragierung auftreten. Der durch den hohen Zuckergehalt bedingte osmotische Druck der Lösung begründet die Autosterilität konzentrierter Sirupe. Werden diese jedoch verdünnt, so ist der konservierende Effekt nicht mehr gegeben und der Einsatz von Konservierungsmitteln ist zu erwägen.

Sind ätherisches Öl enthaltende Drogen Bestandteile der Rezeptur, so sind diese Drogen vor Verwendung zu *zer*stoßen.

Allgemeine Grundoperationen für Sirupe

wiegen, erwärmen, lösen, kolieren / filtrieren, abfüllen, etikettieren

Herstellungsbeispiele:

Sirupus Rhei, 100,o (nach DAB 6)

In Scheiben geschnittene Rhabarberwurzel	10T
Kaliumcarbonat	1T
Wasser	80T
Zimtwasser	20T
Zucker	120T

M.f. sirupus; Dos. 100g

Nach DAB 6 heißt es: „Der Rhabarber und das Kaliumcarbonat werden mit dem Wasser übergossen und 12 Stunden lang bei Zimmertemperatur unter wiederholtem Umrühren stehengelassen. Die durch Abseihen gewonnenen Flüssigkeit wird bis zum einmaligen Aufkochen erhitzt. Aus 60 Teilen der nach dem Erkalten filtrierten Flüssigkeit und dem Zimtwasser wird mit dem Zucker der Sirup bereitet."

Im konkreten Fall heißt dies, dass 10 Teile Rhabarber, 1 Teil Kaliumcarbonat und 80 Teile Wasser später 60 Teile Filtrat zu ergeben haben, die mit Zimtwasser und Zucker zusammen 200 Teile Sirup ergeben sollen. Ein Teil entspricht somit 0.5g, wenn - wie in der Subscriptio gefordert - 100g Sirup hergestellt werden sollen.
Also ist demineralisiertes Wasser in ausreichender Menge (40g zzgl. Verdampfungsverlust) abzukochen und abkühlen zu lassen. In 40g Wasser werden 0.5g Kaliumcarbonat gelöst, weiterhin gibt man 5g Rhabarberwurzel dazu, rührt mehrmals um und lässt (bedeckt) einen halben Tag lang[62] stehen. Diesen Ansatz seiht man ab und bringt ihn auf eine Ansatzgröße, die 60T bzw. 30g entspricht. Dies kann durch Einengen oder -und dies wird der Regelfall sein- durch Ergänzen mit Wasser geschehen. Hierzu gibt man 10g Zimtwasser (Herstellung siehe unten) und löst in dieser Mischung 60g Zucker auf. Dann wird die Lösung einmal unter Rühren aufgekocht und in das Abgabe- oder Vorratsgefäß koliert. Mit heißem Wasser wir auf die vorgeschriebene Masse von 100.0g gebracht und das Gefäß sofort bedeckt[63].

Sirupus Menthae piperitae, 100,o (nach DAB 6)

Fein zerschnittene Pfefferminzblätter	2T
Weingeist	1T
Wasser	10T
Zucker	13T

M.f. sirupus; Dos. 100g

Die DAB 6-Vorschrift lautet: „Die Pfefferminzblätter werden mit dem Weingeist befeuchtet, mit dem Wasser 1 Tag lang bei Zimmertemperatur unter wiederholtem Umschütteln in einem verschlossenen Gefäß ausgezogen und hierauf ausgepresst. Aus 7 Teilen der filtrierten Flüssigkeit wird mit dem Zucker der Sirup bereitet . . .“.
Für die Berechnung der Ansatzmengen ist der letzte Satz entscheidend, denn hiernach werden aus 7 Teilen Flüssigkeit und 13 Teilen Zucker insgesamt folgerichtig 20 Teile Sirup bereitet. Bei einer geforderten Ansatzgröße von 100g ergibt sich also die Entsprechung von 5g für 1 Teil. Daher werden 10g Pfefferminzblätter (fein zerschnitten nach DAB6: 2mm Maschenweite) mit 5g Weingeist zur besseren Benetzung befeuchtet und direkt im Anschluß mit 50g abgekochtem, erkaltetem , demineralisiertem Wasser befeuchtet. am nächsten Tag wird der Ansatz ausgepresst

62 es empfiehlt sich daher den Ansatz abends vorzubereiten, über Nacht stehen zu lassen und am nächsten Morgen daraus den Sirup zu bereiten.

63 z.B. durch ein Uhrglas oder den umgedreht aufgesetzten Stopfen eines Gefäßes mit Schliffverschluß. Dieser sollte nicht richtig herum eingesetzt werden, da aufgrund des Unterdrucks, der während der Abkühlphase entsteht, der Stopfen zu sehr in den Flaschenhals hineingezogen werden würde. Besonders dann, wenn beim Einfüllen etwas klebriger Sirup an dem Schliff herabgelaufen ist, bereitet es große Schwierigkeiten, den Stopfen unbeschädigt aus dem Gefäß herauszulösen.

und filtriert. Man erhält 7 Teile (entspr. 35g) Flüssigkeit. Hierzu gibt man 65g Zucker, kocht unter Rühren kurz auf und koliert den Sirup. Verdunstetes Wasser ist zu ergänzen.

9.2.4 Aromatische Wässer

(s. auch DAB 6 aquae aromaticae, EB6 aquae aromaticae[64])

Aromatische Wässer sind *„kolloidale" Lösungen* geringer Mengen ätherischer Öle in Wasser, die häufig als Geruchs- und / oder Geschmackskorrigenzien eingesetzt werden.

Der einfachste Weg, um ein aromatisches Wasser herzustellen ist, die geringe Menge des Öls durch Schütteln in einer großen Menge Wasser möglichst fein zu dispergieren, wie es das DAB 6 bei der Bereitung des Rosenwassers vorschreibt. Abschließend wird filtriert und man erhält eine fast klare, „kolloidale" Lösung.

Aromatische Wässer können auch noch auf andere Arten und Weisen hergestellt werden: in alten Arzneibüchern (z.B. DAB 6, EB 6) findet man oftmals, dass das ätherische Öl gründlich mit der ca. zehnfachen Menge an Talkum zu vermischen ist. Man sagt auch: das ätherische Öl wird auf Talkum „aufgezogen". Hierdurch wird das ätherische Öl auf einer extrem großen Oberfläche fein verteilt (Adsorption). Gibt man nun Wasser hinzu und schüttelt kräftig um, so können sich nach Desorption vom Talkum die feinsten Ölpartikelchen im Wasser extrem fein verteilen, so dass sie praktisch gelöst vorliegen. Talkum wird anschließend durch Filtration entfernt.

Zur Herstellung von aromatischen Wässern werden aber auch sog. Solubilisatoren (Lösungsvermittler) eingesetzt. Diese amphiphilen Substanzen sind einem Teil des Wassers hinzuzusetzen. Danach wird geschüttelt, wobei Schaumbildung auftritt, das ätherische Öl wird zugefügt und nochmals kräftig geschüttelt. Hierdurch können sich kleine Mizellen ausbilden, die mit geringen Mengen ätherischem Öl „beladen" werden. Abschließend wird mit dem Rest des Wassers aufgefüllt. Abgabe in Medizinflasche bzw. Abfüllen in Standgefäß zur Weiterverarbeitung. Das eigentlich mit Wasser nicht mischbare ätherische Öl liegt nun kolloidal gelöst vor[65].

Nachteilig bei letzter Methode ist der meist bittere Geschmack der verwendeten Lösungsvermittler, sodass solche aromatischen Wässer weniger als Geschmacks- sondern eher als Geruchskorrigenzien eingesetzt werden.

Im DAB 6 war zur Herstellung von aromatischen Wässern lediglich Ethanol als Hilfsstoff zur Lösungsvermittlung zugelassen.

---

64 Cave: neben der allgemeinen Monographie führt das EB6 auch noch die Monographie mit dem Titel „aqua aromatica" (Singular!)

65 Auch wenn aromatische Wässer prinzipiell aus den gleichen Bestandteilen wie eine Emulsion bestehen, so sind sie doch *keine Emulsionen*, da es sich nicht um eine mehrphasige Zubereitung handelt (vgl. hierzu die Phasendefinition; insbesondere das dor t geforderte Verhältnis von Teilchen an der Grenzfläche zu Teilchenanzahl im Phaseninneren).

Allgemeine Grundoperationen für aromatische Wässer

wiegen, ggf. volumetrisch dosieren (Normaltropfenzähler), ggf. mischen / lösen des Solubilisators, solubilisieren, ggf. filtrieren, abfüllen, etikettieren

Herstellungsbeispiel:

Aqua cinnamomi (nach DAB 6)

Zimtöl	1T
Weingeist	99T
Wasser von 35° bis 40°C	900T

M.f. aqua aromatica

Das Zimtöl ist im Weingeist (bzgl. der Konzentration siehe Kapitel „Hilfsstoffe") zu lösen. Diese Lösung wird mit dem abgekochten und auf die vorgegebene Temperatur abgekühlten demineralisierten Wasser versetzt und mehrfach durchgeschüttelt. Nach mehrtägigem Stehenlassen wird - am besten durch einen Faltenfilter - filtriert.
Durch den geringen Anteil an Weingeist ist dieses Wasser nicht als konserviert anzusehen. Die Haltbarkeit sollte auf eine Woche begrenzt werden.

9.2.5 Suspensionen

(s. auch EuAB2002 Flüssige Zubereitungen zur Einnahme)

Der unlösliche Bestandteil der Suspension ist in kleiner Teilchengröße einzusetzen und dann mit der Suspensionsgrundlage[66] anzureiben und zu verdünnen.
Stabilisiert werden können Suspensionen, indem man entsprechend dem *Stokesschen Gesetz* (s. Anhang) die *Teilchengröße* reduziert, die *Dichten* von Flüssigkeit und disperser Phase *angleicht*[67] oder die *Viskosität* der Flüssigkeit erhöht, um die Sedimentationsgeschwindigkeit zu vermindern.
Suspensionen dürfen ein Sediment aufweisen sofern dieses leicht wieder aufzuschütteln ist. Daher ist der Hinweis *„vor Gebrauch umzuschütteln"* auf dem Abgabegefäß deutlich sichtbar anzubringen. Das Abgabegefäß seinerseits sollte ein *deutlich größeres Fassungsvolumen* aufweisen, als von der Suspension eingenommen wird, denn nur so kann durch heftiges Bewegen letztlich ein Aufschütteln der Suspension erreicht werden. Weiterhin ist darauf zu achten, dass der *Gefäßverschluss dicht* schließt.

---

66 um die Sedimentation zu verlangsamen kann dies z.B. auch ein Schleim sein, welcher *vorher* anzusetzen ist.

67 die Dichteangleichung ist theoretisch interessant, in der Praxis jedoch meist nicht oder nur schwierig durchführbar. Teilchengröße und Viskosität sind wesentlich einfacher zu beeinflussen.

Allgemeine Grundoperationen für Suspensionen
ggf. zerkleinern und sieben, ggf. trocknen, wiegen, suspendieren, abfüllen, etikettieren

Herstellungsbeispiel:

Zinkoxid	
Talkum	aa 15.0
Glycerin 85%ig	
Dem. Wasser	aa ad 100.0

M.f. susp.

Demineralisiertes Wasser wird abgekocht, fünf Minuten bei Siedetemperatur gehalten und abkühlen gelassen. Derweil werden Zinkoxid und Talkum getrennt getrocknet (z.B. 3-4h bei 45°C oder ½h bei 180°C), gesiebt (250µm), in eine Fantaschale eingewogen (je 15g) und dort gemischt. Diese Mischung wird mit einem Teil des Glycerins (etwa 10 bis 20g der 35g) sorgfältig zu einer pastenartigen Masse angerieben, die keinerlei Klümpchen mehr aufweisen darf. Anschließend setzt man das restliche Glycerin zu und mischt, bevor abschließend das Wasser (35g) zugegeben wird. Zum Schluss wird nochmals gemischt und in ein 200ml Weithalsglas abgefüllt, das mit der Beschriftung „Vor Gebrauch umzuschütteln“ zu kennzeichnen ist.

9.2.6 Augentropfen

(s. auch EuAB 2002 Zub. zur Anwendung am Auge)

Augentropfen sind wässrige oder ölige Lösungen oder Suspensionen und müssen *steril* sein.
Wässrige Zubereitungen in *Mehrdosenbehältnissen* müssen *konserviert* sein. Sind *unkonservierte* Augentropfen vorgeschrieben, so sind diese in *Einzeldosenbehältnissen*[68] anzufertigen.
Auch die Füllmengen in Mehrdosenbehältnissen sind üblicherweise recht gering gehalten (typischerweise 10ml bei Augentropfen, 5g bei halbfesten Zubereitungen). Hierdurch soll gewährleistet werden, dass beim Patienten keine schon vor längerer Zeit angebrochene und in der Zwischenzeit verkeimte Zubereitung zur Anwendung kommt. Nach Anbruch sind Augentropfen in Mehrdosenbehältnissen *innerhalb von 4 Wochen aufzubrauchen*.
Um lokale Reizungen zu minimieren, sind Isotonie (gleicher osmotischer Druck wie die Tränenflüssigkeit) und Isohydrie (gleicher pH) anzustreben. Zudem kann es bisweilen sinnvoll sein, auch eine bestimmte Viskosität der Augentropfen einzustellen. Dass die eingesetzten Hilfsstoffe ihrerseits keine Reizung der Augenschleimhaut auslösen dürfen, sollte selbstverständlich sein. In diesem Zusammenhang ist auch noch die Teilchengröße suspendierter Partikel erwähnenswert, zu der das EuAB genauere Angaben macht. Möglichst kleine (Größenordnung: $<25\mu m$) Teilchengrößen sind anzustreben. Dies gilt sinngemäß auch für Augensalben und ölige Augentropfen. Bei diesen beiden ist zusätzlich zu bedenken, dass noch einige Zeit nach der Applikation durch Schlierenbildung das Sehen beeinträchtigt sein kann.

Pufferproblematik

Zur Einstellung eines bestimmten pH-Wertes, der aus Stabilitätsgründen auch schon einmal vom physiologischen pH-Wert der Tränenflüssigkeit abweicht, sollten nach Möglichkeit keine Puffer verwendet werden, da bedingt durch die große Pufferkapazität und das geringe Tränenflüssigkeitsvolumen am Auge eine pH-Änderung auf den eingestellten pH resultiert. Ist die Zubereitung jedoch lediglich durch Säure oder Basezusatz auf einen bestimmten pH-Wert eingestellt, vermischt sich die Zubereitung mit der Tränenflüssigkeit und es wird sich ein pH-Wert einstellen, der zwischen dem pH der Zubereitung und dem der Tränenflüssigkeit liegt. Der Unterschied zum physiologischen pH-Wert ist im letzten Fall wesentlich kleiner als bei der Verwendung von Puffern.

---

[68] auch wenn in Einzeldosenbehältnissen für Augentropfen mehr als nur der eine benötigte Tropfen enthalten ist, so sollen diese *nicht mehrfach* vom Patienten verwendet werden.

Allgemeine Grundoperationen für aseptisch herzustellende Augentropfen (Lösungen)

autoklavieren der Geräte, wiegen, lösen, sterilfiltrieren ins Abgabegefäß, etikettieren

Herstellung von Augentropfen durch Sterilfiltration

Zunächst ist sicherzustellen, dass eine sterilisierte Spritze, zwei (!) Kanülen, Membranfilter (0.22µm Porendurchmesser) sowie eine eingeschweißte und sterilisierte Augentropfenflasche mit Tropfaufsatz bereitstehen. Da die Herstellung unter möglichst keimarmen Bedingungen stattfinden soll, ist der Arbeitsplatz zu reinigen und mit 70%igem Isopropanol zu desinfizieren. Alle weiteren benötigten Geräte wie Spatel, Becherglas, Glasstab etc. werden ebenfalls sterilisiert bzw. desinfiziert und bereitgestellt.

Der Arzneistoff wird in das Becherglas eingewogen, die Hilfsstoffe werden ergänzt und in der vorgeschriebenen Menge Flüssigkeit gelöst. Als Wasser ist destilliertes Wasser zu verwenden, das auch in kleinen Ampullen erhältlich ist, falls in der Apotheke keine geeignete Destillationsapparatur vorhanden ist.

Auf die Spritze wird die erste Kanüle direkt aufgesetzt und die Lösung aufgezogen. Diese Kanüle ist mit noch unsterilem Produkt in Berührung gekommen und zu verwerfen (Schutzkappe wieder aufsetzen !).

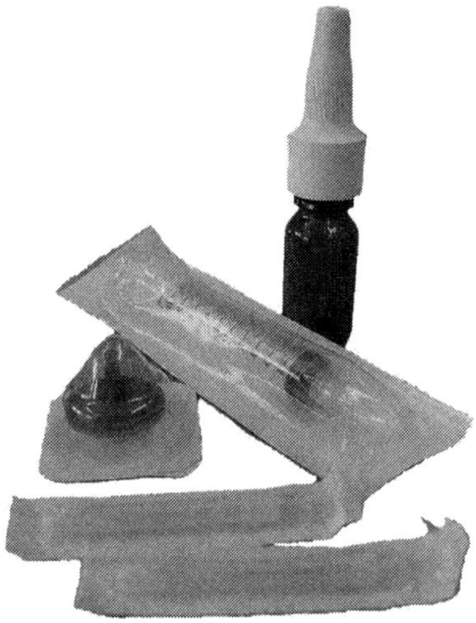

Abb. 76: Utensilien zur Sterilfiltration von Augentropfen: Kanülen, Spritze, Membranfilter und Augentropfenflasche. Letztere ist zusammen mit dem Verschluss zu verpacken und sterilisieren.

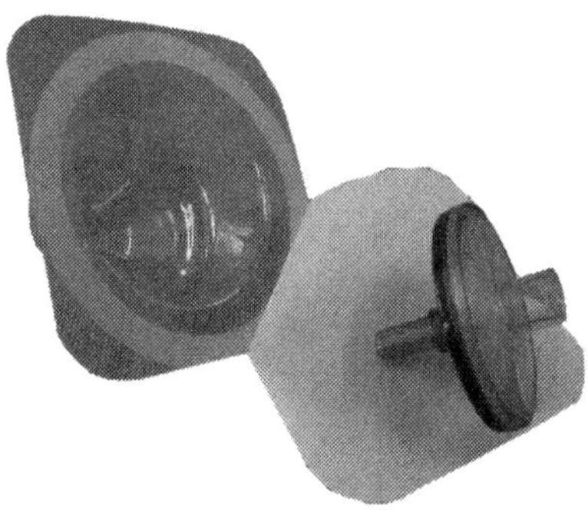

Abb. 77: Steriler Einmalfilter.

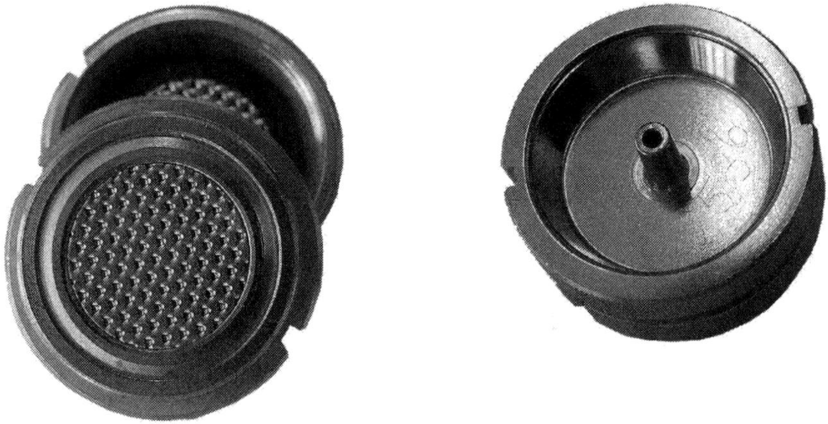

Abb. 78: Wiederverwendbarer Membranfilterhalter aus Edelstahl. Zwischen die beiden Teile des Filterhalters ist ein Membranfilter einzulegen. Anschließend wird der komplette Filter im Autoklaven sterilisiert.

Nun wird auf die Spritze der Membranfilterhalter aufgeschraubt und auf diesen die zweite Kanüle. Sodann wird die voraussichtliche Einstichstelle auf dem Beutel, der die Augentropfenflasche enthält, oberhalb der Flaschenöffnung großflächig desinfiziert. Mit der Kanüle wird anschließend durch den Beutel gestochen und die Kanüle in die Flasche eingeführt, bevor die Lösung durch den Membranfilter in die Flasche gedrückt wird. *Noch im Beutel* wird der Verschluss auf die Flasche geschraubt[69], bevor die Flasche entnommen wird.
Zur Prüfung der Filterintegrität sollte anschließend der Bubble-Point-Test durchgeführt werden.

Bubble Point Test

Zur Überprüfung der Unversehrtheit des eingesetzten Membranfilters kann der sog. Bubble-Point Test herangezogen werden, der hier in einfacher Form vorgestellt werden soll. So wird z.B. nach der Herstellung von Augentropfen der Membranfilter von der Spritze abgeschraubt und es sind 10ml Luft aufzuziehen. Schraubt man den Filter wieder auf die Spritze auf, taucht ihn in ein mit Wasser gefülltes Becherglas, so darf erst nach Kompression der Luft auf 1/5 ihres ursprünglichen Volumens[70] das Austreten von Blasen zu erkennen sein. Treten schon vorher Bläschen in Erscheinung, so deutet dies auf einen zu großen Porendurchmesser bzw. einen Defekt im Filter hin. Die Filtration ist in diesem Falle mit neuem Filter zu wiederholen.

69 Hier muß *vor* der Sterilisation ein ausreichend großer Beutel verwendet werden, der auch in seinem Inneren das Verschrauben von Flasche und Verschluß zuläßt.

70 daraus resultiert ein Testdruck von 5 bar

9.3 Feste Arzneiformen

9.3.1 Pulver

(EuAB 2002, Pulver zur Einnahme)

Pulver sind Zubereitungen, die aus festen, losen, trockenen Teilchen bestehen, deren Korngröße von fein gepulvert bis kristallin reichen kann.
Im Regelfall werden Pulver in Wasser gelöst eingenommen[71] und können als *Einzel- oder Mehrfachdosen* vorliegen.
Die Pulver können lediglich aus *Arzneistoff(en) oder einer Mischung* aus Arzneistoff und Trägersubstanz(en) und weiteren Hilfsstoffen bestehen. Beispiele für reine Wirkstoffpulver sind u.a. Vitamin C und Glaubersalz.
Eine *optimale Mischung* wird erhalten, wenn u.a. die Stoffe annähernd *gleiche Korngröße* aufweisen. Um dies zu gewährleisten, sind die eingesetzten Substanzen ggf. vorher in Mühlen oder einer Reibschale zu zerkleinern und zu sieben.
Weisen die Feststoffe schließlich die gewünschte Körnung auf, so werden sie im allgemeinen in einer Reibschale[72], Fantaschale oder der Pulvermischdose gemischt (aber nicht mehr weiter zerkleinert!). Substanzen sind i.d.R.[73] nach steigenden Massen derart zusammenzumischen, dass zu der kleinsten Menge die Substanz mit der nächstgrößeren Menge *in gleichem Anteil* (1+1) hinzugegeben wird. Nach jeder Zugabe ist 3 bis 5 Minuten zu mischen. Zwischendurch sind Reibschale und Pistill mit dem Kartenblatt mehrmals abzukratzen.
Pulvern in Mehrdosenbehältnissen ist ein Messlöffel o.ä. beizulegen!

Allgemeine Grundoperationen für Pulver in Mehrdosenbehältnissen
ggf. trocknen, ggf. zerkleinern, sieben, wiegen, mischen, abfüllen, etikettieren

Herstellungsbeispiel:

Substanz 1	5g
Substanz 2	ad 50g

M.f. pulv.

---

71 während einige normale Pulver auch direkt eingenommen werden können, sollten Brausepulver immer vor Einnahme aufgelöst werden.

72 Soll eine gering dosierte Menge eines Arzneistoffes mit einer anderen Substanz gemischt werden, so ist darauf zu achte, dass die geringe Arzneistoffmenge nicht in den Poren der Reibschale „verlorengeht". Ggf. sind zuvor die Poren erst einmal mit einem Teil des Hilfsstoffes auszukleiden.

73 Ausnahmen von dieser Vorgehensweise ergeben sich im Einzelfall durch bestimmte Eigenschaften der verwendeten Substanzen. Beispielsweise werden stark färbende Substanzen nicht als erste verarbeitet oder Carbonate nicht direkt mit sauren Stoffen zusammengegeben, um eine CO_2-Entwicklung (in Gegenwart geringer Mengen an Feuchtigkeit) zu vermeiden.

Zunächst vergewissert man sich, dass beide Komponenten ähnliche Teilchengrößen aufweisen. Ist dies nicht der Fall, so wird die größere Komponente soweit *zerkleinert*, bis ihrer Teilchengröße weitestgehend derjenigen der feinkörnigen Substanz entspricht. Dies wird durch *Siebung* sichergestellt.
Nun können die beiden Substanzen *gewogen* und *anteilig gemischt* werden: **5**g Substanz 1 werden vorgelegt, hierzu **5**g von Substanz 2 gegeben und 3-5 Minuten gemischt. Zu diesen 10g Gemisch werden diesmal **10**g Substanz 2 zugefügt und gemischt. Hierzu werden nun **20**g Substanz 2 gegeben und gemischt, anschließend wird mit dem **Rest** (10g) von Substanz 2 aufgefüllt und nochmals gemischt.

Spezielle Vorgaben zur **Herstellung** einer *homöopathischen Verreibung* (Trituratio) macht das Homöopathische Arzneibuch (s. Kapitel „Herstellung homöopathischer Arzneimittel").

Einzeldosierte (abgeteilte) Pulver
Die Masse eines abgeteilten Pulvers sollte in der Regel *zwischen 0.2 und 1g* liegen, um eine einfache Handhabung zu garantieren. Ist die Mindestmenge nicht gegeben, so kann durch indifferente Hilfsstoffe aufgestockt werden. Bei abgeteilten Pulvern ist zu berücksichtigen, dass nicht sämtliches hergestelltes Pulver abgefüllt werden kann, da geringe Mengen an den Geräten und Utensilien zurückbleiben werden. Aus diesem Grunde ist der *Ansatz von n+1* Einzeldosen vorzunehmen, von dem nur n Einzeldosen später tatsächlich abgefüllt werden. Das Abteilen (Dispensieren) der Einzeldosen darf keinesfalls durch Ausschütten in Pulverschiffchen nach Augenmaß erfolgen, da dieses viel zu ungenau ist.
Die Anwendung einer Pulverschere bietet sich erst bei einer sehr großen Zahl an Einzeldosen (n>10) an, weil ihre Verwendung ein vorheriges langwieriges Einstellen sowie Zwischenkontrollen erfordert und ihre Verwendung ist nur bei Pulvern sinnvoll, die neben einer homogenen Wirkstoffverteilung auch eine homogene Schüttdichte durch das gesamte Pulverbett (vom oberflächlichen Pulver bis hinunter zum in der Schale verbleibenden Rest) aufweisen, da die Pulverschere *volumetrisch dosiert*, aber eine bestimmte *Masse* einzufüllen ist. Ein Erschüttern der Pulverschere hat daher in jedem Fall zu unterbleiben. Dies gilt auch dann noch, wenn nur noch ein kleiner Pulverrest in der Schale übrig ist und mittels Pulverschere nur schwerlich direkt entnommen werden kann. Hier behilft man sich damit, den Inhalt der Schale auf ein in der Mitte geknicktes Kartenblatt zu entleeren und die Pulverschere direkt aus diesem heraus zu befüllen.
Das separate Einwiegen jeder einzelnen Dosis stellt für den Rezepturmaßstab (n<10) das Mittel der Wahl dar.

Sind sehr *geringe Substanzmengen* einzuarbeiten, so ist das Herstellen einer homogenen Mischung nicht immer einfach (z.B. künstl. Emser Salz STADA). In dem Falle bietet es sich an, bei kleinen Mengen gut wasserlöslicher Substanzen eine Hilfslösung (ggf. *Stammlösung*) herzustellen, die mit einem Normaltropfenzähler aufgetropft und fein verteilt werden kann. Anschließend lässt man das Lösungsmittel verdunsten. Alternativ kann auch eine *Stammverreibung* mit indifferentem Hilfsstoff (z.B. der Trägersubstanz der eigentlichen Rezeptur) hergestellt werden.
Extrakte ziehen gerne Wasser und neigen daher zur *Bildung von Klumpen* in Pulvern. Dies kann durch Anreiben mit Aerosil verhindert werden. In diesem Zusammenhang sei darauf hingewiesen, dass ein Sieben von Extrakten besser vermieden werden sollte, da durch die Siebpassage die Oberfläche der Extrakte vergrößert wird und sich deren Hygroskopizität besonders bemerkbar macht.

Brausepulver werden hergestellt, indem saure Substanzen neben Carbonaten gleichzeitig vorliegen. In Anwesenheit von Flüssigkeit, aber auch schon bei Feuchtigkeit, bildet sich hieraus das gasförmige CO_2. Brausepulver erfordern daher eine trockene Lagerung. Kann dies nicht gewährleistet werden, müssen die Bestandteile des Pulvers ggf. getrennt abgepackt werden.

Verpackt werden Pulver z.B. in Säckchen, Papierbriefchen, Pulverdosen oder auch in Flaschen. Letzteres insbesondere dann, wenn die Pulver zur Bereitung einer flüssigen Arzneiform zur Einnahme dienen sollen.

Allgemeine Grundoperationen für Pulver
ggf. trocknen, ggf. zerkleinern, sieben, wiegen, mischen, abteilen, abfüllen, etikettieren

9.3.2 Puder

(s. auch EuAB2002, Pulver zur kutanen Anwendung)

Puder sind i.d.R. zur kutanen Anwendung bestimmt und sollten reizlos, indifferent, lagerbeständig, sterilisierbar und evtl. absorbierbar oder auch kühlend sein. Zudem ist ein gutes Fließverhalten, Aufsaug- und Haftvermögen erstrebenswert.
Sterilität fordert das Arzneibuch dann von Pudern, wenn diese zur Anwendung auf großen offenen Wunden oder schwer erkrankter Haut vorgesehen sind.
Pulver unterscheiden sich von Pudern durch die Teilchengröße: Puder sind frei von tastbaren Teilchen[74]. Dementsprechend unterscheidet sich auch die Art und Weise der Herstellung ein wenig: auch bei den Pudern sollten die Bestandteile gleiche Teilchengröße aufweisen, um Entmischung zu vermeiden. Hierbei richtet man sich jedoch nicht nur nach der feinsten Komponente sondern zusätzlich nach der Forderung, dass alle Teilchen praktisch *kleiner als 100µm* sein sollen. Die Substanzen, die zu Pudern verarbeitet werden sollen, müssen daher meist vorher zerkleinert und durch ein feines Sieb gesiebt werden. Nach dem Mischen ist bei Pudern nochmals zu sieben, wobei dieser Schritt nicht dem Abteilen von zu großen Bestandteilen sondern dem Zerteilen von Agglomeraten dient, die sich besonders bei Fettpudern während der Herstellung gebildet haben könnten. Daher ist für diese Operation die Bezeichnung „Egalisieren" angebracht.
Puder können ebenso wie Pulver aus Arzneistoff und Träger oder auch nur aus Arzneistoff bestehen.
Beispiele für *trägerlose Wirkstoffpuder* sind Xeroform, Dermatol und Vioform.
Als Träger für Puder kommen anorganische Hilfsstoffe wie Talkum, Zinkoxid, Ton, Magnesiumoxid und Titandioxid, die bei 180°C sterilisiert werden können oder organische Substanzen, die allerdings meist nicht gut sterilisierbar sind, wie Lactose, die resorbierbar ist, Mikrokristalline Cellulose, Metallseifen, Stärken und deren Derivate zur Anwendung.

Die Abgabe erfolgt nach Möglichkeit in einer Puderstreudose.

Allgemeine Grundoperationen für Puder

ggf. trocknen, ggf. zerkleinern, sieben, wiegen, mischen, desagglomerieren, ggf. abteilen (bei einzeldosierten Pudern), abfüllen, etikettieren

[74] früher hieß dies ausdrücklich: <100µm

9.3.3 Kapseln

(s.a. EuAB 2002)

Kapseln sind einzeldosierte Arzneiformen unterschiedlicher Form und Größe und werden im allgemeinen oral verabreicht. Die Kapselhülle kann weich oder fest sein, der Kapselinhalt fest, pastös oder flüssig.
Die Kapselhülle sollte einerseits durch den Inhalt nicht angegriffen werden, sich andererseits im Magen- oder Darmsaft schnell auflösen.
Hauptsächlich findet man Weichgelatinekapseln sowie Hartkapseln aus Gelatine bzw. neuerdings auch aus Hydroxypropylmethylcellulose (HPMC). Früher verwendete Stärkekapseln (Oblatenkapseln) sind heute nicht mehr gebräuchlich. Auch Papierbriefchen werden bisweilen als Papierkapseln bezeichnet. Es versteht sich von selbst, dass bei diesen Papierkapseln nur der Kapselinhalt eingenommen wird.

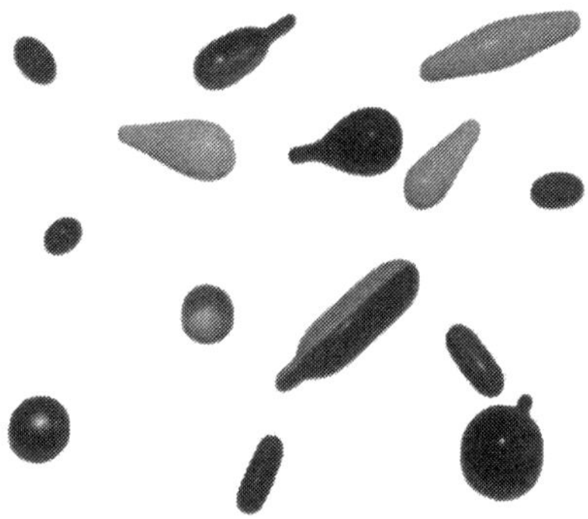

Abb. 79: Weichkapseln sind vielfältig an Farben und Formen, in der Apothekenrezeptur jedoch weitaus aufwendiger als Hartkapseln zu befüllen

Die Kapseln können abschließend noch mit einem Überzug versehen werden, der ihnen Magensaftresistenz verleiht oder die Freisetzung modifiziert (üblicherweise retardiert).
Je nach aufzunehmendem Volumen ist aus den vielfältigen gängigen Kapselgrößen (000, 00,0, 1..5) die geeignete auszuwählen. Kapseln der Größen 0 oder 1 werden nach Möglichkeit bevorzugt, da sie einerseits nicht zu klein und unhandlich, andererseits nicht zu schwer zu schlucken sind.

Tab. 10: Übersicht über Kapselgrößen und deren Nennvolumina

Kapselgröße	000	00	0	1	2	3	4	5
Nennvolumen [ml]	1.37	0.95	0.68	0.50	0.37	0.30	0.21	0.13

Kapseln eignen sich sehr gut zur Herstellung von einzeldosierten festen Arzneiformen in der Apotheke. Mithilfe einer Kapselfüll“maschine“[75] ist dies eine einfache und schnelle Angelegenheit:

Zusammenbau der Kapselfüllmaschine

Zunächst sind die der vorhandenen Kapselgröße entsprechenden Einsätze (Distanzstück Boden, Klemmbrett, Füllbrett, Oberteilhalter mit Deckel) der Kapselmaschine zurechtzulegen. Die Einsätze tragen alle eine „Serien“nummer, deren Übereinstimmung zu prüfen ist[76].

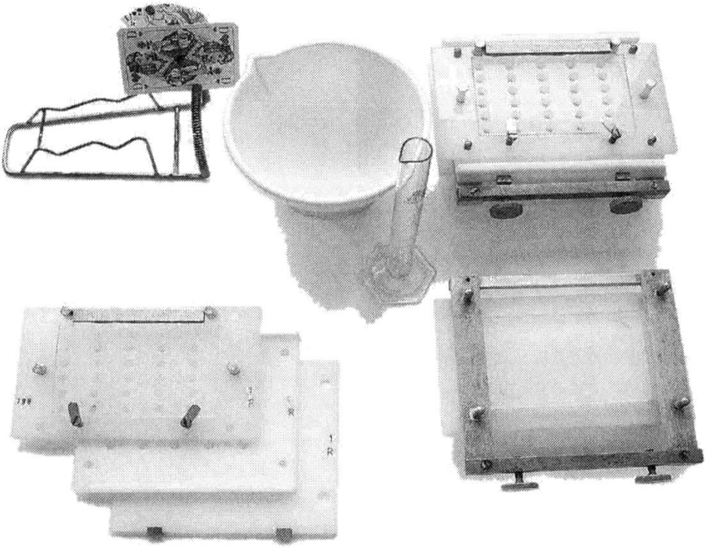

Abb. 80: Die zur Füllung von Hartkapseln notwendigen Geräte. Im Vordergrund eine zerlegte Kapselmaschine (das Distanzstück ist hierbei auf der Grundplatte festgeklebt). Auf den Einsätzen unten rechts ist die Seriennummer zu sehen.

Die zwei Stellschrauben an der Vorderseite der Maschine werden losgedreht, das Distanzstück eingesetzt und dann das Klemmbrett mit den zwei nach vorne zu den Stellschrauben zeigenden Metallverstärkungen aufgesetzt, wobei die Seriennummer i.d.R. an der rechten Seite nach oben sichtbar zu liegen kommt. Die Schrauben werden noch nicht festgezogen. Hierauf wird das Füllbrett gelegt und auf dieses der Oberteilhalter mit Deckel. Bei allen drei Einsätzen muss sich die Seriennummer an der gleichen Seite befinden!

75 besser wäre die Bezeichnung Kapselfüllvorrichtung

76 Die Einsätze sind als Satz paßgenau formgefräst und dürfen daher nicht vertauscht werden.

Der Deckel wird hochgeklappt und die Maschine mit der entsprechenden Anzahl von vorverschlossenen Kapseln gefüllt[77].

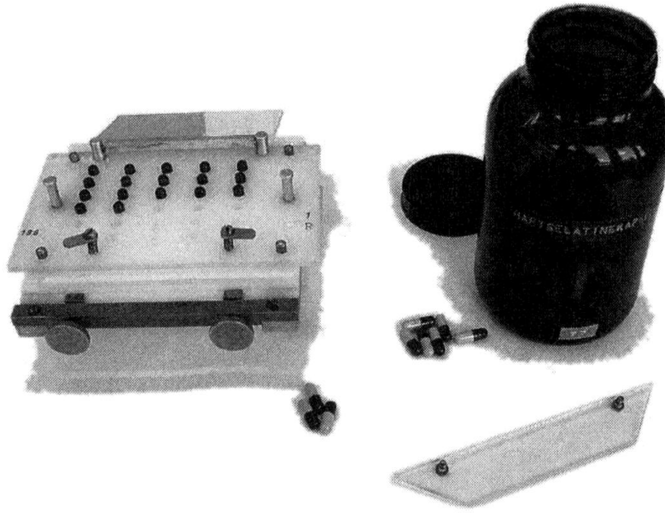

Abb. 81: Die Maschine wird mit leeren Kapselhüllen bestückt

Daraufhin wird der Deckel heruntergeklappt und verriegelt. Die Stellschrauben werden nun soweit angezogen, dass alle Kapselunterteile zwischen Klemm- und Füllbrett eingeklemmt sind, wobei darauf zu achten ist, dass ein zu starkes Anziehen der Schrauben ein Brechen der Unterteile zur Folge haben kann!

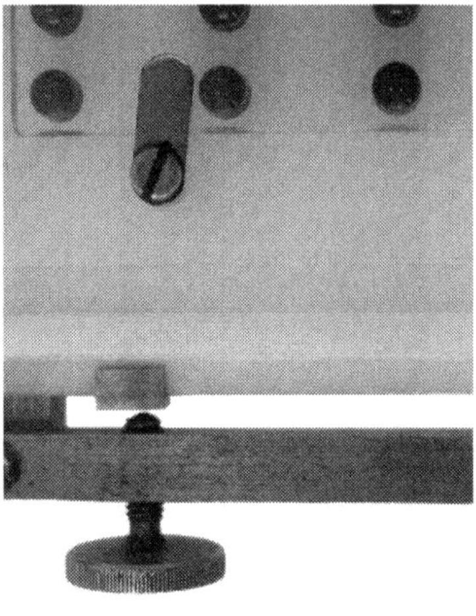

Abb. 82: Anschließend sind die Rändelschrauben anzuziehen

[77] Das breitere Oberteil der Kapseln zeigt hierbei nach oben.

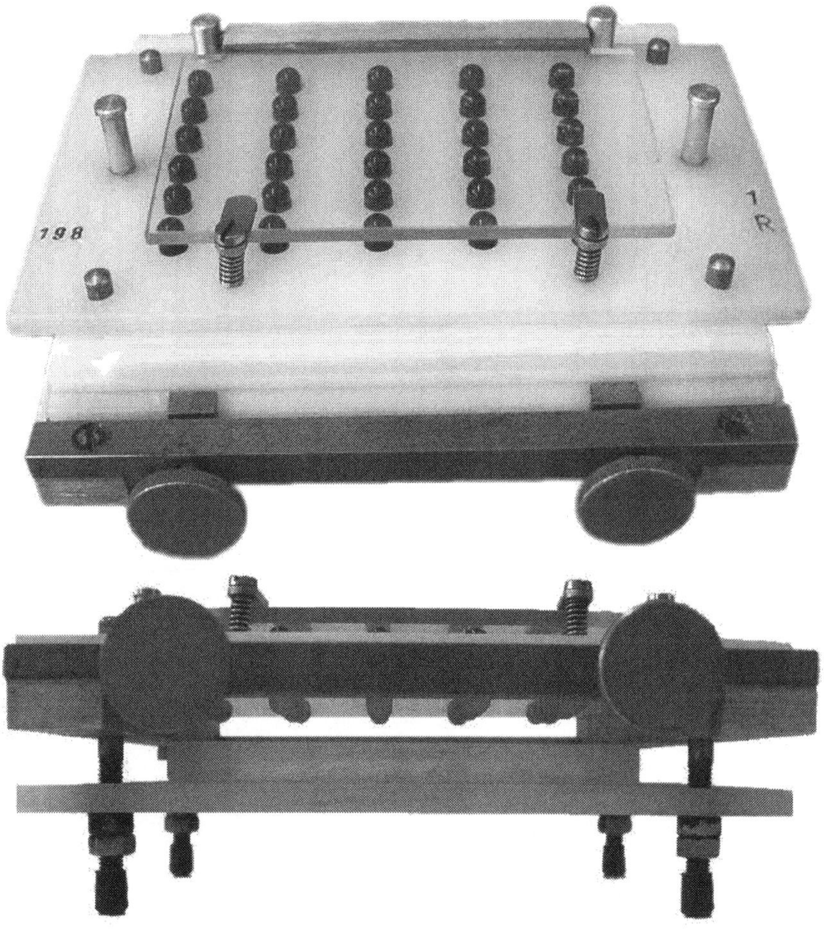

Abb. 83: Befüllte Kapselmaschine. Die Unterteile sind durch Anziehen der Rändelschrauben nun zwischen den Brettern eingeklemmt. Die Kapselunterteile berühren das Distanzbrett noch nicht (unten).

Nun werden die Oberteile abgezogen, indem die zwei Daumen auf die Stahlstifte im Oberteilhalter drücken, wobei die restlichen Finger jeweils unter den Oberteilhalter greifen.

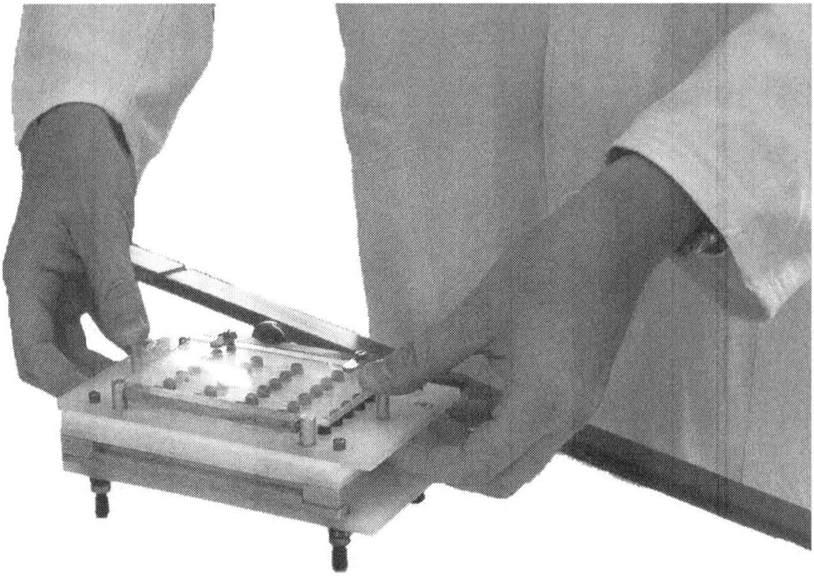

Abb. 84: Entfernung der Kapseloberteile

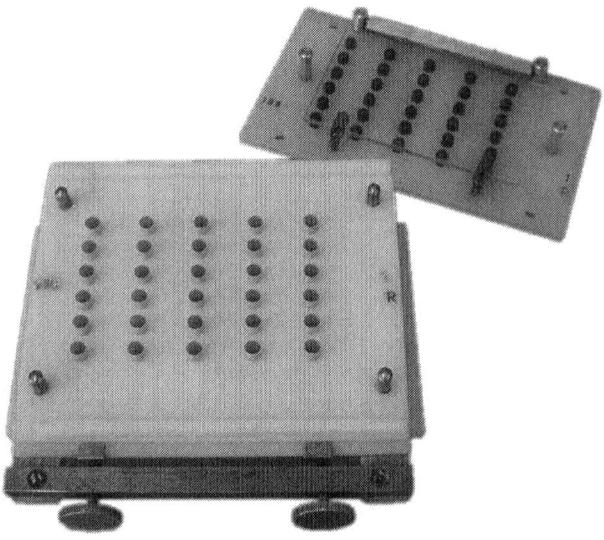

Abb. 85: Anschließend stehen die Kapselunterteile noch aus dem Füllbrett hervor

Der Oberteilhalter wird beiseite gelegt und die Stellschrauben werden gelöst, wobei die Unterteile bis zum Distanzstück herunterrutschen und mit ihrer Oberkante nun bündig mit dem Füllbrett abschließen.

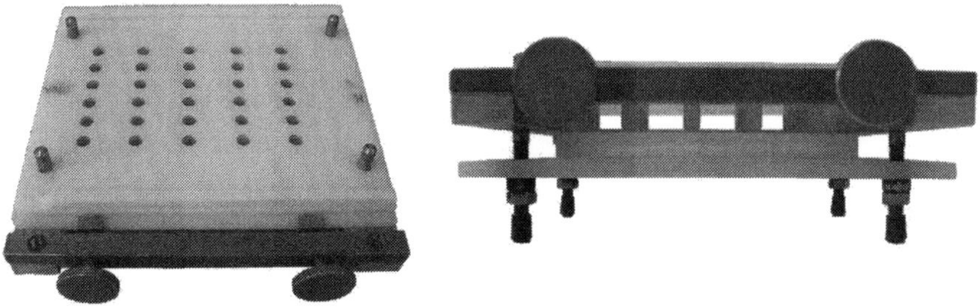

Abb. 86: Nach Lösen der Stellschrauben schließen die Kapselunterteile bündig mit dem Füllbrett ab (links) und liegen auf dem Distanzstück auf (rechts).

Herstellung der Pulvermischung

Bei der Kapselherstellung ist darauf zu achten, dass alle eingesetzten Substanzen - also Wirk- und Hilfsstoffe - die **gleiche Teilchengröße** aufweisen. Aus diesem Grunde sind die Schritte Zerkleinern und Sieben i.d.R. unerlässlich. Da es sich bei Kapseln wie auch bei Zäpfchen oder Tabletten um volumendosierte Arzneiformen handelt, ist aus der Anzahl der herzustellenden Kapseln und dem Nennvolumen der Einzelkapsel zunächst das Gesamtvolumen der Wirk-/ Hilfsstoffmischung zu ermitteln. In einen Messzylinder geeigneter Größe, in welchem sich schon ein wenig der in der Rezeptur angegebenen Hilfsstoffmischung[78] befinden sollte, wird nun der Arzneistoff eingewogen und mit der Hilfsstoffmischung auf das errechnete[79] Volumen aufgefüllt. Hierbei ist darauf zu achten, dass die Pulvermischung **keinen Erschütterungen** ausgesetzt wird. Das Pulver wird aus dem Messzylinder quantitativ in eine Fantaschale überführt und in dieser z.B. mittels Kartenblatt vermischt. Eine Teilchengrößenveränderung darf dabei nicht stattfinden, daher empfiehlt sich die Verwendung eines Pistills hier nicht!

[78] ist keine Hilfsstoffmischung angegeben, so schreibt das DAB 10 eine Mischung aus Mannit und kolloidalem Siliciumdioxid (99.5+0.5) als Standardmischung vor. Ebenso sind dort weiß opak engefärbte Kapselhüllen gefordert, falls nichts anderes angegeben wird.

[79] errechnet als das Produkt aus Anzahl der herzustellenden Kapseln und dem Nennvolumen der gewählten Kapselgröße

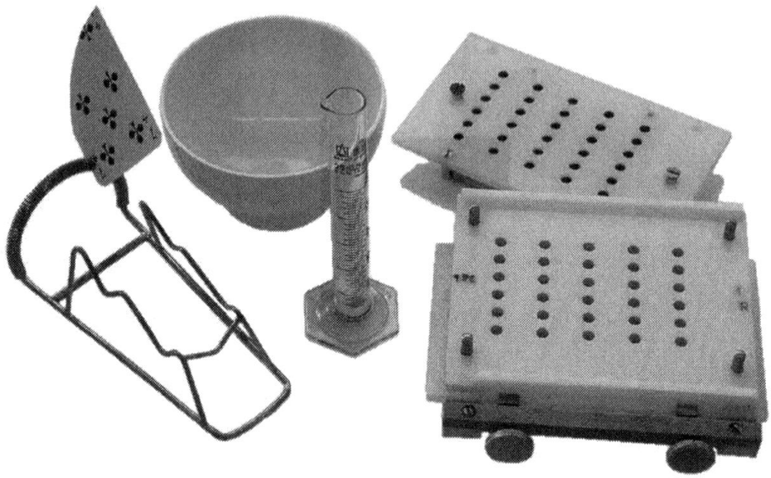

Abb. 87: Die neben der Kapselmaschine benötigten Geräte. In den Messzylinder wurde schon etwas Füllstoff vorgelegt

Herstellung der Pulvermischung nach DAC

Zunächst lässt der DAC das „Kalibriervolumen“, d.h. das Füllvolumen der eingesetzten Anzahl an Kapseln experimentell ermitteln. Hierzu wird Füllmittel in einer Reibschale verrieben, welches anschließend in die Kapseln zu füllen ist. Die Kapselunterteile werden anschließend wieder entleert und das aufgefangene Pulver erschütterungsfrei in einen Messzylinder gefüllt und das eingenommene Volumen abgelesen.

Das auf diese Weise aufwendig ermittelte Füllvolumen handelsüblicher Kapseln ist in der Praxis nicht genauer oder ungenauer als das berechnete Füllvolumen.

Nach **Methode A** wird anschließend eine Reibschale mit Füllmittel ausgerieben und entleert. In dieser Reibschale wird nun der mit 0.5 Massenprozent hochdispersem Siliciumdioxid versetzte Arzneistoff verrieben bevor er in einen Messzylinder gefüllt wird. Daraufhin wird mit dem verwendeten Füllmittel bis zum Kalibriervolumen aufgefüllt. Der Messzylinderinhalt wird abermals in die Reibschale gegeben, dort nochmals verrieben und sodann auf die Kapseln verteilt.

Nach **Methode B** wird der Wirkstoff mit soviel Füllmittel versetzt, dass diese Mischung etwa 80 Prozent des Kalibriervolumens einnimmt. Diese Mischung wird in einer ausgeriebenen und entleerten Reibschale verrieben und in den Messzylinder gefüllt, der anschließend mit weiterem Füllmittel bis zum Kalibriervolumen aufgefüllt wird. Der Messzylinderinhalt ist in die Reibschale zu überführen und dort nochmals zu verreiben bevor das Pulver in die Kapseln gefüllt wird.

Methode A wird vornehmlich für hochdosierte Kapseln verwendet. Der große Anteil an meist schlecht fließendem Arzneistoff wird daher mit hochdispersem Siliciumdioxid zur Fließverbesserung vermischt. Bei niedrigdosiertem Arzneistoff ist der Einfluss des Arzneistoffes auf die Fließeigenschaften des Pulvers zu vernachlässigen. Diese werden dann vornehmlich vom Füllmittel geprägt, das von sich aus schon gute Fließeigenschaften aufweisen sollte.

Bemerkenswert ist, dass der DAC die Pulver in einer Reibschale „verreiben“ lässt, womit wohl eine feine Zerkleinerung unter Anwendung von Druck auf die Substanz zwischen Pistill und Schalenwand und kein ausschließliches Mischen gemeint ist, auf ein anschließendes Sieben jedoch verzichtet. Um zu verhindern, dass Arzneistoff in den Poren der Reibschale sozusagen verschwindet, muss zusätzlich zuvor die Reibschale mit Füllmittel ausgerieben werden, was zusätzlichen Arbeitsaufwand bedeutet. Des weiteren lässt der DAC die auf das Kalibriervolumen gebrachte Pulvermischung abermals in der Reibschale „verreiben“. Versteht man hierunter - wie oben - ein nochmaliges Reiben unter Druck und kein Mischen, so besteht die Möglichkeit zu weiterer ggf. ungleichmäßiger Korngrößenreduktion von Wirk- und Füllstoff. Dies würde zu den bei Pulvermischungen gezeigten Effekten der Separation innerhalb der Pulvermischung mit den entsprechenden Konsequenzen führen können.

Füllung der Kapseln

Die homogene Mischung wird anschließend **gleichmäßig**[80] auf der bereits mit Leerkapseln bestückten und geöffneten Kapselfüllmaschine verteilt.

Die Pulvermischung wird anschließend mit einem **senkrecht gehaltenen**[81] *Kartenblatt* oder Kapselrechen auf alle Kapselunterteile verteilt. Sind alle Kapseln gleichmäßig gefüllt und ist noch eine geringe Menge an Pulver übrig, kann durch *leichtes* seitliches Klopfen an die Kapselmaschine der Inhalt der Kapseln durch diese Erschütterungen leicht gleichmäßig verdichtet werden, wodurch jede Kapsel noch einen kleinen Teil der übrigen Pulvermischung aufnehmen kann. Dieses Klopfen an der Kapselmaschine hat jedoch mit größter Vorsicht zu erfolgen[82].

---

80 Das Ausbilden eines Haufens in der Mitte der Kapselmaschine hat strengstens zu unterbleiben, da die hierunter liegenden Kapseln durch den Druck des Pulverhaufwerkes mit stärker verdichtetem Pulver gefüllt und somit fehldosiert sind!

81 Ein Hineindrücken des Pulvers durch ein schräg gehaltenes Kartenblatt führt auch hier zu einer stärkeren Verdichtung des Inhaltes einer Einzelkapsel und somit zu Fehldosierungen!

82 Zumeist wird vom Anfänger zu heftig geklopft. Dann ist mehr Leervolumen geschaffen worden als mit Pulver gefüllt werden kann! In diesem Falle muß die Maschine wieder komplett entleert und anschließend neu gefüllt werden.

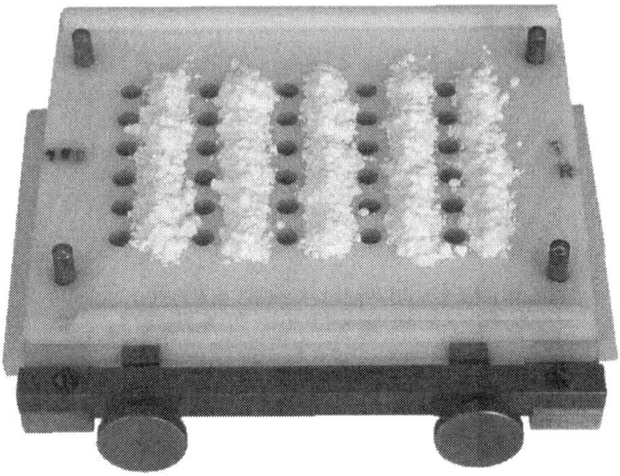

Abb. 88: Verteilen der Pulvermischung auf dem Füllbrett

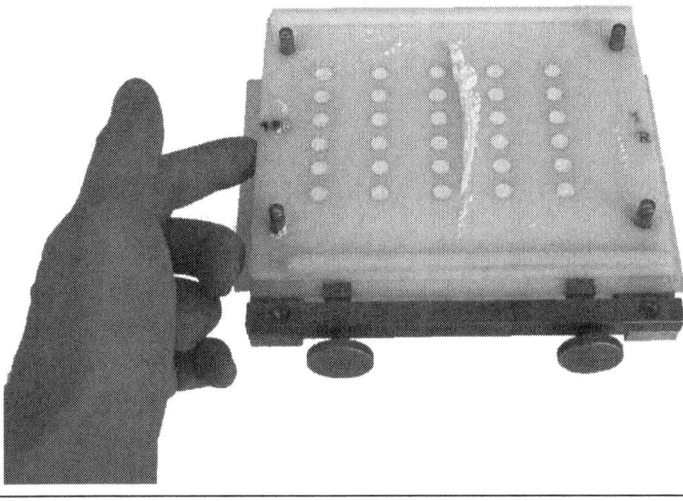

Abb. 89: Ganz vorsichtiges Klopfen gegen die Seiten der Kapselmaschine schafft Raum, um die restliche Pulvermasse gleichmäßig auf die Kapseln zu verteilen.

Anschließend werden die Kapseloberteile aufgesetzt und die Kapseln verschlossen. Bei Kapseln z.B. mit Snap-Fit-Verschluss ist das Einrasten der Verschlüsse noch in der Maschine sicherzustellen. Dieses kann entweder durch Zusammenpressen der Ober- und Unterteile der Kapselmaschine oder durch einmaliges Anheben und Aufstoßen der gesamten Maschine auf der Arbeitsplatte erfolgen. In beiden Fällen darf dabei nur soviel Kraft aufgewendet werden, dass die Kapselverschlüsse einrasten. Zu hohe Kräfte führen zu einem Einknicken der Kapseln im Bereich der oberen und unteren Kalotte oder gar zu einem Reißen der Kapselhülle.

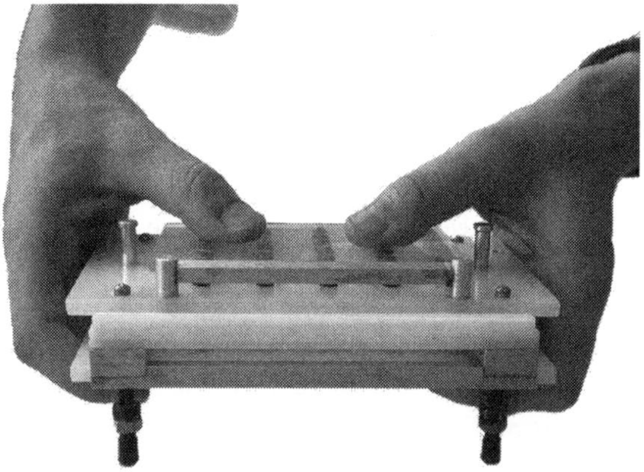

Abb. 90: Verriegeln der Kapselober- und Unterteile durch vorsichtiges aber bestimmtes Zusammenpressen von Ober- und Unterteil der Kapselmaschine zwischen Daumen und restlichen Fingern beider Hände.

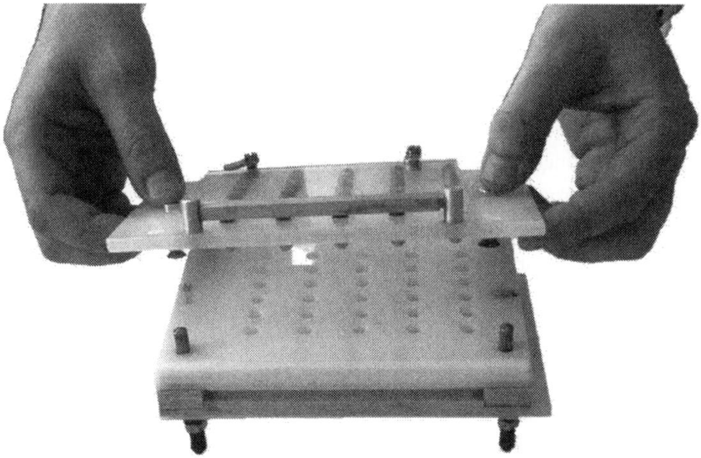

Abb. 91: Nun können die Kapseln aus der Maschine entnommen werden.

Ein nachträgliches „manuelles“ Nachverriegeln der Verschlüsse sollte nicht erforderlich sein!

Aus hygienischen Gründen sollten die leeren Kapseln beim Befüllen der Maschine sowie die gefüllten Kapseln beim Entleeren nur mit Baumwollhandschuhen angefasst werden.

Allgemeine Grundoperationen für Pulver in Hartkapseln
ggf. zerkleinern, sieben, wiegen, mischen, abteilen, abfüllen, etikettieren

9.3.4 Granulate

(s.a. EuAB 2002)

Granulate bestehen aus festen, trockenen Körnern, die ihrerseits Agglomerate aus Pulverpartikeln darstellen. Die einzelnen Granulatpartikel sollten so fest sein, dass sie bei nachfolgenden Operationen nicht zerfallen.
Granulate werden als Einzel- oder Mehrdosen (dann mit „Dosiereinrichtung", also Messlöffel o.ä.) abgegeben oder können zu Tabletten weiterverarbeitet oder auch in Kapseln abgefüllt werden. Des weiteren können Granulate ebenso wie bei Kapseln beschrieben überzogen werden. Dies wird jedoch nicht oft praktiziert, weil es vergleichsweise schwer zu bewerkstelligen ist.

Das Arzneibuch unterteilt Granulate in

- Brausegranulate
- überzogene Granulate
- magensaftresistente Granulate
- Granulate mit modifizierter Freisetzung

Brausegranulate enthalten nach EuAB2002 sauer reagierende Substanzen sowie Carbonate oder Hydrogebcarbonate, so dass es in Gegenwart von Wasser zu einer Reaktion kommt, die Kohlendioxid freisetzt. Das Granulat soll hierdurch rasch zerfallen und den inkorporierten Wirkstoff darüber hinaus schnell freisetzen.

Aufgrund des Herstellungsverfahrens und der verwendeten Hilfsstoffe bieten sich folgende Unterteilungen:

- Auf- und Abbaugranulate
- Klebstoff- und Krustengranulate
- Trocken- und Feuchtgranulate

Unter Aufbaugranulation versteht man das Zusammenlagern von Pulverpartikeln zu größeren Agglomeraten, wohingegen bei der Abbaugranulation ein aus dem Pulver bereiteter Teig wieder in kleinere Agglomerate zerteilt wird.
Werden die Pulverpartikel oberflächlich angelöst und bilden Kristallbrücken, so spricht man von Krustengranulaten. Wird jedoch eine Klebstofflösung eingesetzt, um die einzelnen Partikel beieinander zu halten, so handelt es sich um ein Klebstoffgranulat.

Die Granulation erfolgt klassisch unter Zuhilfenahme von Granulierflüssigkeit (Feuchtgranulation), sie kann aber genauso auch trocken, d.h. ohne Flüssigkeitszusatz einfach durch eine Verdichtungseinrichtung erfolgen, so dass aus den Einzelpartikeln Agglomerate geformt werden.

Herstellung
Granulate lassen sich in der Apotheke recht einfach durch Feuchtgranulation als Abbaugranulate (meist unter Einsatz von Klebstofflösung wie Gelatinelösung o.ä.) herstellen. Dem Arzneistoff werden hierzu noch Füllstoffe wie Maisstärke oder Lactose zugemischt. Die homogene Mischung wird nun mit einer Flüssigkeit oder Klebstofflösung angefeuchtet, bis die Masse „Schneeballkonsistenz" besitzt. Anschließend wird diese Masse mit leichtem Druck durch ein Rezeptursieb gegeben.
Bei größeren Ansätzen empfiehlt sich in der Apotheke die Verwendung eines motorgetriebenen Lochscheiben- oder Siebgranulierers.
Das so erhaltene noch feuchte Granulat wird anschließend in dünner Schicht auf Filterpapier ausgebreitet und auf Horden (Rosten oder Blechen) ggf. bei erhöhter Temperatur (ca. 40°C) getrocknet.

Die Größe der einzelnen Granulatkörner ist nicht vorgeschrieben, sie sollte jedoch aus praktischen Erwägungen heraus dem Verwendungszweck angepasst sein und dürfte meist zwischen 500µm und 3mm betragen.
Als *Klebstofflösung* werden häufig wässrige Lösungen von Gelatine, HPMC oder PVP verwendet, aber auch Stärkekleister kommt häufig zur Anwendung.

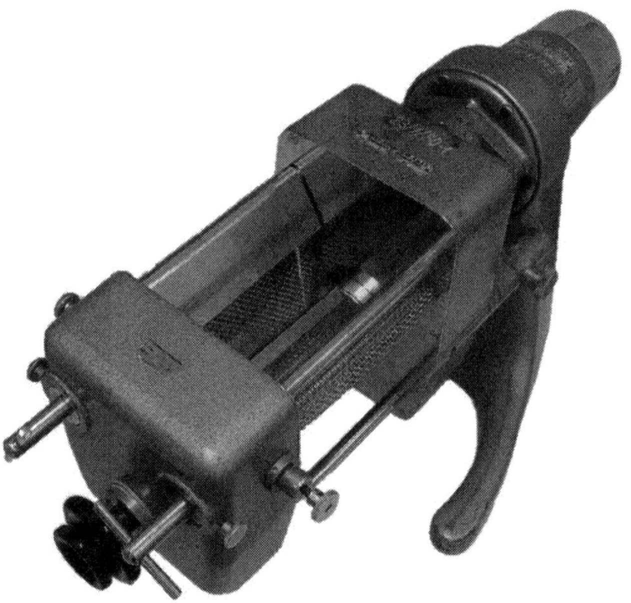

Abb. 92: Elektrisch betriebener Siebgranulierer. Durch vier oszilliernede Schaber wird das Granulat durch das Sieb gedrückt. Das Sieb ist bei diesem Granulierertyp nur leicht gegen die Schaber zu spannen, da anderenfalls deutlicher Metallabrieb entsteht.

Zubereitung der Klebstofflösungen:

- Die Lösungen von HPMC und PVP stellt man durch Aufstreuen und Einrühren her
- Gelatine wird ohne Rühren auf Wasser aufgestreut und man lässt sie mindestens 20 Minuten lang quellen. Anschließend wird die Gelatine erhitzt, wobei eine Temperatur von 60-70°C jedoch nicht überschritten werden sollte. Die Gelatinelösung ist noch warm in das Granulat einzuarbeiten.
- Zur Bereitung von Stärkekleister wird Stärke in der Wasser dispergiert und anschließend auf deutlich über 70°C erhitzt (Verkleisterungstemperatur), wobei darauf zu achten ist, dass die Stärke nicht anbrennt.

Oftmals wird die Frage nach der einzusetzenden *Menge an Granulierflüssigkeit* gestellt. Diese ist von vielfältigen Faktoren abhängig, die theoretisch von großem Interesse sind. Für die Praxis hat sich jedoch folgendes Vorgehen bewährt:
Von der Granulatmasse wird ein kleiner Anteil (ca. 5g) auf das Sieb der ausgewählten Siebgröße gegeben und mit einem Kartenblatt hindurchgedrückt. Unterhalb des Siebes

wird bei zu trockenem Granulat Pulver gefunden, bei zu feuchtem Granulat werden sich an der Siebunterseite „Würmchen" bilden, deren Länge ein Vielfaches der Siebmaschenweite beträgt. Nur bei einer Granulatmasse, welche die richtige Menge an Flüssigkeit enthält, werden sich Agglomerate ausbilden, deren Länge in etwa der Maschenweite entspricht. Man beachte hierbei, dass sich zu trockenes Granulat leicht durch Zugabe von Granulierflüssigkeit verbessern lässt, einmal überfeuchtetes Granulat hingegen nur schwer aufzuarbeiten ist!

Die Herstellung eines Brausegranulates ist mit Wasser als Granulierflüssigkeit nicht leicht möglich, da sofort die CO_2-Bildung einsetzen würde. Hier bietet es sich an, mit Ethanol oder dem wesentlich preisgünstigeren Isopropanol zu granulieren; letzterer hinterlässt jedoch oftmals einen unangenehmen Geschmack, der je nach Rezeptur den Einsatz von Aromen zur Geschmacksüberdeckung sinnvoll erscheinen läßt.
Das wässrige Granulieren von Brausegranulaten ist dennoch möglich, wenn Säure und CO_2-Bildner getrennt voneinander granuliert werden. Beide Komponenten werden dann nach anschließender Trocknung miteinander vermischt.
Bei Brausezubereitungen sollte man darauf achten, dass alle Bestandteile[83] der Rezeptur in der zur Anwendung vorgesehenen Flüssigkeit(smenge) gut und schnell löslich sind, denn ein Bodensatz verringert die Compliance des Patienten erheblich.
Brausezubereitungen sind in jedem Fall vor Feuchtigkeit geschützt zu lagern[84].

Allgemeine Grundoperationen für Granulate
ggf. wiegen und lösen des Binders in der Granulierflüssigkeit, wiegen, agglomerieren, desagglomerieren, trocknen, egalisieren, ggf. abteilen, abfüllen, etikettieren

9.3.5 Pellets und homöopathische Streukügelchen

Pellets sind kleine Kügelchen mit einem Durchmesser zwischen 0.1 und 2mm.
Diese Definition trifft auch auf die meisten der zur Herstellung von Homöopathica verwendeten Saccharoseglobuli zu. Da eine Eigenherstellung der Pellets bzw. Globuli in der Apotheke üblicherweise nicht stattfindet, wird diese Arzneiform hier nicht näher behandelt. Für die Herstellung von homöopathischen Globuli können die wirkstofffreien Globuli vorgefertigt bezogen werden.

---

[83] Bei Brausetabletten sollte dies nach Möglichkeit auch für die zur Tablettierung notwendigen Schmier- und Formtrennmittel gelten!

[84] Brausetabletten haben hierzu üblicherweise einen Einsatz mit Trockenmittel im Verschlußstopfen des als Packmittel verwendeten Röhrchens.

9.3.6 Tabletten

(s. auch EuAB 2002, 1. NT)

Tabletten werden durch Kompression von üblicherweise Pulvern oder Granulaten[85] erhalten. Das Verpressen von Pulver in eine bestimmte Form erfordert den Einsatz von Werkzeug. Im einfachsten Falle sind dies zwei sog. Stempel und eine Matrize. Matrize und Unterstempel bilden eine Vertiefung, in die das Pulver eingefüllt wird, welches anschließend durch mittels Oberstempel applizierten Druck zu eine Tablette verdichtet wird. Dieser Druck kann bei Handpressen nur dem Körpergewicht des Herstellenden entsprechen, der sich auf dem Oberstempel abstützt, ist also recht gering. Die Tabletten weisen eine vergleichsweise geringe Festigkeit auf.

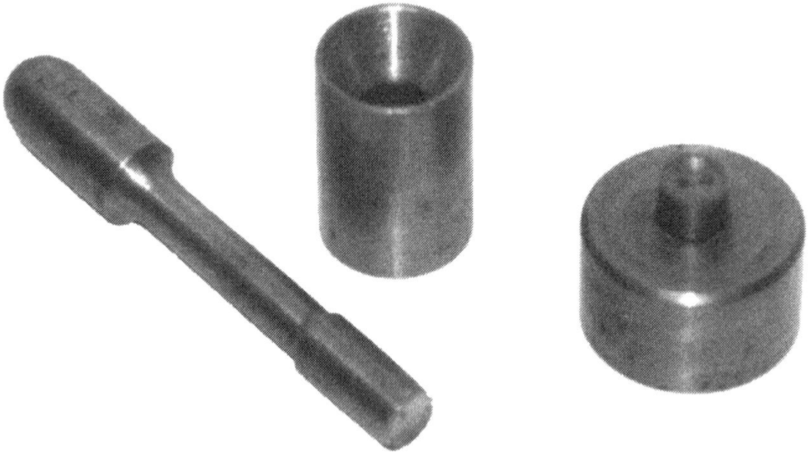

Abb. 93: Handtablettenpresse bestehend aus Oberstempel, Matrize und Unterstempel

Eine Weiterentwicklung der Handpresse stellt die Handhebelpresse dar, bei der aufgrund des Hebels wesetlich höhere Kompressionsdrücke erzielt werden können; aber auch hier ist die Tablettenfestigkeit von der Kraft abhängig, die der Herstellende beim Pressvorgang aufbringt. Die abgebildete Presse verfügt schon über einen schwenkbaren Füllschuh und eine einstellbare Unterstempelposition (=Fülltiefe) und lässt einen höheren Produktionsdurchsatz zu als die oben aufgeführte Handpresse.

85 Granulate ergeben im Vergleich zu Pulvern gemeinhin festere Tabletten. Darüberhinaus erlauben Sie ein gleichmäßigeres Befüllen der Matrize, welches zu geringeren Masseschwankungen führt.

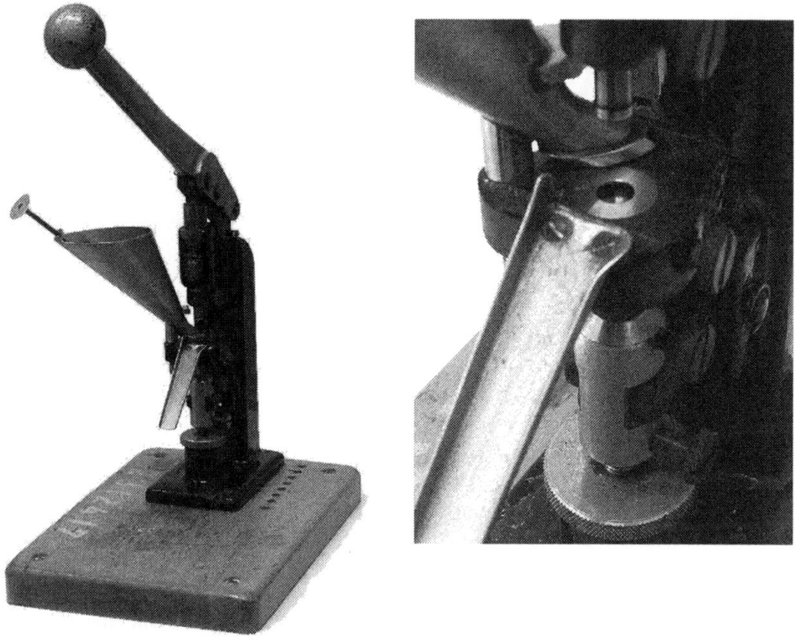

Abb. 94: Handhebeltablettenpresse mit Fülltrichter. Rechts die Detailansicht auf Ober- und Unterstempel sowie Matrize. Die Rändelschraube (unten) dient zur Einstellung der Fülltiefe und ist mitbestimmend für die Höhe (und damit auch die Masse) der Tablette.

Zur Erzielung größerer Festigkeiten und höherer Stückzahlen werden elektromotorische Tablettenpressen eingesetzt. Bei ihnen sind Füllhöhe und Eintauchtiefe des Oberstempels[86] einstellbar. Ein hoher Druck[87] kann hier leicht erreicht werden, feste Tabletten mit geringen Schwankungen in Masse und Festigkeit werden so bei gleichzeitig erhöhtem Durchsatz (ca. 3000 Tabletten pro Stunde) erzielt. Vor Verpressen einer Charge sind die Stempelpositionen entsprechend einzustellen und mehrere Probepressungen durchzuführen. Ein entsprechend größerer Ansatz der Pulvermasse ist daher anzufertigen.

[86] Bei Pulver mit einer einheitlichen scheinbaren Dichte resultiert daraus dann ein einstellbarer Pressdruck

[87] z.B. eine Last von 500kg auf einem Stempel mit 8mm Durchmesser

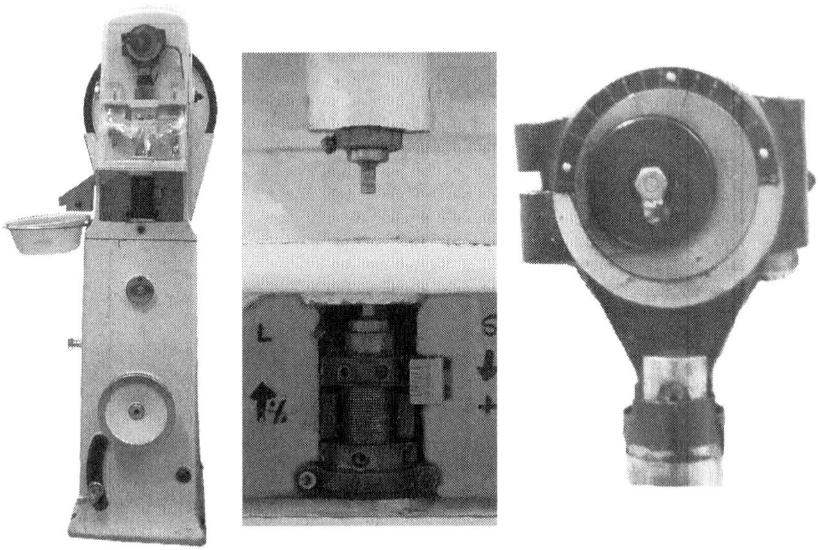

Abb. 95: Motorisch angetriebene Exzentertablettenpresse mit Detailansicht auf die Stempelwerkzeuge (Mitte). Rechts: der Exzente, der den Oberstempel bewegt. Die einstellbare Exzentrizität bestimmt die Eintauchtiefe des Oberstempels und damit den Pressdruck.

Die rezepturmäßige Herstellung kleiner Tablettenstückzahlen scheidet in der Offizinapotheke aufgrund des großen maschinellen Aufwandes und der hierzu nötigen Ansatzgröße jedoch meist aus. Daher werden Tabletten hier nicht näher behandelt.

In der Industrie kommen Rundläufertablettenpressen (hier nicht abgebildet) zum Einsatz, die Durchsätze von über 1Mio. Tabletten pro Stunde ermöglichen.

9.4 Halbfeste Arzneiformen und Emulsionen

Die halbfesten Zubereitungen zur kutanen Anwendung werden nach Arzneibuch unterschieden in Salben, Cremes, Gele und Pasten.
Zusätzlich können auch je nach Grundlage einige Suppositorien bzw. Vaginalkugeln zu den halbfesten Darreichungsformen gerechnet werden, die jedoch nicht für eine kutane Anwendung bestimmt sind. Emulsionen und Mikroemulsionen gehören eigentlich zu den flüssigen Arzneiformen, werden aber, da sie vom Aufbau her den Cremes sehr ähnlich sind, an dieser Stelle mitbehandelt.
Sehr häufig findet man Emulgatoren in diesen Rezepturen, so dass zunächst einmal diesem Thema der grenzflächenaktiven Substanzen nähere Beachtung zu schenken ist.

Tenside
Wasser als hydrophile Substanz und Öl als Stellvertreter für lipophile Stoffe sind bekanntermaßen nicht miteinander mischbar. Auch nach intensivem Schütteln bildet sich oft schon rasch eine deutlich zu erkennende Grenzfläche zwischen beiden Phasen aus. Möchte man dennoch Öl und Wasser miteinander mischen, so werden Substanzen benötigt, die sowohl einen lipophilen als auch einen hydophilen Bestandteil aufweisen. Diese Substanzen reichern sich bevorzugt an Grenzflächen an und „vermitteln“ dort zwischen beiden Phasen. Hierbei handelt es sich um amphiphile, d.h. beide Seiten liebende, sog. grenzflächenaktive Substanzen oder Tenside, deren Eigenschaft es ist, die Grenzflächenspannungen herabzusetzen. Substanzen, die zur Schaumbildung beitragen, besitzen diese Eigenschaft.

Beispiele für lipophile Molekülgruppen:

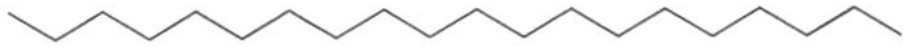

Alkylketten

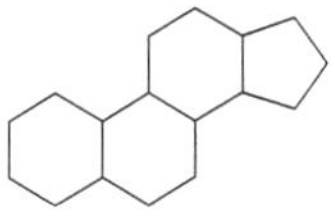

Kohlenstoffringsysteme

Beispiele für hydrophile Molekülgruppen:

—OH Hydroxylgruppen

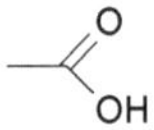

Carboxylgruppen

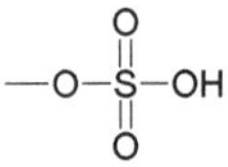

Sulfatgruppen

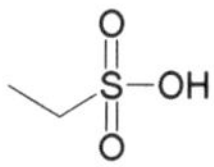

Sulfonatgruppen

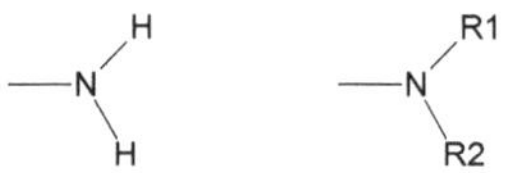

Aminogruppen (auch substituiert)

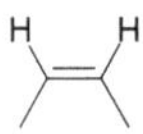

Doppelbindungen

Chemischer Aufbau von Tensiden

Die Tenside lassen sich einteilen in *nichtionische* und *ionische*, die ihrerseits weiter in *anionische* und *kationische* zu unterteilen sind. Darüber hinaus existieren auch noch *amphotere* Emulgatoren, die sowohl anionische als auch kationische Bestandteile innerhalb eines Moleküls aufweisen.

Nichtionische Tenside bestehen meist aus einem apolaren organischen Grundgerüst, das einseitig eine Anhäufung von polaren Gruppen (OH-Gruppen, Ether, Ester) besitzt, die unter normalen Umständen nicht in Ionen dissoziieren.

Beispiele für nichtionische Emulgatoren:

Lanette O (W/O) = Cetylstearylalkohol, ein Gemisch aus Cetylalkohol und Stearylalkohol

Cetylstearylalkohol

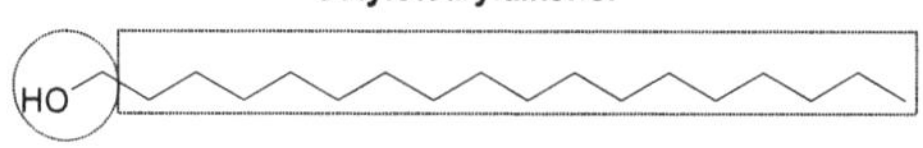

Stearylalkohol (C18)

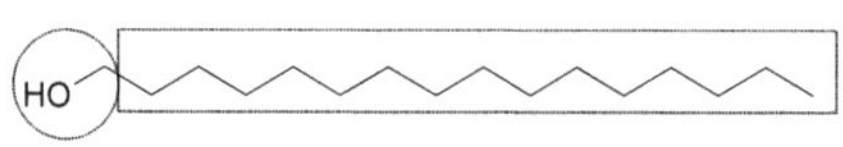

Cetylalkohol (C16)

Glycerolmonostearat (W/O), ein Ester aus Glycerol und Stearinsäure

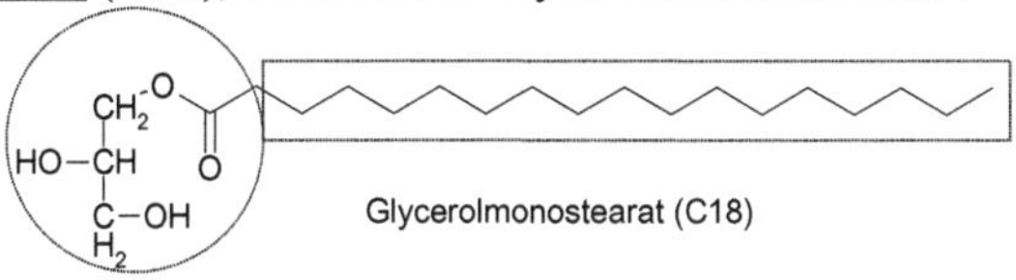

Cholesterol (W/O)

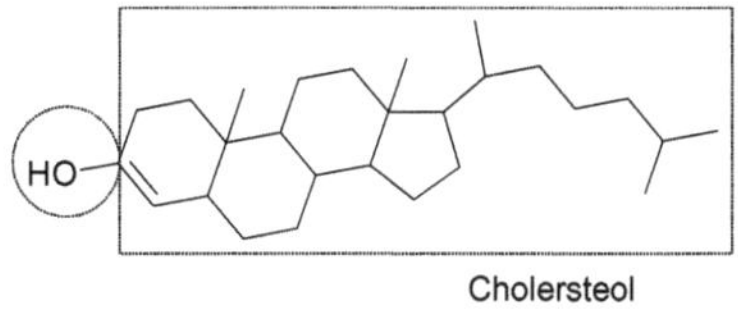

Tween 20 (O/W) = Polysorbat 20

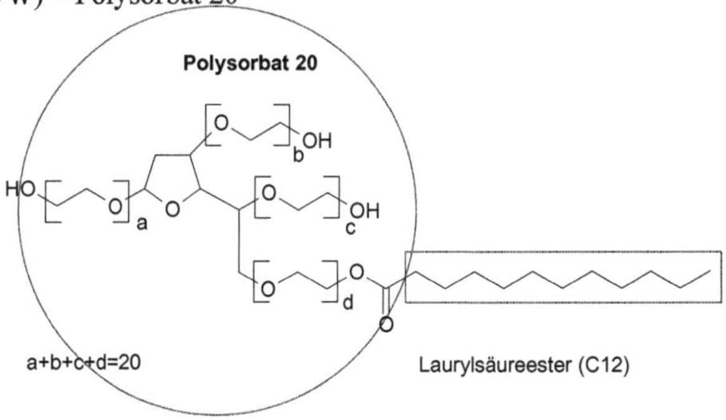

Die ionischen Tenside weisen ebenso meist ein apolares Grundgerüst auf, das jedoch einen Molekülteil besitzt, der unter Normalbedingungen zu Ionen dissoziiert (z.B. Na^+ Salze von Carboxylgruppen oder Chloride tertiärer Amine).

Beispiele für einen anionische Emulgatoren:

Lanette E (O/W) = Cetylstearylschwefelsaures Natrium, ein Gemisch aus Natriumstearylsulfat und Natriumcetylsulfat

Cetylstearylschwefelsaures Natrium

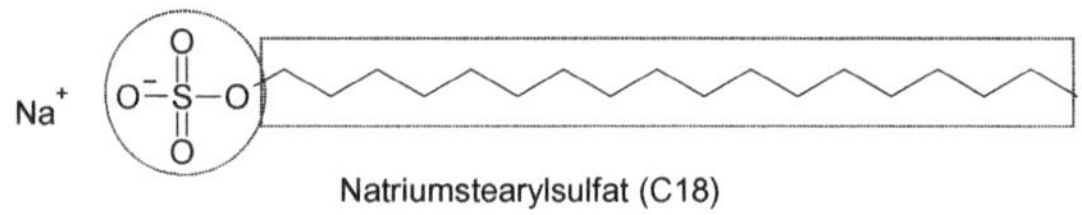

Natriumstearylsulfat (C18)

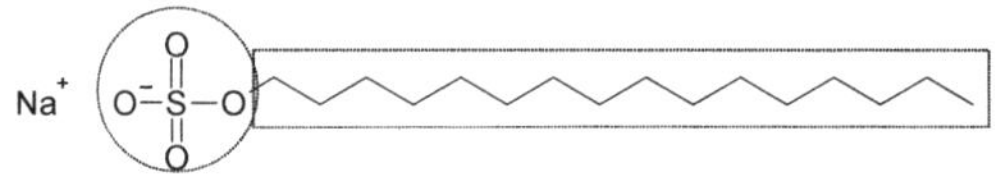

Natriumcetylsulfat (C16)

Natriumlaurylsulfat

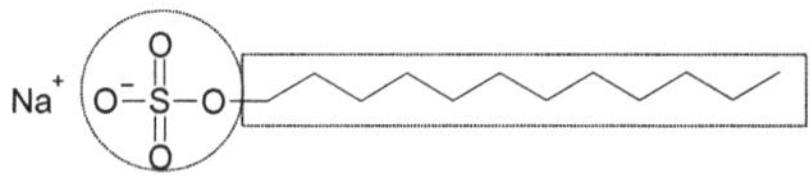

Natriumdodecylsulfat =
Natriumlaurylsulfat (C12)

Beispiel für einen kationischen Emulgator:

Benzalkoniumchlorid (O/W)

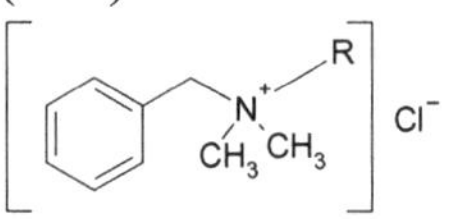

$R=C_8H_{17}$ bis $C_{18}H_{37}$

Benzalkoniumchlorid

Beispiele für amphotere Emulgatoren:

Lecithin

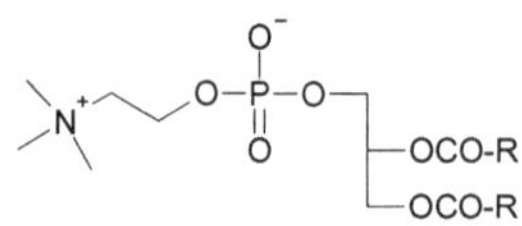

Lecithin

Auch Kasein, Gelatine oder Emulgatoren, die aus Maisextrakt gewonnen werden, zeigen amphotere Eigenschaften.

Verhalten der Tenside in Lösung

Stark vereinfacht[88] kann das Verhalten von Tensiden in Lösung wie folgt beschrieben werden:

Gibt man ein Tensid in ein Lösungsmittel wie z.B. Wasser, so wird sich eine geringe Menge an Tensid im Wasser lösen, der Hauptteil der Tensidmoleküle wird sich

88 thermodynamische Gesichtspunkte sowie die Einstellung eines Gleichgewichtes zwischen Phasengrenzfläche und -innerem sollen zunächst einmal unberücksichtigt bleiben.

hingegen bevorzugt an der Grenz- bzw. Oberfläche der Lösung ansammeln, wobei in diesem Falle ihre hydrophilen Bestandteile in das Wasser hineinragen, die lipophilen hingegen sich dem Wasser abwenden. Erhöht man nun weiter die Konzentration des Tensides, so wird die Oberfläche allmählich gänzlich besetzt sein und jeder weitere Zusatz von Tensid führt zur Ausbildung von Assoziaten im Phaseninneren. Kugelförmige Mizellen, hexagonale oder palisadenartige Strukturen können dabei entstehen. Diejenige Konzentration, bei der Mizellbildung einsetzt, wird „Kritische Mizellbildungskonzentration“ (CMC) genannt.
Liegt eine ölige Lösung des Tensids vor, so ist die Orientierung der Tensidmoleküle genau vertauscht, man spricht dann von inversen Mizellen.

HLB-Wert

Für welchen Einsatzzweck sich Tenside besonders eignen, hängt von ihrem Aufbau, insbesondere vom Verhältnis der hydrophilen zu den lipophilen Gruppen im Tensidmolekül ab.
Der Einsatzbereich eines Tensides kann mithilfe des HLB-Wertes abgeschätzt werden. Der HLB-Wert (hydrophilic-lipophilic balance) ist definiert als ein Fünftel des prozentualen Molmassenanteils der polaren Molekülteile am Gesamtmolekül. Somit ergibt sich eine Spannbreite der HLB-Skala von 0 bis 20. Diese Definition gilt eigentlich nur für nichtionische Tenside. Da ionogene Gruppen eine wesentlich höhere Affinität zu Wasser besitzen als nichtionische polare Gruppen tritt nun der Effekt auf, dass experimentell auch höhere HLB-Werte als 20 ermittelt werden können[89], wenn man ionogene Tenside mit nichtionogenen vergleicht.

Tab. 11: Zuordnung von Einsatzbereichen für Tenside aufgrund des HLB-Wertes

HLB-Wert[90]	technologisch verwendet als
0..3	Entschäumer
3..6	W/O Emulgator
7..10	Netzmittel
8..18	O/W Emulgator
14..18	Lösungsvermittler

Phasenlage

Zur Beurteilung, ob es sich um eine Emulsion vom Typ W/O oder O/W handelt, können mehrere Methoden angewendet werden:

89 z.B. Natriumlaurylsulfat: HLB = 40
90 HLB = 0: lipophil; HLB = 20: hydrophil

Bei der **Anfärbemethode** wird die Emulsion mit dem hydrophilen Farbstoff Methylenblau oder mit dem lipophilen Sudanrot angefärbt und ggf. unter dem Mikroskop betrachtet. Erkennt man eine einheitliche Färbung, so stellt die angefärbte Phase, also im Falle von Methylenblau die hydrophile, im Falle von Sudanrot die lipophile, die äußere Phase dar. Sind nur gesprenkelte Bereiche zu erkennen, so ist die angefärbte Phase die innere, die dispergiert in der äußeren verteilt vorliegt.
Eine äußere kohärente wässrige Phase leitet den elektrischen Strom[91]. So kann auch die **Leitfähigkeit** zur Beurteilung der Phasenlage dienen.
Eine einfache und für die Praxis oftmals ausreichendere Methode ist der **Abwaschtest**. Bei ihm wird eine Probe der Zubereitung z.B. auf die Hand aufgetragen. Lässt sich die Zubereitung durch darüber laufendes Wasser leicht abwaschen, so handelt es sich um eine O/W-Emulsion.
Bei der **Verdünnungsmethode** versucht man, z.B. durch Wasserzusatz die Emulsion weiter zu verdünnen. Ist dies problemlos möglich[92], so ist in diesem Falle Wasser die äußere Phase und es handelt sich um eine O/W-Emulsion.

Bancroftsche Regel
Nach der Bancroft-Regel wird diejenige Phase zur äußeren, in der sich der Emulgator besser löst.

9.4.1 Emulsionen

(s. auch EuAB2002 Fl. Zub. zur Einnahme, Parenteralia)

Emulsionen werden aus dem **Emulgator**, einer **wässrigen** und einer **öligen Phase** gebildet. Sie stellen ein *Mehrphasensystem* dar und sind in der Regel milchig weiß sofern keine Substanzen mit nennenswerter Eigenfärbung eingesetzt werden. Tritt während der Lagerung eine Phasentrennung auf, so muss gewährleistet sein, dass sich durch kurzes Schütteln wieder eine Emulsion ergibt[93].

Herstellung
Alle Bestandteile der Rezeptur werden den drei Phasen zugeordnet und üblicherweise zunächst jeweils so zusammengemischt, dass diese drei Phasen getrennt voneinander vorliegen. Dann wird der Emulgator mit einer der beiden anderen Phasen vereinigt; üblicherweise wird man ihn zuerst mit der Fettphase vereinigen, da diese eine höhere Viskosität aufweist und somit auch bei intensivem Rühren in der Schale ein einfacheres Emulgieren zulässt ohne etwas zu verschütten. Daraufhin wird in einer

[91] ein Zusatz von Elektrolyten ist hierzu in der Praxis meist nicht nötig.
[92] z.B. ohne Phasenumkehr oder Brechen der Emulsion
[93] ausgenommen hiervon sind Parenteralia. Bei ihnen darf keine Phasentrennung auftreten!

*Reib*schale[94, 95] die andere Phase in sehr kleinen Teilen unter kräftigem Rühren einemulgiert. Während der Herstellung ist meist ein deutliches „Knacken" zu hören, das auf die Emulsionsbildung hinweist.
Man unterscheidet bei der Emulsionsherstellung die Suspensionsmethode (auch „kontinentale Methode"[96] genannt), die Lösungsmethode (auch als „englische Methode" bekannt), die Emulsionskern- und die Schichtmethode.

Suspensionsmethode („kontinentale Methode")
Der Emulgator wird zu der Phase zugesetzt, in der er weniger löslich ist (nach Bancroft also zur inneren Phase). Anschließend setzt man kleine Mengen der äußeren Phase zu und erhält eine Primäremulsion, die mit dem Rest der äußeren Phase verdünnt wird. Zu Beginn liegt also sehr viel innere Phase neben ganz wenig äußerer Phase vor. Aufgrund des Phasenvolumenverhältnisses ist daher zuerst die später äußere Phase zunächst die innere und umgekehrt. In Verlaufe der Herstellung tritt bei dieser Methode somit eine Phasenumkehr ein.

Lösungsmethode („englische Methode")
Der Emulgator wird in der äußeren Phase gelöst und anschließend wird die innere Phase in kleinen Anteilen eingearbeitet.

Emulsionskernmethode
Hierbei wird zunächst aus der Gesamtmenge des Emulgators und einem geringen Anteil der lipophilen und hydrophilen Phase eine Kernemulsion gebildet. Zu diesem Kern werden dann in kleinen Anteilen abwechselnd äußere und innere Phase gegeben und eingearbeitet.

Schichtmethode
Bei dieser Methode werden die Phasen übereinandergegeben und kräftig geschüttelt. Dieses Verfahren wird häufig dann angewandt, wenn sich der Emulgator erst während der Herstellung aus Bestandteilen der Rezeptur bildet.

Allgemeine Grundoperationen für Emulsionen

---

94 die rauhe Oberfläche der Reibschale erleichtert die Emulsionsbildung wesentlich, da Emulsionströpfchen hierbei leicht auseinander gerissen und somit fein verteilt werden können.

95 Bedingt durch die vergleichsweise recht hohe Masse einer Reibschale und den Umstand, dass ein evtl. notwendiges Erwärmen der Zubereitung in der Reibschale auf dem Wasserbad Schwierigkeiten bereiten kann, würde man in solchen Fällen auf eine Fantaschale zurückgreifen, die aufgrund ihrer glatten Oberfläche die Bildung von feinverteilten Emulsionströpfchen jedoch erschwert.

96 Die Bezeichnungen „englische Methode" und „kontinentale Methode" sind eigentlich vollkommen sinnlos, da sie keinerlei Hinweis auf die Art der Herstellung geben, aber implizieren, dass überall auf dem Kontinent (welchem?) nach nur einer Methode gearbeitet werden würde. Daher sollen besser die Bezeichnungen Suspensions- oder Lösungsmethode verwendet werden.

ggf. Wirkstoff zerkleinern und sieben oder wiegen, ggf. lösen oder mischen, ggf. erwärmen, emulgieren, abfüllen, etikettieren

Emulsionsbrecher
Als Emulsionsbrecher oder Emulsionsstörer bereiten oftmals phenolische Substanzen (Phenol, Resorcin und die Teere und teerähnlichen Stoffgemische[97]) und Elektrolyte Probleme. Aber auch Tenside(!) können ihrerseits die Emulsionsbildung z.B. durch Phaseninversion stören. Hier ist insbesondere Polidocanol (Thesit ®) zu nennen.

9.4.2 Mikroemulsionen

Auch eine Mikroemulsion wird aus einem lipophilen, einem hydrophilen Bestandteil sowie einem Tensid hergestellt. Zusätzlich ist meist noch ein sog. Cotensid in der Rezeptur enthalten.
Wenngleich sowohl eine Emulsion als auch eine Mikroemulsion aus gleichen Bestandteilen mit lediglich unterschiedlichen Mengenverhältnissen hergestellt werden können, so unterscheidet sich die Mikroemulsion doch recht stark sowohl in ihren Eigenschaften als auch in ihrem Aufbau von einer klassischen Emulsion. Eine Mikroemulsion ist eine auffallend niedrig viskose, klare bis leicht opaleszierende Flüssigkeit, die thermodynamisch stabil ist und sich spontan bildet.
Der Begriff Mikroemulsion ist somit irreführend, da es sich dabei nicht um eine Emulsion im eigentlichen Sinne handeln kann[98]. Eine Emulsion ist ein Mehrphasensystem, während eine Mikroemulsion eine kolloidale, stark tyndallisierende, optisch isotrope Lösung darstellt.
Mikroemulsionen erfordern meist eine bestimmte Temperatur während der Herstellung und sind nur in bestimmten Bereichen des Phasendreiecks zu finden, wobei das Tensid üblicherweise zu mehr als 20% in der Rezeptur vorhanden ist.
Bei Mikroemulsionen ist die Phasenlage durch Anfärben mit Sudanrot oder Methylenblau nicht so einfach zu erkennen.
Im Handel befindet sich als Mikroemulsion gegenwärtig Sandimmun optoral® .

---

97 Ichthyol, Tumenol-Ammonium, Ammoniumbituminosulfonat

98 Schaut man sich die Definition des Phasenbegriffes genauer an, so stellt man fest, dass von einer Phase nur dann gesprochen werden kann, wenn die Anzahl der im Phaseninneren befindlichen Teile im Verhältnis zu den Teilen an der Grenzfläche sehr groß ist. Dieses Verhältnis ist bei den Mikroemulsionen nicht mehr gegeben.

Tab. 12: Besonderheiten der Mikro"emulsions"systeme im Vergleich zu Emulsionen

Emulsionen	Mikroemulsionen
5 - max. 10%	>=20% Tensid
	Cotensidzusatz
keine Spontanbildung	spontane Bildung
thermodynamisch nicht sehr stabil	thermodynamisch stabil
grobdisperse O/W oder W/O Systeme, Partikelgröße im µm Bereich	20-100nm
	Vorkommen nur in bestimmten Bereichen des Phasendreiecks
	erfordern best. Temperatur bei Herstellung

9.4.3 Salben und Cremes

(s. auch EuAB2002, Halbfeste Zub. zur kutanen Anwendung)

Salben

Salben sind einheitliche Grundlagen, in denen Wirkstoffe gelöst oder dispergiert vorliegen können. Sie werden weiter unterteilt:

- *Hydrophobe Salben* bestehen aus lipophilen Grundlagen wie Hartparaffin, Ölen und Fetten pflanzlicher, tierischer oder synthetischer Herkunft. Sie können nur geringe Mengen an Wasser aufnehmen.
- *Wasseraufnehmende Salben* hingegen können unter Emulsionsbildung größere Mengen an Wasser aufnehmen. Hierzu enthalten sie W/O-Emulgatoren oder O/W-Emulgatoren[99], entsprechen ansonsten jedoch hinsichtlich ihrer Bestandteile weitestgehend den hydrophoben Salben.
- Daneben existieren auch noch *hydrophile Salbengrundlagen.* Dies sind Zubereitungen, die mit Wasser mischbar sind bzw. auch schon Wasser enthalten[100] und aus Macrogolen bestehen.

Cremes

Cremes sind *mehrphasige Zubereitungen*, die eine lipophile und eine hydrophile Phase enthalten[101]. Je nach äußerer Phase unterscheidet man hierbei

- *hydrophile Cremes* und
- *hydrophobe Cremes.*

---

99 lt. EuAB 1997 enthielten wasseraufnehmende Salben nur W/O-Emulgatoren. Streng genommen würden Salben, die aus lipophiler Grundlage und O/W-Emulgatoren unter zusatz größerer Mengen Wasser ein O/W-System bilden daher nicht zu den Salben gerechnet werden können. Dies wurde im EuAB 2002 berichtigt.

100 enthalten hydrophile Salbengrundlagen schon Wasser, so sind dies noch keine Cremes, da Cremes *mehr*phasige Zubereitungen darstellen.

101 Das EuAB 1997 erwähnt an dieser Stelle den Emulgator nicht.

Das DAB 9 (incl. Nachträge) gab einige Hinweise zur rezepturmäßigen Herstellung von Unguenta, die sich im EuAB in dieser Form nicht mehr finden, jedoch durchaus sinnvoll waren. So war als Standardgrundlage Wollwachsalkoholsalbe[102] zu verwenden, falls keine anderen Angaben gemacht wurden. Bei Suspensionssalben war generell auf eine Teilchengröße <180µm zu achten, das Verdünnen von Salben war mit Grundlagen gleichen Typs durchzuführen, die Salben mussten ein einheitliches Aussehen aufweisen und durften nicht ranzig riechen.

Herstellung von Salben und Cremes

Liegen Substanzen später in der Zubereitung in suspendierter Form vor, so ist darauf zu achten, dass die Teilchengröße dem Verwendungszweck angepasst ist. Meist wird man gepulverte und keine kristallinen Substanzen verwenden, da letztere beim Auftragen auf die Haut kratzen könnten, was gerade bei oberflächlich lädierten Wunden äußerst schmerzhaft ist. Die Größe der suspendierten Partikel lässt sich rasch mithilfe eines Grindometers überprüfen. Ein solches Grindometer besteht aus einer Metallplatte, in die ein sehr flacher Keil eingefräst ist. Am tiefen Rand dieser Einkerbung wird etwas Zubereitung aufgebracht und dann mit einem Rakel zum gegenüberliegenden flachen Rand gezogen. Suspendierte Partikel hinterlassen hierbei Spuren, deren Anfangspunkt ihrer Größe entspricht.

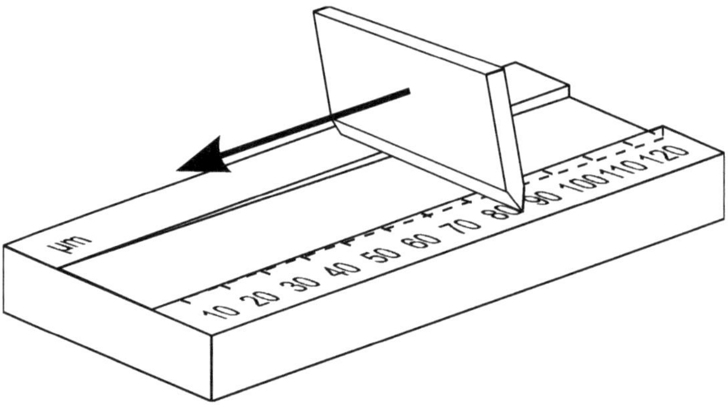

Abb. 96: Grindometer zur Kontrolle der Größe suspendierter Partikel in halbfesten Zubereitungen

102 im Hinblick auf Allergien ist es verständlich, vom Vorschreiben dieser Salbengrundlage abzugehen.

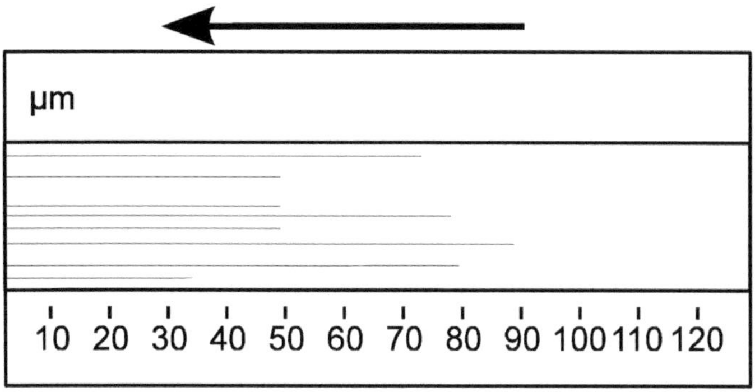

Abb. 97: Auswertung eines Grindometertests:
1 Teilchen á 90µm, 2 á 80 µm, 1 á 75µm, 3 á 50µm und 1 á 35µm Größe

Cremes als Mehrphasensysteme erfordern häufig das Emulgieren als Grundoperation. Dieses erfolgt nach dem gleichen Schema, welches bei den Emulsionen beschrieben ist. Salben und Cremes enthalten oftmals Bestandteile, die im Zuge der Herstellung geschmolzen werden müssen. Dies kann in der Fantaschale[103] auf einem entsprechend temperierten Wasserbad erfolgen.
Salben und Cremes werden üblicherweise in der Fantaschale mit einem Pistill oder auf Glasplatten mit einem Pflastermesser angefertigt. Neuerdings findet auch der Unguator, eine Rührmaschine zur Herstellung gleich im Abgabegefäß, immer mehr Verbreitung (s.u.).

Herstellung in der Fantaschale
Das Arbeiten in der Fantaschale ist durch Rühren und unumgängliches Abkratzen geprägt und für alle Arten von Salben und Cremes möglich. Es erfordert jedoch das sequentielle Zugeben der Substanzen und damit auch das sequentielle Abwiegen an der tarierten Waage, die in der Zwischenzeit von keiner weiteren Person benutzt werden kann. Wird von mehreren Personen gleichzeitig rezeptiert, kann die Waage zuweilen den Engpass darstellen. Zum Herstellen von Salben in Fantaschalen werden Fantaschale, Pistill, Spatelschlitten und Kartenblatt benötigt. Meist bleibt immer ein - wenn auch geringer - Teil der hergestellten Salbe an den Geräten zurück und gelangt so nicht in das Abgabegefäß. Der Herstellende sollte bestrebt sein, diesen Verlust so gering wie irgend möglich zu halten.

103 Die Vorteile der Reibschale für den Schritt des Emulgierens wurden neben den praktischen Problemen, die sich dabei ergeben können, bei den Emulsionen bereits beschrieben.

Glasplattenmethode

Demgegenüber bietet die Glasplattenmethode einige Vorteile: Es können alle benötigten Stoffe in Form kleiner separater Substanzhäufchen *in einem Arbeitsgang an der Waage*[104] eingewogen und später in beliebiger Reihenfolge zusammengearbeitet werden. Auch die Anzahl der verschmutzten Geräte ist weitaus geringer, da Spatelschlitten und Kartenblatt gänzlich entfallen können. Darüber hinaus lässt sich die gesamte hergestellte Rezeptur *ohne* erwähnenswerte *Verluste* in das Abgabegefäß überführen. Die Glasplattenmethode ist zwar mit einiger Übung für den Anfänger verbunden, stellt allerdings eine sehr *effiziente* Art der Herstellung dar.
Limitiert ist der Einsatzbereich der Glasplattenmethode dadurch, dass keine festen Grundlagen oder nennenswerte Mengen niedrigviskoser Flüssigkeiten verarbeitet werden können.

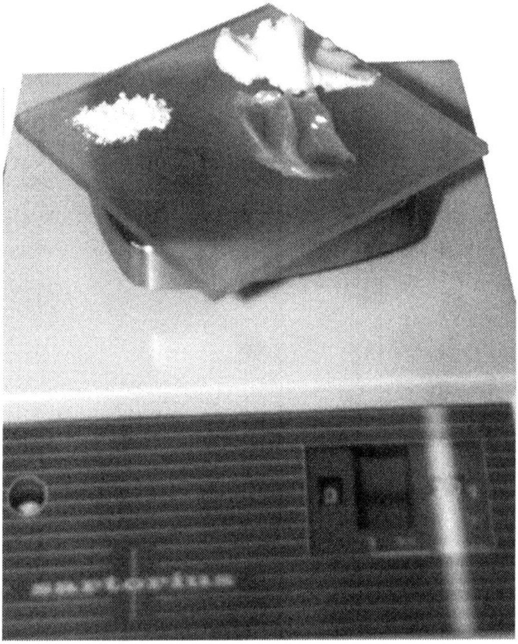

Abb. 98: Alle benötigten Substanzen können auf einmal nebeneinander eingewogen werden. Danach wird die Waage nicht mehr benötigt.

104 somit können von mehreren Personen gleichzeitig Rezepturen zubereitet werden, ohne dass die einzige Rezepturwaage durch eine tarierte Fantaschale blockiert ist; ein Vorteil, der sich besonders dann bemerkbar macht, wenn neben der Apotheke ein Hautarzt praktiziert und täglich viele Salbenrezepturen ad hoc anzufertigen sind.

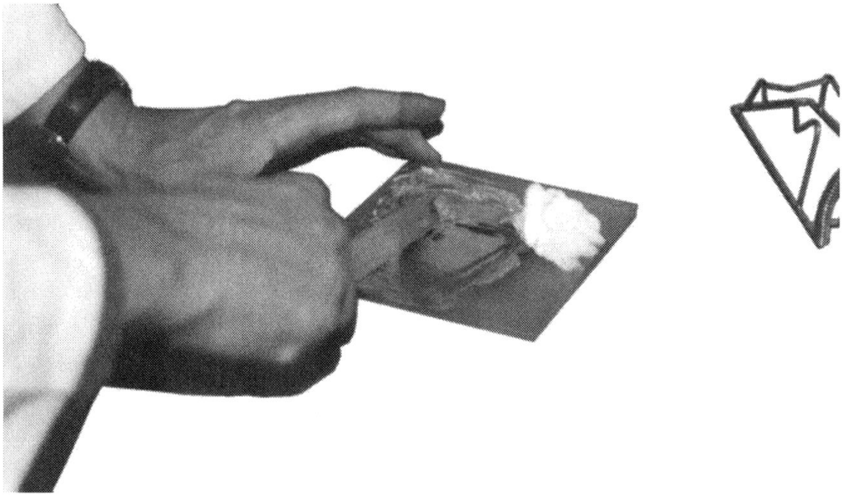

Abb. 99: Die Feststoffe werde in eine der Salbengrundlagen eingearbeitet, wobei die Salbe besonders flach über die Glasplatte ausgestrichen wird. Hierdurch wird der Feststoff schnell fein dispergiert. Anschließend werden die restlichen Bestandteile eingearbeitet.

Zum Einarbeiten dünnflüssiger Substanzen bzw. der Wasserphase einer Creme eignet sich die Glasplattenmethode jedoch nicht. Sie ist vornehmlich zur Herstellung von *Suspensionssalben* im *Rezepturmaßstab* geeignet.

Porphyrisatormethode

Der Glasplattenmethode sehr ähnlich ist die Herstellung mithilfe des Porphyrisators. Speziell zur Herstellung von Augensuspensionssalben hat sich der Porphyrisator bewährt, der aus einer aufgerauten Glasplatte und einem *flachen* Pistill mit ebenfalls rauer Oberfläche besteht. Hierdurch wird sichergestellt, dass keine Agglomerate mehr in der fertigen Zubereitungen gefunden werden, die zu zusätzlichen mechanischen Reizungen des erkrankten Gewebes führen würden. Hierzu ist natürlich von vornherein ein Wirkstoff in adäquater Teilchengröße einzusetzen auch wenn prinzipiell der Porphyrisator in der Lage ist, Partikel durch Verreiben zu zerkleinern. Da hierbei jedoch eine nachfolgende Siebung ausbleiben würde, könnte nicht gewährleistet werden, dass alle Teilchen dem Zerkleinerungsvorgang auch tatsächlich unterlegen haben.

Unguator

Beim Unguator werden alle Bestandteile in eine Kruke eingewogen, der Deckel über einen speziellen Rührer gestülpt und die Kruke verschlossen. Daraufhin spannt man den Rührer in das Gerät und fixiert die Kruke. Das intensive Rühren der Zubereitung mittels der besonders geformten Rührflügel gestattet ein Homogenisieren der Bestandteile binnen kurzer Zeit. Spatelschlitten und Kartenblatt sind nur noch nötig, um die nach Entnahme des Flügelrührers an diesem verbliebene Reste in die Kruke zurückzuführen. Neuerdings sind auch Einmal-Rührflügel erhältlich, die ähnlich wie bei dem nachfolgend beschriebenen TopiTec-Gerät dauerhaft in der Kruke verbleiben. Einen weiteren Vorteil bieten die Unguatorkruken, die eine hygienisch einwandfreie Entnahme der Zubereitung ähnlich einer Tube zulassen.
Bei dieser Methode geraten leider die handwerkliche Tradition sowie die theoretischen Zusammenhänge beim Anfertigen von Rezepturen außer Acht.

TopiTec automatic

Ähnlich wie beim Unguator werden auch hier alle Bestandteile in die Kruke eingewogen und automatisch durch einen Rührer homogenisiert, der hier jedoch in der Kruke verbleibt. Im Unterschied zum Unguator wird hier die Kruke verkehrt herum (d.h. mit Deckel nach unten) in das Gerät eingespannt. Nach Ende der Herstellung wird lediglich die Rührerwelle entfernt und der Boden der Kruke aufgesetzt. Der Patient kann bei diesem System durch Drehung am Krukenboden[105] den Inhalt durch die kleine Öffnung im Krukendeckel herausdrücken.

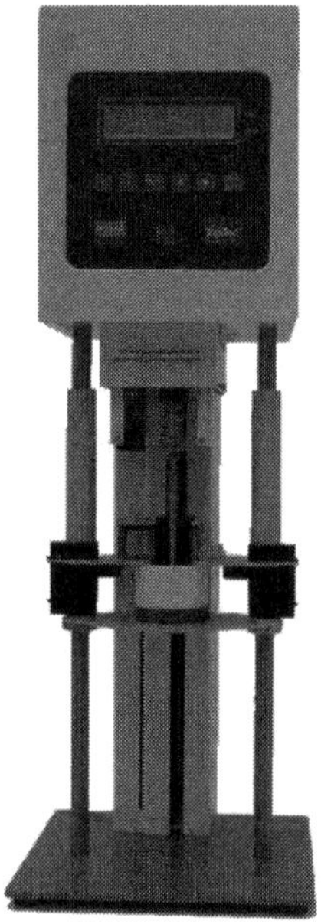

Abb. 100: TopiTec-Gerät mit eingespannter Kruke

[105] ähnlich dem Mechanismus eines Klebe- oder Lippenstiftes

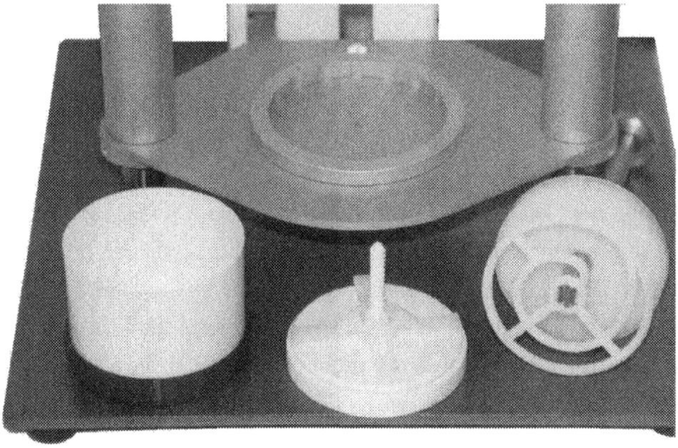

Abb. 101: Bestandteile einer TopiTec-Systemkruke: Links die verkehrt herum einzusetzende Kruke (Deckel unten), in der Mitte der Drehmechanismus, rechts der eigentliche Krukenboden, durch den die Welle geführt wird, auf die hier schon der Rührflügel aufgespannt ist.

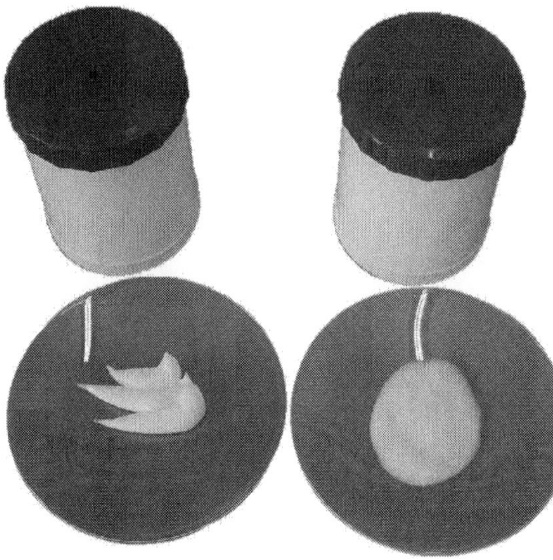

Abb. 102: Gleicher Inhalt, andere Qualität: Einfluss der Rührdauer (Parameter siehe Text) auf die Zubereitung am Beispiel von Unguentum emulsificans aquosum: Links die weiche Zubereitung, die dennoch Ihre Form hält, rechts die Zubereitung, die aufgrund zu geringer Rührintensität noch fast flüssig ist; die Emulsionsbildung ist mangelhaft.

Bei der Verwendung von Einmalrührflügeln ist man als Herstellender oft geneigt, die Kruke verschlossen zu lassen, um die Kontamination der Zubereitung so gering wie möglich zu halten, welches prinzipiell richtig ist.

Nachteilig ist jedoch, dass man dann allerdings die Zubereitung nicht ein einziges Mal in Augenschein genommen hat, bevor man sie dem Patienten aushändigt. Bereitet man beispielsweise eine Unguentum emulsificans aquosum so, wie es die Anleitung zum Gerät vorschlägt (1 Min 500 UpM, 2 Min 2500 UpM), erhält man eine recht dünnflüssige, inhomogene Zubereitung. Lässt man hingegen die Zubereitung nochmals für 2 Minuten bei 2500 UpM rühren, erhält man eine sehr schöne Unguentum emulsificans aquosum, welche einer „von Hand hergestellten“ entspricht.

Ursache hierfür ist die im einen Falle zu geringe Rührintensität, die zu einer mangelhaften Emulsionsbildung führt. Dies wird auch deutlich, wenn die O/W Zubereitung mit dem lipophilen Farbstoff Sudanrot versetzt und gemischt wird, um die innere Phase anzufärben. Die schlechte Zubereitung weist sehr große Emulsionstropfen auf wohingegen in der richtig angefertigten Creme die winzigen Tröpfchen mit bloßem Auge kaum auszumachen sind.

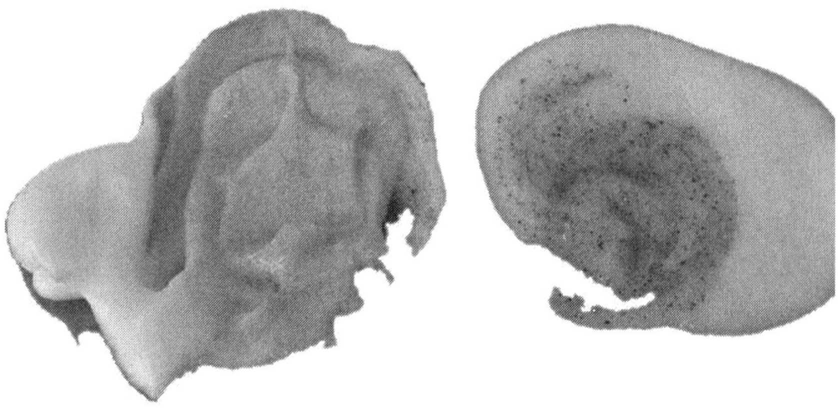

Abb. 103: Proben beider oben abgebildeter Zubereitungen nach Anfärben mit öliger Sudanrotlösung. Deutlich erkennt man die großen Emulsionstropfen bei der rechten Zubereitung während links makroskopisch nur schwer Tröpfchen auszumachen sind.

Kurzbeschreibung zur Herstellung von Zubereitungen mit dem Topitec-Gerät

- TopiTec-Kruke öffnen, Bodenteil mittels Antriebswelle heraushebeln
- Substanzen einfüllen
- Rührflügel auf Antriebswelle anbringen und verriegeln
- Rührflügel mit Antriebswelle auf Kruke aufstecken
- Kruke *fest* auf den Schlitten im Gerät einspannen
- Gerät einschalten (Hauptschalter an der Geräterückseite rechts oben)
- Geräteparameter einstellen ([Set] wählt die Parameter, [+] und [-] die Werte der Parameter)

Parameter ([Set])	Mögliche Werte (über [+] und [-] einstellbar)
Betriebsart	Masse bis 200g, Masse ab 300g, Zerkleinern
Zeit	0:10 bis 42:30 in 10s Schritten
Drehzahl	500, 600, 700, 800, 900, 1000, 1500, 2000, 2500, 3000, 3500, 4000, 4500, 5000
(mehrstufige Rezeptur)	Stufen 1 bis 3 (jeweils Kombinationen aus Zeit und Drehzahl)

- Die Taste ([Start/Ende] drücken, das Gerät fährt den Schlitten dann etwas hoch
- Manuell den Schlitten hochfahren ([▲] [▼]) und die Antriebswelle *vollständig*[106] einrasten
- Taste [Start/Ende] erneut drücken. Das Gerät fertigt die Zubereitung an.
- Antriebswelle lösen und Schlitten manuell herunterfahren ([▼])
- Kruke aus Schlitten lösen
- ***Krukenunterteil wieder abheben und Zubereitung visuell inspizieren***
- Krukenunterteil samt Antriebswelle und Rührflügel wieder aufstecken
- Rührflügel von Antriebswelle lösen
- Antriebswelle entfernen
- Drehspindelboden aufsetzen und einrasten
- Kruke beschriften und ggf. Applikationstülle beilegen
- Antriebswelle reinigen

Verarbeitung von Salbengrundlagen

Gerade recht feste Salbengrundlagen müssen oftmals geschmolzen werden, um den Wirkstoff homogen einarbeiten zu können oder um eine weitere Verarbeitung z.B. zu einer Creme zu ermöglichen. Falls notwendig wird hierzu die Grundlage in einer

106 bitte vom Assistenten kontrollieren lassen!

Fantaschale auf dem Wasserbad erwärmt. Die Temperatur braucht dabei 70°C meist nicht zu überschreiten.
Problematisch kann dieses Vorgehen werden, wenn wirkstoffhaltige Salben zur Weiterverarbeitung aufgeschmolzen werden sollen, der Arzneistoff bei dieser erhöhten Temperatur in Lösung geht und beim Abkühlen wieder auskristallisiert. Die hierbei entstehenden Kristalle können im Einzelfall recht groß werden, deutlich tastbar sein und damit zu einem Kratzen beim Auftragen auf die erkrankte Hautpartie führen.

Allgemeine Grundoperationen für Salben
ggf. Wirkstoff zerkleinern und sieben, wiegen, ggf. erwärmen, mischen (meist suspendieren), abfüllen, etikettieren

Herstellung von Cremes
Wird eine emulgatorhaltige Salbengrundlage verwendet, in die lediglich die hydrophile Phase einzuarbeiten ist, so werden diese beiden Bestandteile separat (Grundlage in der Fantaschale, wässrige Phase im Becherglas) erwärmt und bei ca. 70°C die hydrophile Phase langsam unter Rühren in die Grundlage hineingearbeitet und abschließend kaltgerührt.
Ein Erwärmen ist nicht in jedem Falle erforderlich. Eine Reihe von Cremes kann auch kalt zusammengerührt werden.

Allgemeine Grundoperationen für Cremes
ggf. Wirkstoff zerkleinern und sieben, wiegen, ggf. lösen oder mischen, ggf. erwärmen, emulgieren, abfüllen, etikettieren

9.4.4 Pasten und Umschlagpasten

Pasten sind Salbengrundlagen, in die größere Mengen von fein dispergiertem Pulver eingearbeitet sind. Dieser hohe Anteil an Feststoffen kann dazu führen, dass bei der Herstellung Agglomerate in der Zubereitung verbleiben, die abschließend in einer Dreiwalzenmühle zerteilt werden können. Eine weitere Unterteilung der Pasten wird vom EuAB nicht vorgenommen.
Umschlagpasten bestehen aus hydrophilen, hitzespeichernden Grundlagen, in welchen der flüssige oder feste Wirkstoff dispergiert vorliegt. Sie werden vor Anwendung erhitzt, in dicker Schicht auf Tücher aufgetragen und dann auf die Haut aufgebracht.

Dreiwalzenstuhl / Dreiwalzenmühle
Der Name Dreiwalzenmühle ist eigentlich eine nicht sinnvolle Bezeichnung dieser Maschine, da hierdurch impliziert wird, sie wäre zur Zerkleinerung von Partikeln

gedacht, wie es bei einer Mühle der Fall ist. Dies sollte jedoch auf keinen Fall in diesem Gerät stattfinden. Es dient lediglich zum Homogenisieren; speziell Agglomerate aus mehreren Partikeln, die gerade bei der Herstellung hochviskoser Pasten per Hand nicht einfach zu vermeiden sind, sollen hier wieder in die Einzelpartikel zerteilt werden.
Zwischen die zwei gegenläufig rotierenden Walzen, deren Abstand reguliert werden kann, wird die zu homogenisierende Zubereitung aufgebracht. Dabei darf das verwendete Kartenblatt oder der Spatel nie zwischen die Walzen geraten!
Die dritte Walze nimmt einen Teil der homogenen Zubereitung ab und überführt ihn auf einen Schaber.
Bei Bedarf ist diese Prozedur zu wiederholen.
Mit gerätebedingtem Abrieb in der Zubereitung muss gerechnet werden!

Allgemeine Grundoperationen für Pasten
zerkleinern, sieben, wiegen, ggf. erwärmen, suspendieren, desagglomerieren (Dreiwalzenstuhl), abfüllen, etikettieren

9.4.5 Gele

Die Definition des EuAB 2002, nach der Gele aus gelierten Flüssigkeiten bestehen und mithilfe geeigneter Quellmittel hergestellt werden, ist hier nicht sehr hilfreich. Daher sollen die Gele an dieser Stelle anders beschrieben werden:
Gele sind disperse Systeme aus zwei Komponenten, die mit physikalischen Methoden wie z.B. Zentrifugieren nicht zu trennen sind, ein einheitliches Aussehen haben und eine Struktur bilden, in welche die zweite i.d.R. kohärente (zusammenhängende) Komponente eingelagert ist. Eine der beiden Komponenten ist gemeinhin flüssig, die andere bildet das mechanische Stabilität verleihende Gerüst. Ein anschauliches Modell für ein bikohärentes System stellt ein in Wasser getauchter Schwamm dar; auch wenn er selbst nicht als Gel zu bezeichnen ist:

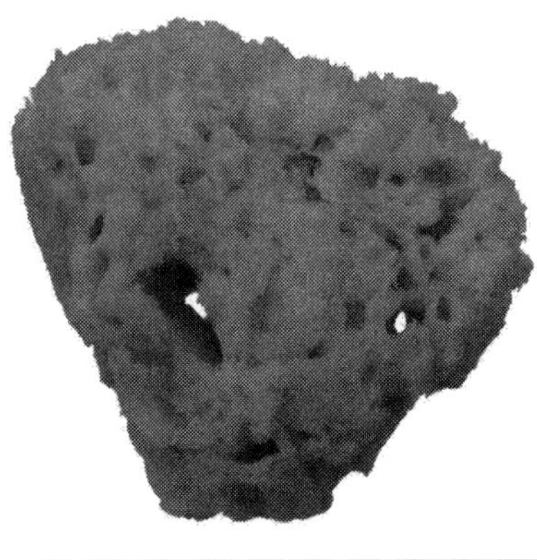

Abb. 104: Ein Schwamm als Modell für ein bikohärentes System

In ihm durchdringen sich sowohl das stützende Schwammgerüst als auch das Wasser gegenseitig.

Die hergestellten Gele können hydrophile oder lipophile Eigenschaften besitzen. Je nach Einsatzzweck und Arzneistoffeigenschaften wird man ein
- *hydophilen Gel* oder ein
- *hydrophobes Gel*

herstellen wollen. Einige Beispiele von Bestandteilen solcher Gele seien hier aufgeführt:

Hydrophobe Gele (Oleogele)
Hydophobe Gele können beispielsweise aus fetten Öle zusammen mit Seifen oder (hydrophobisiertem) Aerosil hergestellt werden. Unter dem Namen „Plastibase" ist eine Kombination aus flüssigem Paraffin und Polyethylen bekannt, deren Vorteil gegenüber Vaseline eine geringere Temperaturabhängigkeit der Konsistenz ist.

Hydrophile Gele (Hydrogele)
Wasser, Glycerol oder Propylenglykol zusammen mit Quellstoffen wie Traganth, Stärkederivaten, Cellulosederivaten etc. bilden die sog. Hydrogele. Ebenso eignen sich die häufig eingesetzten Stoffe Bentonit oder Aerosil für die Gelherstellung. Poloxamere wie Lutrol® ergeben genauso wie Polyacrylate glasklare Gele.

Unterschied Gel - Sol
Während sich bei einem *Gel* die in höherer Konzentration vorliegenden Teilchen berühren und eine Struktur ausbilden, bleibt bei einem *Sol* eine Strukturbildung der kolloidal gelösten Teilchen aus.

Herstellung von Gelen
In Gele wird im Laufe der Herstellung fast zwangsläufig Luft eingearbeitet, die später kaum noch zu entfernen ist. Lufteinschlüsse sind durch sorgfältiges Arbeiten zu minimieren.
Einige Gele wie z.B. Polyacrylatgele verfestigen sich nach der Zugabe eines basischen Bestandteils. Daher sollten, um Blasenbildung zu minimieren, alle Bestandteile zusammengefügt werden bevor *als letztes der basische Gelbildner* zugesetzt wird.

Allgemeine Grundoperationen für Gele
wiegen, quellen lassen, homogenisieren, abfüllen, etikettieren

9.5 Suppositorien

(s. auch EuAB 2002 Zub. zur rektalen Anwendung, Zub. zur vaginalen Anwendung)

Suppositorien (allg.)[107] sind Darreichungsformen zur rektalen oder vaginalen Applikation. Aufgrund ihrer Konsistenz, die von fest bis zu elastisch reichen kann, sind sie unter den oben behandelten Darreichungsformen nicht allgemeingültig eindeutig einzuordnen und werden daher separat behandelt.

Die Formen der Suppositorien sind vielfältig, lassen sich aber grob in zwei Typen einteilen: einerseits die abgerundeten, die auch als Vaginalkugeln bzw. Globuli (von lat. globus: Kugel) oder Ovula (eiförmig von lat. ovum: Ei) bezeichnet werden und andererseits die einseitig stumpfen und am gegenüber liegenden Ende angespitzten Zäpfchen, die vornehmlich für die rektale Anwendung vorgesehen sind.

Je nach Grundmasse können die Suppositorien eine wachsartige, plastische oder eine elastische Konsistenz aufweisen. Die erste findet man bei den häufig eingesetzten *lipidhaltigen Zubereitungen*, die dazu bestimmt sind, im Körper zu *schmelzen* und dabei ihren Wirkstoff freigeben sollen. Dies erfordert die Wahl einer Grundlage, die gewährleistet, dass das Suppositorium bei üblichen Lagertemperaturen fest ist und bei Körpertemperatur schmilzt. Der Schmelzpunkt des Zäpfchens entspricht jedoch nicht in jedem Falle dem Schmelzpunkt der eingesetzten Grundlage, da ein in der Grundlage gelöster (Arznei)stoff zu einer Schmelzpunkterniedrigung führen kann.

Standardgrundlage für lipidhaltige Suppositorien ist *Hartfett* (nicht zu verwechseln mit Hartparaffin, dessen Schmelzpunkt deutlich oberhalb der Körpertemperatur liegt!).

Das früher sehr häufig verwendete *Ol. Cacao* („Kakaobutter“) wird aufgrund der schwierigeren Verarbeitungsmodalitäten nur noch selten verwendet: Kakaobutter kann in verschiedenen Modifikationen vorkommen, von denen die stabile β-Modifikation einen Schmelzpunkt von 34°C aufweist. Die ebenfalls existierende α-Modifikation hingegen schmilzt bei 22°C und somit schon im Bereich der Raumtemperatur. Wird Kakaobutter eingeschmolzen und über den Schmelzpunkt der β-Modifikation heraus erhitzt, so kann passieren, dass die Schmelze in α-Modifikation auskristallisiert, welche aufgrund ihres ungünstigen Schmelzpunktes nicht erwünscht ist. Die Verarbeitung von Kakaobutter wird unten näher beschrieben. *Wasserlösliche* Suppositorien, die z.B. aus einer *gelatinehaltigen Formulierung* oder *Macrogol* gegossen worden sind, sollen sich in der Körperflüssigkeit *lösen*, um dabei den Wirkstoff freizusetzen[108]. Für den Lösungsprozess ist jedoch eine gewisse Flüssigkeitsmenge notwendig, im Rektum aber nicht immer in ausreichender Menge vorhanden.

---

107 Der weitgefasste Begriff „Suppositorium“ schließt also Zäpfchen und Vaginalglobuli ein, obwohl gemeinhin mit dem Begriff Suppositorium in erster Linie ein rectak zu applizierendes Zäpfchen assoziiert wird.

108 Der Schmelzpunkt dieser Zubereitungen ist für die Freisetzung daher üblicherweise ohne Belang.

Standardgrundlage für *Lösungszäpfchen* oder -globuli ist eine wässrige *Glycerol-Gelatine* Mischung, die den Suppositorien eine elastische Konsistenz verleiht.

Glycerol-Gelatine-Grundmasse:

Gelatine	1T
Wasser	2T
Glycerol	5T

Ebenfalls wasserlöslich sind hochmolekulare *Macrogole* oder Mischungen aus Macrogolen unterschiedlicher Molekülmassen. Diese zeigen jedoch plastische Eigenschaften und neigen darüber hinaus gerne zum Nachhärten.

Allgemeine Eigenschaften von Suppositorien

- einzeldosiert, volumendosiert
- Wirkstoff kann *gelöst*, *suspendiert* oder *emulgiert* vorliegen
- Beispiele für Grundlagen: Kakaobutter, Hartfett, PEG, Glycerol-Gelatine
- Lipidgrundlagen sollen bei Körpertemperatur schmelzen (Problem: Tropen)
- Hydrophile Grundlagen sollen sich lösen (Problem: geringe Flüssigkeitsmenge)

Forderungen an Grundmassen für Suppositorien

- physiologisch indifferent
- chemisch indifferent
- möglichst keine ungünstigen Modifikationen
- geeignete Viskosität
- Haltbarkeit, Lagerfähigkeit (kein Fettverderb, Nachhärten, Verfärben etc.)

Probleme bei der Suppositorienherstellung (Gießverfahren)

- Modifikationsänderungen
- Masse soll einerseits gießbar sein (niedrigviskos), andererseits soll aber Sedimentation vermieden werden (hochviskos)
- rasche Aushärtung nach dem Ausgießen erwünscht
- Grundmassen und Wirkstoffe haben oft unterschiedliche Dichten. Dadurch besteht die Tendenz zur unerwünschten Sedimentation der Arzneistoffe.
- Schmelzpunktdepression durch (gelöste) Wirkstoffe möglich
- volumendosiert aber massebezogen verordnet

Herstellung

Üblicherweise werden Zäpfchen unter Verwendung von Hartfett hergestellt, wohingegen Globuli meist auf Glycerol-Gelatine Basis gefertigt werden. Diese Zuordnung von Form bzw. Applikationsort und Grundlage ist jedoch nicht festgelegt.

Exemplarisch soll nachfolgend die Herstellung von Hartfettzäpfchen und Glycerol-Gelatine Globuli beschrieben werden:

Herstellung von Hartfettzäpfchen

Zäpfchen können in speziellen Gerätschaften gepresst oder in Formen gegossen werden, wobei das Ausgießen die übliche Vorgehensweise darstellt.

Hierzu wird Grundmasse in Gegenwart von Arzneistoff geschmolzen oder der Arzneistoff mit geschmolzener Grundlage angerieben. Der Arzneistoff kann dann gelöst, suspendiert oder emulgiert in der Schmelze vorliegen. Beim *Cremeschmelzverfahren* wird darauf geachtet, dass keine unnötig zu hohe Temperatur der Schmelze eingestellt wird, damit eine rasche Rekristallisation erfolgen kann. Die Schmelze ist bei diesem Verfahren noch trübe, da sich noch ein Teil der Grundmasse in kristallinem Zustand befindet[109]. Zusätzlich wird erreicht, dass durch die recht hohe Viskosität ein Sedimentieren oder Aufrahmen verlangsamt wird.

Das *Klarschmelzverfahren*, bei dem soweit erhitzt wird, dass sämtliche Grundlage aufgeschmolzen ist, ergibt niedrigviskose Schmelzen, die daher bei der Anfertigung von Suspensionszäpfchen oftmals Schwierigkeiten bereiten können.

Bei beiden Verfahren wird die Schmelze in teilbare Formen gegossen, wobei eine Gießschale mit langer Schnute oder das Ausgießen entlang eines Glasstabes dem Anfänger das Eingießen in die Form erleichtern. Das Gießen sollte im übrigen zügig erfolgen, ein Eintropfen in die Form führt zu „mehrteiligen" Zäpfchen und hat daher zu unterbleiben.

Nach dem Gießen der Zäpfchen lässt man abkühlen und entfernt den Überstand z.B. vorsichtig(!) mit einer Rasierklinge. Hat man Hartfett als Grundlage verwendet, so ist Volumenkontraktion eingetreten und es hat sich ein winziger Luftspalt um das Zäpfchen in der Form gebildet, sodass sich das Suppositorium nun durch leichten Druck auf die Eingießöffnung vollständig von der Form löst. Nach dem Öffnen der Form werden die Formlinge entnommen.

Allgemeine Grundoperationen für Hartfettsuppositorien

ggf. Wirkstoff zerkleinern und sieben, wiegen, ggf. erwärmen, mischen oder lösen, abteilen durch Ausgießen, abfüllen, etikettieren

109 Der noch kristallin vorliegende Teil kann als Kristallisationskeim fungieren und so das Auskristallisieren in einer bestimmten Modifikation bewirken. Besonders bei Kakaobutter kann durch das Cremeschmelzverfahren ein Auskristallisieren in der gewünschten β-Modifikation herbeigeführt werden. Das Klarschmelzverfahren, bei dem keine kristallinen Anteile mehr in der Schmelze vorhanden sind, bietet diese Gewähr nicht.

Herstellung von Vaginalglobuli

Probleme bei der Herstellung...

Die Grundlage aus *1T Gelatine, 2 T Wasser und 5 T Glycerol* ergibt eine Flüssigkeit, die bei einer Temperatur von ca. 50°C recht *zäh und klebrig* ist. Eine Temperaturerhöhung erniedrigt die Viskosität zwar, beschleunigt aber eine unerwünschte *Denaturierung* der Gelatine. Die zähe Konsistenz bereitet jedoch einige Schwierigkeiten bei der Verarbeitung: Soll homogenisiert werden, so ist intensiv zu rühren. Dies wiederum führt zu einem Einschluss kleiner *Luftblasen*, die aus der Grundmasse kaum noch zu entfernen sind. Aus diesem Grunde sollten die einzelnen Herstellungsschritte so geplant sein, dass in der angesetzten gelatinehaltigen Grundmasse so wenig wie möglich zu rühren ist.

... und deren Lösung

Auch bei Vaginalglobuli können die Wirkstoffe gelöst oder suspendiert in der Grundlage vorliegen. Lösliche Arzneistoffe sollten nach Möglichkeit im Wasser vollständig gelöst werden, bevor die Gelatine zugesetzt wird, unlösliche Wirkstoffe sind mit dem Glycerol anzureiben und in diesem fein zu suspendieren. Bewährt hat es sich, auf die arzneistoffhaltige Mischung aus Glycerol und Wasser die nicht zu grob gepulverte Gelatine aufzustreuen. Diese lässt man anschließend gut durchquellen (ca. 20 Minuten), bevor man den Ansatz in ein Wasserbad einhängt und dort solange unter vorsichtigem Rühren belässt, bis die *Gelatine* sich *vollständig gelöst* hat. Eine Temperaturkontrolle der Zubereitung ist anzuraten.

Das Lösen der Gelatine auf dem Wasserbad dauert eine gewisse Zeit, während der das in der Rezeptur enthaltene Wasser verdunsten kann. Dieser Verlust ist in jedem Falle zu ersetzen, was nur dann richtig erfolgen kann, wenn zuvor die *Gießschale samt Glasstab*[110] *tariert* wurde.

Die homogene Mischung wird anschließend in die Formen eingegossen, wobei darauf zu achten ist, dass dies in einem recht *dünnen Strahl* geschieht, der die in der Form enthaltene Luft entweichen lässt. Andernfalls kann es leicht passieren, dass die Gelatine die Öffnung der Form verschließt, dabei erkaltet und ein weiteres Ausgießen der Form verhindert. Man würde dann nur teilweise ausgegossene Globuli erhalten.

Allgemeine Grundoperationen für Gelatine-Globuli

ggf. Wirkstoff zerkleinern und sieben, wiegen, ggf. erwärmen, lösen, mischen (meist suspendieren), abteilen durch Ausgießen, abfüllen, etikettieren

[110] Von der Verwendung eines Pistills wird bei der Verarbeitung kleinerer Mengen aufgrund der vergleichsweise großen Pistilloberfläche abgeraten.

Dosierung

Bei allen Dosierungsmethoden ist im Rezepturmaßstab für einen Ansatz von n Suppositorien immer die *Ansatzmenge* für ein zusätzliches Suppositorium (*n+1*) einzurechnen, da die Schmelze nicht quantitativ in die Formen überführt werden kann, sondern immer ein Rest an den Geräten verbleibt. Weiterhin ist auch der zu entfernende Überstand in dieser Kalkulation berücksichtigt.

Die Suppositorien, die in einer bestimmten Form ausgegossen werden, haben immer das gleiche Volumen, je nach Dichte von Grundlage und Arzneistoff jedoch unterschiedliche Massen. Nun ergibt sich also das Problem, dass die in der Rezeptur angegebene *massenabhängige Dosierung* in eine *volumenbezogene Dosierung* zu überführen ist.

Modifiziertes Münzelverfahren

Die berechnete Arzneistoffmenge für *n+1* Suppositorien ist mit einem Teil der Grundlage aufzuschmelzen und in n+1 Formen zu gießen, die hierdurch jedoch nicht vollständig gefüllt werden. Überstände dürfen hierbei noch nicht entstehen! Anschließend wird mit reiner Grundmasse aufgefüllt, wobei Überstände entstehen, die nach dem Erkalten entfernt werden. Die Suppositorien sind nun zu entnehmen. Auf diese Art und Weise sind nun n+1 Suppositorien hergestellt, die in ihrer Gesamtheit die richtige Arzneistoff- sowie Grundlagenmenge enthalten. Diese Zäpfchen sind lediglich untereinander inhomogen und müssen daher erneut eingeschmolzen und homogenisiert werden. Aus dieser Schmelze können nun n Zäpfchen ausgegossen werden, die nach Entfernen des Überstandes korrekt dosiert sind.

Dieses Verfahren kann aufgrund des zweimaligen Erhitzens allerdings nur für Substanzen verwendet werden, die durch diese thermische Belastung nicht beeinträchtigt werden bzw. nicht zu Klumpenbildung neigen.

Dieses modifizierte Münzelverfahren ist im **DAC (Anlage F)** als Verfahren 2 beschrieben.

Probezäpfchenmethode

Bei thermolabilen Stoffen kann die Probezäpfchenmethode angewendet werde, bei der vorab zwei richtig dosierte, jedoch inhomogene Suppositorien gegossen, gewogen und verworfen werden. Sie dienen lediglich zur Ermittlung der notwendigen Grundlagenmenge.

Hierzu wird der Wirkstoff, welcher in zwei Suppositorien enthalten sein soll, mit einer geringeren Menge an Grundmasse als für zwei Zäpfchen benötigt werden würde zusammengeschmolzen und ausgegossen. Danach füllt man mit geschmolzener Grundlage beide Zäpfchen auf, lässt erkalten, entfernt die Überstände, wiegt beide Zäpfchen und berechnet die mittlere Zäpfchenmasse.

Subtrahiert man von diesem Mittelwert die Arzneistoffmasse für ein Zäpfchen, so ergibt sich die benötigte Grundlagenmasse für ein Suppositorium. Diese wird mit der Anzahl an herzustellenden Suppositorien (des Verlustzäpfchen ist mit einzurechnen) multipliziert und ergibt die insgesamt benötigte Grundlagenmenge.

Verdrängungsfaktoren

Kennt man die Dichte einer Substanz und somit die Masse, die ein bestimmtes Volumen einnimmt, so kann man, wenn auch das Volumen der Form bekannt ist, theoretisch berechnen, wie groß die einzusetzenden Mengen zu wählen sind. Die absoluten Dichten wären hierfür eigentlich erforderlich, sind aber i.d.R. nicht so einfach zugänglich. Daher geht man einen etwas anderen, jedoch prinzipiell gleichen Weg:

Es werden aus reiner Grundmasse in der zu verwendenden Form blasenfreie (!) Zäpfchen ausgegossen. Das mittlere Suppositoriengewicht wird anschließend ermittelt und trägt die Bezeichnung „Eichwert" E. Er ist abhängig von der Grundlage sowie der Größe der Form.

Der Verdrängungsfaktor, der angibt, wie viel Gramm Grundmasse durch 1g des suspendierten Arznei- oder Hilfsstoffes verdrängt werden, wird im **DAC (Anlage F)** nachgeschlagen oder selbst ermittelt. In letzterem Fall ist eine definierte Arzneistoff / Grundlagen-Mischung (2.50g fein gepulverter Arzneistoff (90µm) und 7.50g Grundlage) herzustellen, auszugießen und zu wiegen. Der Verdrängungsfaktor f wird wie folgt berechnet:

(Gl.1) $$f = (100 \cdot (n \cdot E - G_n) / (G_n \cdot 25)) + 1$$

Gn gibt hierbei die Gesamtmasse der n arzneistoffhaltigen Suppositorien an.

Die benötigte Masse m an Grundlage ist nach folgender Formel bei Einsatz *mehrerer Arzneistoffe* zu berechnen:

(Gl.2) $$m = n [E - (f_1 \cdot S_1 + f_2 \cdot S_2 + ...f_i \cdot S_i)$$

wobei f_x die Verdrängungsfaktoren und S_x die Massen der betreffenden Arznei- und Hilfsstoffe angeben. Für *einen Arzneistoff* verkürzt sich obige Formel somit auf

(Gl.3) $$m = n (E - f \cdot S)$$

Wichtige Punkte im Zusammenhang mit dem Verdrängungsfaktorverfahren:

- Der *Eichwert* ist *von Form und Grundlage abhängig*!
- Der *Verdrängungsfaktor* des Arzneistoffes ist strenggenommen *keine Stoffkonstante*. Er ist u.a. abhängig von Zerkleinerungsgrad und Modifikation.
- Der Arzneistoff muss *suspendiert* in der Grundlage vorliegen.

Dosierung von Globuli

Globuli können prinzipiell nach den oben erwähnten Verfahren dosiert werden. zu bedenken ist hierbei, dass für viele Arzneistoffe zwar die Verdrängungsfaktoren in Hartfett, nicht jedoch in Glycerol-Gelatine als Grundmasse verzeichnet sind. Weiterhin wird bei den Globuli der *Hals* der Form mitausgegossen, nach dem Ausgießen jedoch entfernt. Dieser Hals nimmt zusätzliches Volumen ein, das auch bei der Herstellung berücksichtigt werden sollte. Die Ansatzmenge für Grundlage *und* Wirkstoff ist um einen gewissen Faktor zu erhöhen.

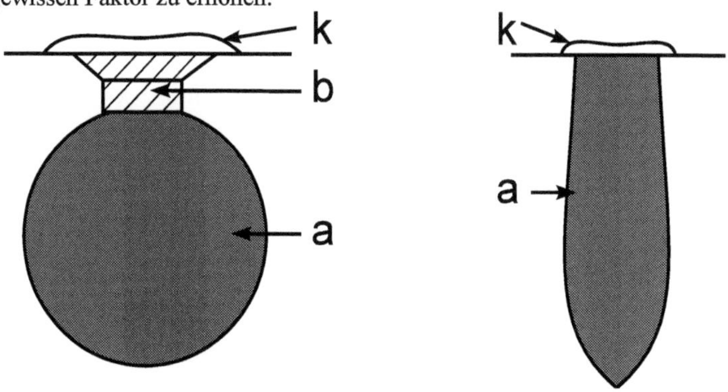

Abb. 105: Unterschiedliche Ansatzmengen bei Globuli und Zäpfchen bedingt durch den Hals. Während bei Zäpfchen lediglich das Volumen der Arzneiform (a) sowie die Kuppe (k) zu berücksichtigen ist, wird bei Globuli zusätzlich der Hals (b) der Form ausgegossen, der jedoch nachträglich entfernt wird. Das dazu notwendige Volumen muss bei der Berechnung der Ansatzgröße bedacht werden.

Dieser Faktor sollte für jede Form einmal ermittelt und neben dem Eichwert der Form auf dieser dauerhaft vermerkt werden. Hierzu gießt man die Form idealerweise mit Hartfett[111] aus, entfernt die Kuppen nach dem Erkalten und wiegt den Globulus mit Hals auf der Analysenwaage (Masse: m_{a+b}). Anschließend schneidet man den Hals ab und wiegt erneut (Masse: m_a). Aus diesen beiden Massen kann man nun den benötigten Faktor f_H berechnen:

(Gl. 4)
$$f_H = \frac{m_{a+b}}{m_a}$$

Dieser Faktor beträgt etwa 1.1 für die üblicherweise verwendeten Globuliformen.

Tab. 13: Vor- und Nachteile der verschiedenen Dosierverfahren für gegossene Suppositorien

Verfahren	modif. Münzel	Probezäpfchen	Verdrängungsfaktor
Voraussetzungen			Eichwert der Form muss bekannt sein Verdrängungsfaktor des Arzneistoffes muss bekannt sein nur für praktisch unlösliche Stoffe anwendbar
Vorteile	auch für lösliche Stoffe geeignet	auch für lösliche Stoffe geeignet auch für thermolabile Stoffe geeignet	einmaliges Ausgießen
Nachteile	zweimaliges Ausgießen notwendig, daher nicht für thermolabile Stoffe geeignet	arbeitsintensiv relativ viel Verlust	Eichwerte der Formen müssen für die verwendete Grundlage einmal bestimmt worden sein

111 Im Gegensatz zu Glycerol-Gelatine Masse hat man bei der Verwendung von Hartfett keine Probleme mit dem Einschluß von Luftblasen, die sich bevorzugt im Hals ansammeln und damit das Ergebnis verfälschen würden, da die Zusammensetzung der Masse im Hals nicht der im Globulus entspricht.

9.6 Herstellung homöopathischer Arzneimittel

Die Herstellung von homöopathischen Arzneimitteln folgt den im HAB angegebene Herstellungsmethoden[112]. Einige dieser Vorschriften sollen hier in Kurzform beschrieben und erläutert werden:

Vorschrift 1: Urtinkturen und flüssige Verdünnungen
Urtinkturen nach Vorschrift 1 sind Mischungen gleicher Teile Presssaft und Ethanol.

Potenzierung:

Urtinktur:	1T Presssaft	1T Ethanol 86% (m/m)
D1:	2T Urtinktur	8T Ethanol 43% (m/m)
D2 (und folgende):	1T D1 Verdünnung	9T Ethanol 43% (m/m)
C1:	2T Urtinktur	98T Ethanol 43% (m/m)
C2 (und folgende):	1T C1 Verdünnung	99T Ethanol 43% (m/m)

Vorschrift 4a: Urtinkturen und flüssige Verdünnungen
Urtinkturen nach Vorschrift 4a sind nach EuAB hergestellte Tinkturen aus 1 Teil Droge und 10 Teilen Ethanol geeigneter[113] Konzentration. Damit entspricht die Urtinktur der ersten Dezimalverdünnung.

Potenzierung:

Urtinktur = D1:	1T Droge	10T Ethanol
D2:	1T Urtinktur (D1)	9T Ethanol
D3:	1T D2 Verdünnung	9T Ethanol
D4 (und folgende)	1T D3 Verdünnung	9T Ethanol 43% (m/m)
C1:	10T Urtinktur (D1)	90T Ethanol
C2 (und folgende):	1T C1 Verdünnung	99T Ethanol 43% (m/m)

Vorschrift 6: Verreibungen
Für eine Handverreibung[114] wird der Arzneiträger (falls nichts anderes vorgeschrieben: Lactose-Monohydrat) in drei gleiche Teile geteilt. Mit dem ersten Teil wird die Porzellanreibschale kurze Zeit ausgerieben. Nach Zugabe des Arzneistoffes wird 6 Minuten lang gemischt und 4 Minuten mit einem *Porzellan*spatel abgeschabt, abermals

[112] im HAB 2000 sind 50 unterschiedliche Herstellungsvorschriften -teils mitweiteren Unterteilungen- aufgeführt.
[113] hiermit wird der Löslichkeit der Drogeninhaltsstoffe in Abhängigkeit von der Ethanolkonzentration Rechnung getragen.
[114] Mengen über 1 kg werden durch Maschinenverreibung hergestellt. Die angegebene Vorschrift gilt für die ersten vier Verdünnungsstufen.

6 Minuten lang gemischt und 4 Minuten lang abgeschabt. Das zweite Drittel Arzneiträger wird zugegeben, dann wird 6 Minuten gemischt, 4 Minuten geschabt, 6 Minuten gemischt und 4 Minuten geschabt. Nach Zugabe des letzten Drittels wird wiederum 6 Minuten gemischt, 4 Minuten geschabt, 6 Minuten gemischt und 4 Minuten geschabt. Zur Herstellung einer Handverreibung wird somit mindestens eine Stunde Arbeitszeit benötigt.
Die Größe der enthaltenen Ausgangsstoffteilchen soll 100µm nicht überschreiten.

Vorschrift 9: Tabletten
Tabletten werden durch Verpressen von Verreibungen hergestellt und sollen zwischen 100 und 250 mg wiegen. Anstelle von Verreibungen (Vorschrift 6 bzw. 7) dürfen auch Mischungen verwendet werden, die als Hilfsstoff bis zu 10%Stärke und bis zu 2% Magnesiumstearat oder Calciumbehenat enthalten. Für eine eventuell notwendige Granulation dürfen Lactosemonohydratlösung, Stärkekleister oder Ethanol verwendet werden. Hiermit wird auf die Besonderheiten[115] beim Tablettieren Rücksicht genommen.

Potenzierung:
Die Tabletten werden mit dem Verdünnungsgrad der verwendeten Verreibung oder Mischung bezeichnet. Ein weiteres Potenzieren findet nicht statt.

Vorschrift 10: Streukügelchen (Globuli)
Sie werden durch Aufziehen einer Dilution auf Saccharosekügelchen[116] hergestellt. Hierzu werden 100T der Zuckerkügelchen mit 1T der Dilutio[117] gleichmäßig befeuchtet (im geschlossenen Glasgefäß „imprägniert"). Anschließend lässt man an der Luft trocknen.

Potenzierung:
Die Streukügelchen werden mit dem Verdünnungsgrad der verwendeten Dilution bezeichnet.

Vorschrift 13: Salben
Sie werden aus einer homöopathischen Zubereitung und einer geeigneten Grundlage hergestellt. Salben müssen der Arzneibuchmonographie „halbfeste Zubereitungen zur kutanen Anwendung" entsprechen. Antioxidantien und Stabilisatoren sind nicht

115 Verpreßbarkeit und Vermeidung des Anhaftens an den Preßwerkzeugen
116 üblicherweise Größe „3" gem HAB, in Sonderfällen auch alle anderen Größen „1" bis „10"
117 der Ethanolgehalt der verwendeten Dilutio muß mindestens 60% (m/m) betragen.

zugelassen. Konservierungsmittel dürfen nur bei Hydrogelen und O/W Cremes zugesetzt werden. Die Herstellung erfolgt, indem die homöopathische Zubereitung im Verhältnis 1 zu 10 bzw. 1 zu 100 in die halbfeste Grundlage eingearbeitet wird.

Potenzierung:
Die Salben tragen als Verdünnungsbezeichnung die Bezeichnung der eingearbeiteten Zubereitung.

9.7 Etikettierung

Auf jeder angefertigten Rezeptur sind folgende Angaben dauerhaft und lesbar zu vermerken:

Tab. 14: Angaben auf einem Etikett

- Name des Patienten
- Die Art der Anwendung sowie die Anwendungshinweise des Arztes, falls angegeben
- Name und Anschrift der Apotheke
- Der Inhalt nach Gewicht, Volumen oder Stückzahl
- Alle arzneilich wirksamen Bestandteile und deren Menge
- Datum der Herstellung bzw. bei defekturmäßig vorbereiteten Rezepturen das Datum der Abgabe und die Chargenbezeichnung
- Ein Haltbarkeitsdatum bzw. eine Aufbrauchfrist

Zusätzlich sind -falls erforderlich- Gefahrstoffsymbole, oder Hinweise wie „kühl lagern" oder „vor Gebrauch umzuschütteln" anzubringen. Bei ethanolhaltigen Arzneimitteln sind ggf. die betreffenden Hinweise gemäß Arzneimittel-Warnhinweisverordnung („Ethanolwarnhinweis") anzubringen. Der DAC (NRF 1999 I.3.4) liefert diesbezüglich nähere Informationen.

Das Ablaufdiagramm auf folgender Seite gibt veranschaulicht das Vorgehen.

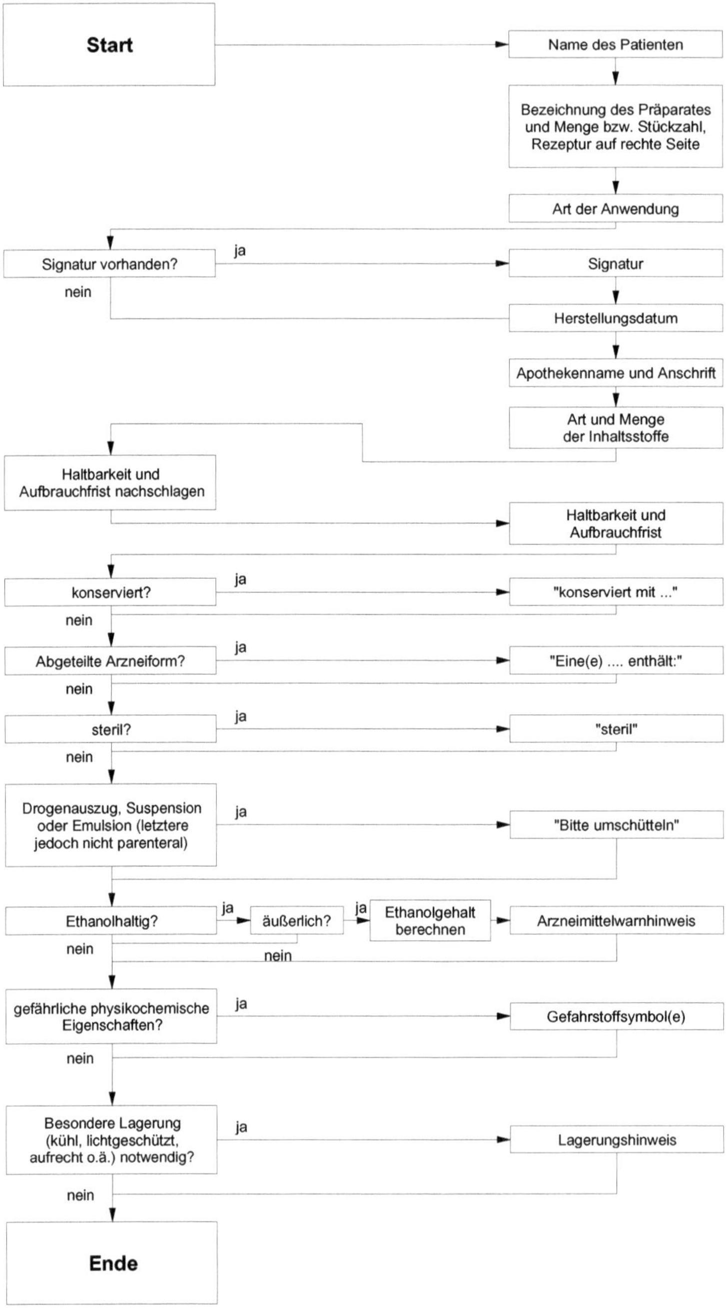
Start
Name des Patienten
Bezeichnung des Präparates und Menge bzw. Stückzahl, Rezeptur auf rechte Seite
Art der Anwendung
Signatur vorhanden?
ja
Signatur
nein
Herstellungsdatum
Apothekenname und Anschrift
Art und Menge der Inhaltsstoffe
Haltbarkeit und Aufbrauchfrist nachschlagen
Haltbarkeit und Aufbrauchfrist
konserviert?
ja
"konserviert mit ..."
nein
Abgeteilte Arzneiform?
ja
"Eine(e) .... enthält:"
nein
steril?
ja
"steril"
nein
Drogenauszug, Suspension oder Emulsion (letztere jedoch nicht parenteral)
ja
"Bitte umschütteln"
Ethanolhaltig?
ja
äußerlich?
ja
Ethanolgehalt berechnen
Arzneimittelwarnhinweis
nein
nein
gefährliche physikochemische Eigenschaften?
ja
Gefahrstoffsymbol(e)
nein
Besondere Lagerung (kühl, lichtgeschützt, aufrecht o.ä.) notwendig?
ja
Lagerungshinweis
nein
Ende

Frau Melanie Mustermann	
-äußerlich- 50 g Creme; 2x tgl. auf die betroffenen Hautstellen auftragen 1.2.99 Haltbar bis 1.3.99 Universitäts-Apotheke Apotheker Maximilian Muster Hauptstr. 1 12345 Hierdorf	Triamcinolon acetonid 0.02 Ungt. emulsif. aquos. ad 50.0

Abb. 106: Musteretikett

Das Etikett wird gerade - nicht windschief - und nach den Regeln des goldenen Schnittes auf die Flasche aufgebracht, damit ein optisch harmonisches Erscheinungsbild entsteht. Der goldene Schnitt besagt, dass das Verhältnis zweier Teilstrecken zueinander genauso groß ist, wie das Verhältnis der größeren Teilstrecke zur Gesamtstreckenlänge. Für die Praxis ergibt sich somit ein Verhältnis von ca. 5/8.

Goldener Schnitt:

(Gl. 5)
$$\frac{a}{b} = \frac{b}{a+b}$$

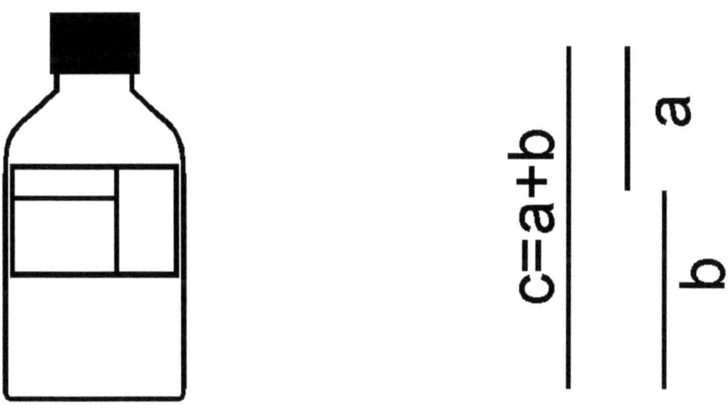

Abb. 107: Positionierung des Etikettes auf dem Abgabegefäß nach dem goldenen Schnitt

Lediglich bei Tuben wird das Etikett nicht nach dem Goldenen Schnitt sondern am oberen Rand angebracht. Somit kann der Patient auch dann noch das Etikett lesen und damit verschiedene Zubereitungen unterscheiden, wenn bereits der Großteil der Zubereitung durch mehrfaches Umfalten der Tubenunterkante aus der Tube herausgedrückt wurde.

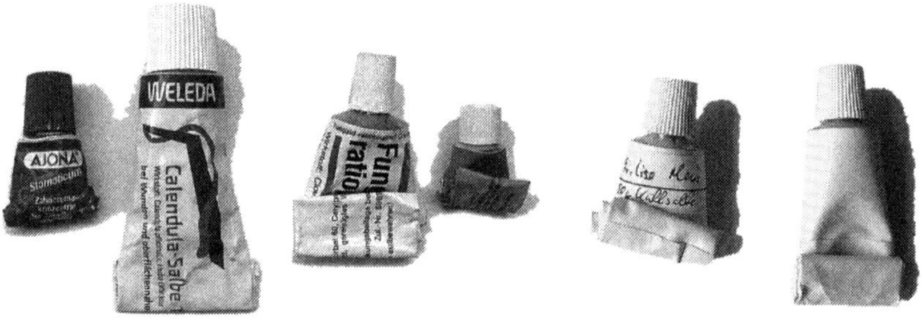

Abb. 108: Bei Fertigarzneimitteln ist die Unterscheidung anhand von Größe, Farbgebung etc. auch bei fast gänzlich ausgedrückten Tuben noch möglich (links). Handelt es sich jedoch um Einzelanfertigungen, so ist diese Unterscheidbarkeit kaum noch gegeben (rechts). Daher ist es notwendig, die Beschriftung weit oben in der Nähe des Tubenkopfes anzubringen.

9.8 Haltbarkeits- und Aufbrauchfristen

(s. auch DAC 1998)

9.8.1 Haltbarkeitsdauer

Ein Arzneimittel ist auch ungeöffnet nicht unbegrenzt haltbar. So kann sich der Arzneistoff mit der Zeit zersetzen, wobei die Zersetzungsgeschwindigkeit u.a. von der *Lagertemperatur*, der *Zubereitungsform*, dem *Packmittel*, zugesetzten *Stabilisatoren* und nicht zuletzt vom *Arzneistoff* selbst abhängig ist. Die mikrobiologische Qualität ist u.a. durch den Einsatz von *Konservierungsmitteln* steuerbar. Der pharmazeutischen Qualität des Arzneimittels ist daher eine gewisse zeitliche Grenze gesetzt, die sog. Laufzeit oder auch Haltbarkeitsfrist. Sie gibt die Zeitspanne zwischen Herstellung und dem Verfall an.

9.8.2 Aufbrauchfristen

Bei Zubereitungen in Mehrdosenbehältnissen kommt darüber hinaus hinzu, dass die Belastung während der Anwendung gerade bei halbfesten und flüssigen Zubereitungen nicht unerheblich ist und den Anlass dafür darstellt, dass Aufbrauchfristen gesetzt werden, die deutlich kürzer als die Haltbarkeitsdauer sind.
Nach Ablauf der Aufbrauchfrist ist das betreffende Arzneimittel nicht weiter anzuwenden. Dies gilt auch dann, wenn das Verfalldatum noch nicht erreicht ist.

Um eine Angabe für die Aufbrauchfrist einer bestimmten Zubereitung zu machen, ist die Kenntnis einiger Faktoren notwendig:

- Handelt es sich um eine flüssige, halbfeste oder feste Zubereitung?
- Enthält die Zubereitung Konservierungsstoffe?
- Ist Wasser in der Rezeptur enthalten, wenn ja, wie groß ist der Wasseranteil und in welcher Phase befindet sich das Wasser?

Anhand dieser Fragestellungen kann ein Wert für die Aufbrauchfrist abgeschätzt werden. Der so ermittelte Wert stellt jedoch nur einen groben Richtwert dar, der im Einzelfall noch näher diskutiert werden kann.

Tab. 15: Faktoren, die für die Haltbarkeitsdauer von Zubereitungen entscheidend sein können:

- Lagertemperatur
- Zubereitungsform
- Packmittel
- Stabilisatoren
- Konservierungsmittel
- Der Arzneistoff selbst

Tab. 16: Einige häufig benötigte Aufbrauchfristen
(z.T. nach DAC NRF I.4; hier nicht komplett wiedergegeben)

Arzneiform		Aufbrauchfrist	Bemerkung / Behältnis
Flüssige Arzneiformen			
Augentropfen	unkonserviert	24 h	möglichst sterile Einzeldosen
	konserviert	1 Monat	
Lösungen, Emulsionen, Suspensionen, oral	unkonserviert	1 Woche	
	konserviert	6 Monate	
Lösungen, Emulsionen, Suspensionen, äußerlich	unkonserviert	1 Woche	
	konserviert	6 Monate	
Inhalationslösungen	unkonserviert	24 h	möglichst sterile Einzeldosen
	konserviert	1 Monat	
	Tropflösungen, wasserfrei	1 Jahr	
Nasentropfen	unkonserviert	24 h	möglichst sterile Einzeldosen
	konserviert	2 Wochen	bei Pipettglas oder Quetschflasche
	konserviert	6 Monate	bei Druckzerstäuber
Ohrentropfen	unkonserviert	24 h	
	wasserfrei	6 Monate	
Halbfeste Arzneiformen			
Cremes[118]	konserviert	1 Monat	bei Kruken
	konserviert	1 Jahr	bei Tuben
	unkonserviert	-	bei Kruken
hydrophile	unkonserviert	1 Woche	bei Tuben
hydrophobe	unkonserviert	1 Monat	bei Tuben
Vaginalglobuli (hydrophil)		1 Woche	
Salben, wasserfrei		6 Monate	in Kruken
		3 Jahre	in Tuben
Feste Arzneiformen			
Granulate		3 Jahre	
Kapseln		3 Jahre	
Pulver		3 Jahre	
Suppositorien (lipophil)		3 Jahre	
Tees, geschnitten	ohne flüchtige Bestandteile	3 Jahre	
Tees, gepulvert oder angestoßen	mit flüchtigen Bestandteilen	2 Wochen	gefütterte Beutel mit Cellophaninnenbeutel

118 gilt sinngemäß ebenso für Hydrogele

10 HISTORISCHES

10.1 Gefäße, Utensilien und Packmittel

Verschließen von Flaschen ohne Schraubverschluss

Heute haben fast alle Flaschen einen Schraubverschluss mit Kunststoffdeckel. Früher wurden Flaschen mit Spunden/Korken verschlossen, als Originalitätsverschluss stülpte man dann ein gefaltetes und ggf. gefärbtes Papier darüber, eine Tektur. Diese wurde mit einem Bindfaden unterhalb des Flaschenrandes festgeschnürt und verknotet bevor überstehender Faden und überstehendes Papier abgeschnittten wurden.

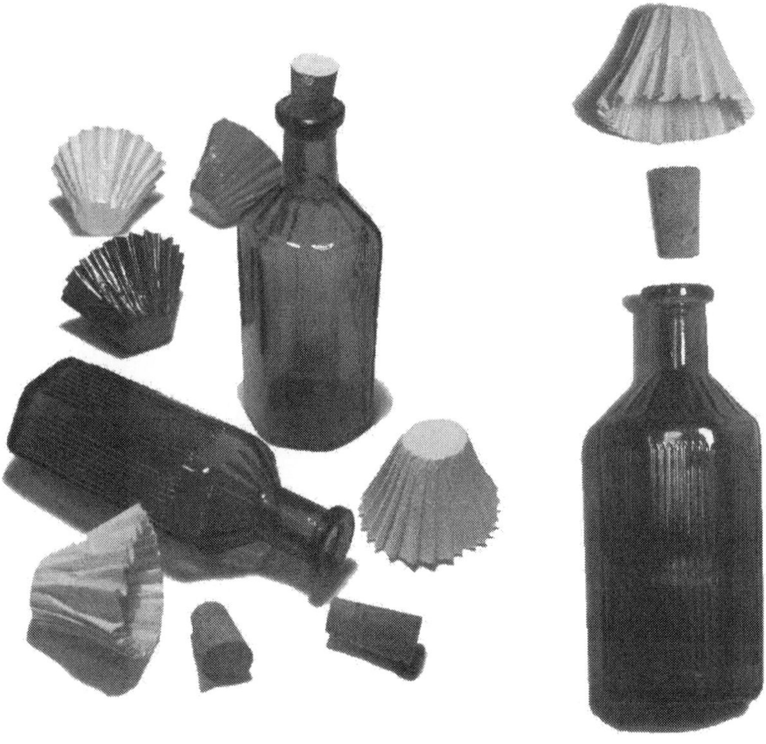

Abb. 109: Verschließen von Flaschen mittels Korken und Tektur

Passten die Korken oder Spunde nicht genau in die Flaschenhälse hinein, so verwendete man einen „Frosch“, um die Durchmesser der Korken etwas zu verkleinern.

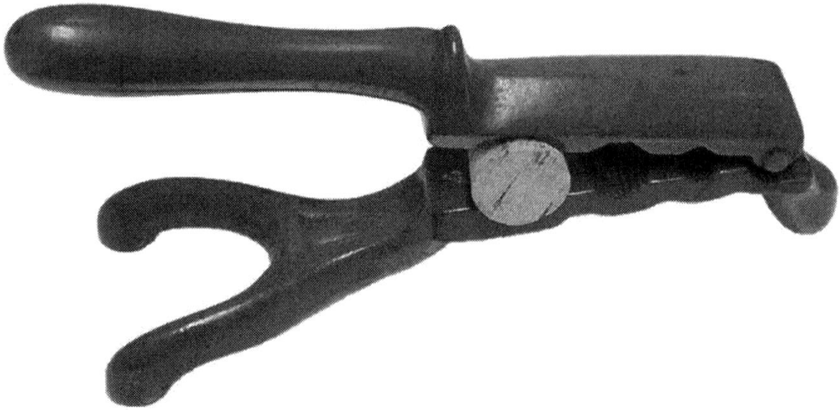

Abb. 110: Frosch zum Verkleinern der Korkendurchmesser

Die Bezeichnung Frosch rührt wohl einerseits von Form und Farbe des Gerätes her. Darüber hinaus erzeugen die Korken während der Komprimierung ein Geräusch, das ähnlich wie das Quaken eines Frosches klingt.

10.2 Wasser für Rezepturzwecke

Um Trinkwasser für Rezepturzwecke weiter aufzureinigen wurden früher Berkefeldfilter benutzt. Die durch die Schwerkraft angetriebene Filtration erfolgt in einem Doppelwandigen behälter durch eine keramische Filterkerze, die teilweise auch noch mit einer Aktivkohlefüllung versehen war. Oftmals wurde zum Zwecke der Keimzahlverminderung noch etwas Silberfolie in den Filter hineingegeben, wobei der oligodynamische Effekt des Silbers ausgenutzt wurde.
Die Filterkerze ließ sich leicht unter fleißendem Wasser mit einem Scheuerschwamm reinigen und musste nur sehr selten erneuert werden.

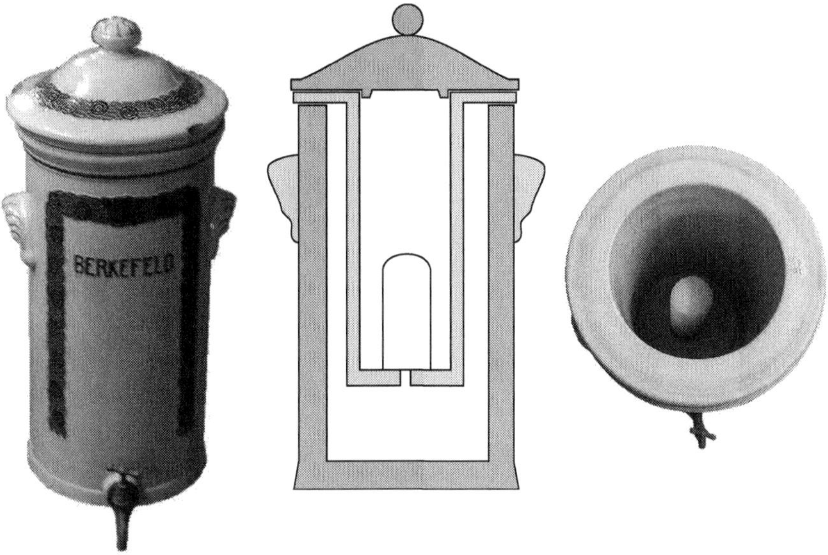

Abb. 111: Berkefeldfilter (Frontansicht, Schnittbild und Aufsicht)

10.3 Geräte

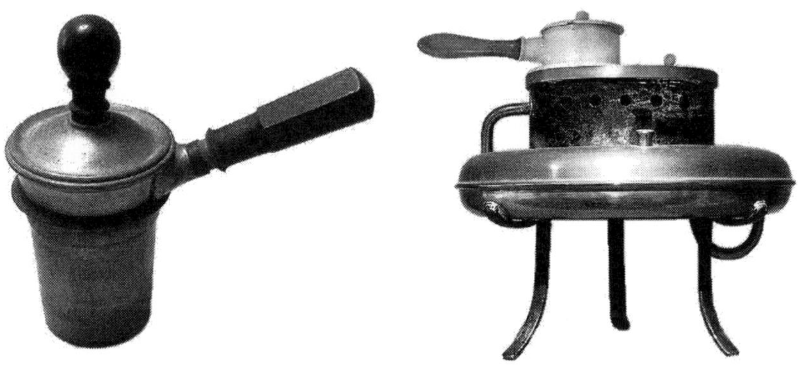

Abb. 112: Infundierbüchse aus Metall und Infundierapparat

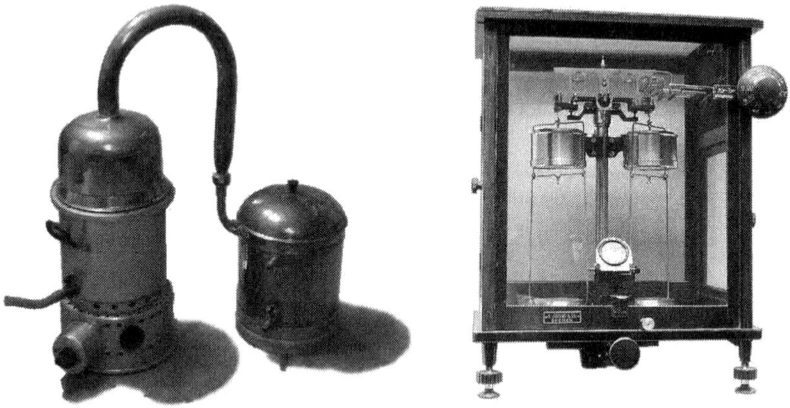

Abb. 113: Destillationsanalge und Analysenwaage

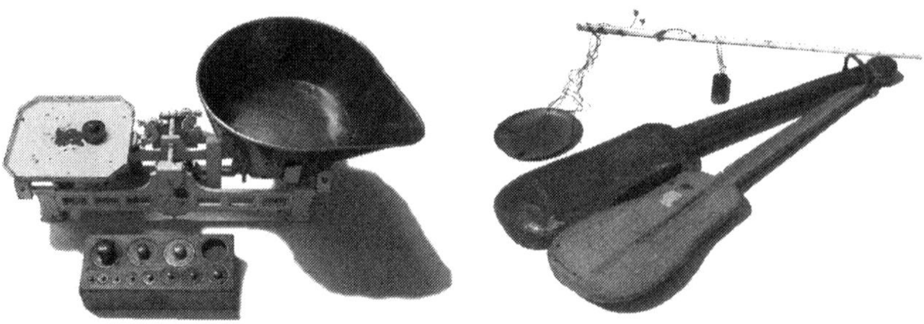

Abb. 114: Teewaage (links). Die Messingschale mit Schnute erleichtert das Einfüllen in Teebeutel. Opiumwaage mit Holzschatulle (rechts).

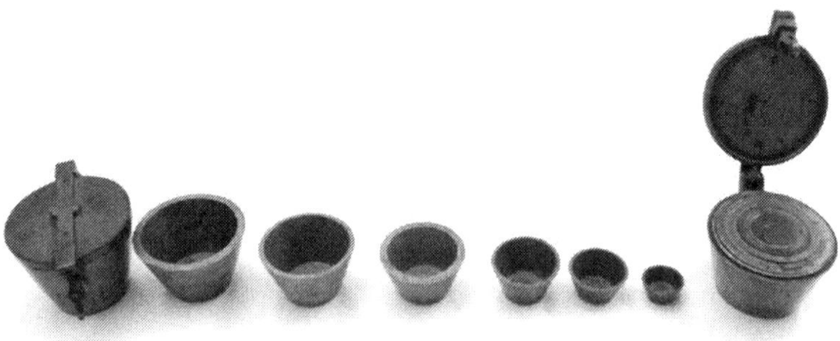

Abb. 115: Alte Gewichtssätze: ineinander stapelbare Schälchen

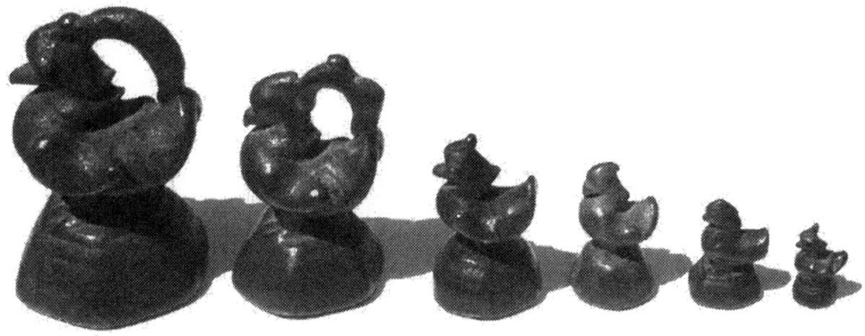

Abb. 116: Alte Gewichtssätze: Gewichtsstücke mit Tiermotiven (rechts)

10.4 Alte Apothekergewichte und Maße

Tab. 17: Übersicht über alte Gewichte und Hohlmaße

Bezeichnung		**Abk. oder Symbol**	**Äquivalent**						
Deutsch	**Latein**	**in alten Schriften**	**Pfd**	**U**	**½U**	**D**	**Sk**	**G**	
Gran	granum	gr.						1	ca. 0.06g
Skrupel	scripulum, scrupulum	℈, ϡ					1	20[119]	ca. 1.1g
Drachme	dragma	dr̃, drg̃, drag̃, đ, ð, <, ʒ				1	3	60	ca. 3.4g
Dinar*	Denarius	dinr̃				1	3	60	ca. 3.4g
Schilling*	solidus	soł, sol				4/3	4	80	ca. 4.5g
Halbe Unze	semuncia	2, ℒ, ℨ, ℥ꟿ.			1	4	12	240	ca. 13.6g
Unze	uncia	uñc, ~, ÷, ℥		1	2	8	24	480	ca. 27.3g
Pfund	libra	lib̃, ℔	1	12	24	96	288	5760	ca. 327g
Schälchen	cyathus	ciat̃, cyat̃							ca. 46ml
Becher, Viertelchen	hemina	♃	6 cyathi, 0.5 sextarius						ca. 274ml
Schoppen	sextarius	ſ, ſſ, SS	12 cyathi						ca. 550ml

* Dinar und Schilling stellen eigentlich Münzgewichte dar

Das Gran (lat. granum = Korn) stellte die Basiseinheit der Gewichte dar und ergab sich aus der Masse eines ausgereiften Getreidekornes, welches je nach Region Gerste, Roggen oder Weizen sein konnte. Daraus resultierten regional unterschiedliche Gewichte[120].

119 in Spanien, Portugal, Rom und Sardinien entsprach 1 Skrupel 24 Gran

120 z.B. 1 sizilianisches Pfund = 320.7g, 1 preußisches Pfund = 350.8g, 1 österreichisches Pfund = 420.0g

10.5 Arzneiformen

10.5.1 Pastillen

Pastillen werden durch Stanzen, Stechen oder Schneiden aus halbfesten, pastenartigen (pastilla = lat. kleine Paste) und dünn ausgerollten Massen hergestellt und anschließend getrocknet. Ebenso können Sie -ähnlich wie bei den Pillen- aus einem walzenförmig gerollten Teig scheibchenweise geschnitten werden; auch durch Austropfen von sehr dickflüssigen oder pastösen Massen auf Bleche können Pastillen erhalten werden.

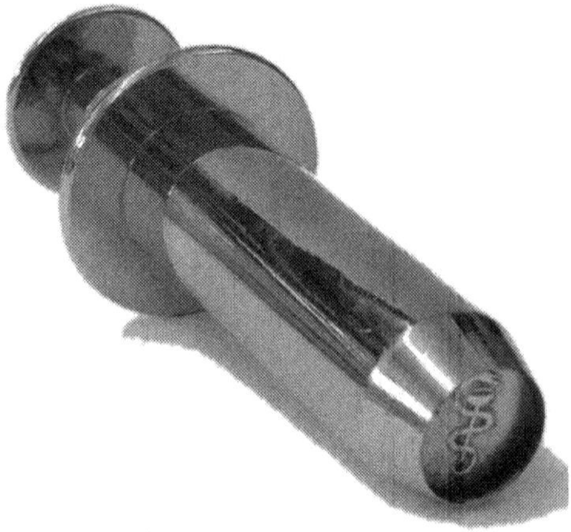

Abb. 117: Pastillenstecher (hier für Pastillen mit den Symbolen Schlange und Schale)

10.5.2 Pillen

(DAB 7)

Pillen[121] sind meist kugelförmige Zubereitungen aus plastischen Massen zur oralen Anwendung mit einer Masse zwischen 100 und 250 mg. Pillen einer Charge sind in Form und Größe einheitlich.

Pillen haben gegenüber anderen Arzneiformen den Vorteil, dass fast alle Arzneistoffe, egal ob flüssig, fest, pastös oder hygroskopisch etc. eingearbeitet werden können. Darüber hinaus sind sie bei einiger Übung recht einfach und schnell herzustellen.

Standardmäßig werden Hefeextrakte verwendet, es sind aber auch eine Reihe anderer Hilfsstoffe einsetzbar. Stärken finden sich oft in Pillenrezepturen wieder.

Als größter Nachteil neben der schlechten industriellen Fertigbarkeit hat sich die unreproduzierbare Freigabe erwiesen, die sehr stark von den eingesetzten Hilfsstoffen abhängt. Speziell Ol. cacao, Wollwachs und Vaseline liefern Pillen, die ihren Wirkstoff kaum noch freisetzen und somit praktisch unwirksam sind! Auch härten

121 Die Bezeichnung „Pille“ für orale Kontrazeptiva ist eigentlich falsch, denn es handelt sich bei diesen um Dragees oder (filmüberzogene) Tabletten

Pillen oftmals nach und ändern dadurch ihre Zerfallseigenschaften und ihr Freigabeverhalten.
Aufgrund des meist unbekannten Freigabeverhaltens ist ein Übertragen der Pillenrezeptur in eine Kapselrezeptur nicht unproblematisch. Man vergleiche hierzu einmal den Blutspiegelverlauf einer sehr langsam und unvollständig freisetzenden Pille mit dem einer gleichdosierten Kapsel. Intoxikationen können nicht ausgeschlossen werden. Eine generelle Dosisreduktion durchzuführen wäre jedoch gleichfalls ein Kunstfehler, da auch eine Pille schnell freisetzen kann und sich ihre resultierende Blutspiegelkurve nicht von der einer gleichdosierten Kapsel zu unterscheiden braucht. Eine Dosisreduktion bei der Kapsel hätte in diesem Fall deren Unwirksamkeit zur Folge. Es ist also immer der Einzelfall zu betrachten!

Herstellung
Der fein gepulverte Arzneistoff wird mit den Hilfsstoffen homogen vermischt und zu einer plastischen Masse verarbeitet („angestoßen"). Dies geschieht in einem etwas flacher geformten Metallmörser.
Von den Hilfsstoffen ist soviel zuzusetzen, dass einerseits eine gut plastisch verformbare und nicht mehr stark klebende Masse erhalten wird, andererseits aber auch die vorgegebene Pilleneinzelmasse zwischen 0.1 und 0.25g zu liegen kommt.

Bestandteile der Pillenrezepturen
Pillen bestehen aus *Arzneistoff, Pillenkonstituens* und *Anstoßflüssigkeit.*

Beispiele für Konstituentien			**Beispiele für Anstoßflüssigkeiten**		
I	Radix Liquiritiae pulvis		I	Aqua dest	
	Succus liquiritiae pulvis	aa		Glycerinum	aa
II	*Pulvis ad pillulas Ph. Dan. 1949*		II	*Fluidum ad pillulas Ph. Dan. 1949*	
	Gummi arabicum	2.5T		Glycerinum	2.5T
	Amylum Tritici	20.0T		Sirupus simplex	7.5T
	Radix Liquiritiae pulvis	20.0T			
	Saccharum Lactis	57.5T	III	*Sirupus Glucosi*	
				Glucosum	1T
III	Glucosum sive Saccharum Lactis	60T		Sirupus simplex	2T
	Dextrinum	20T			
	Amylum Tritici	20T	IV	Extractum faecis spissum	
IV	Extractum faecis siccum				

Die aufgeführten Konstituentien müssen nicht zwingend mit den Anstoßflüssigkeiten, die nur zufällig die gleiche lateinische Nummerierung aufweisen, verarbeitet werden.

Diese plastische Masse wird sodann zu einer Wurst gleichmäßigen Durchmessers ausgerollt. Insbesondere die Enden dürfen sich nicht verjüngen. Die Länge dieser Wurst richtet sich nach der Länge des Abteilers im Pillenbrett. Mit dessen Hilfe werden aus dem Strang halbwegs runde Pillen abgeteilt. Diese werden auf dem mittlerweile mit z.B. Lycopodium bestreuten Pillenbrett ausgerollt. Hierfür existieren Rollierer, bei denen der Abstand zwischen Pillenbrett und Rollierebene einstellbar ist. Das Anfassen der Pillen mit den Fingern ist zu vermeiden.

Heutzutage sind Pillen obsolet.

Allgemeine Grundoperationen für Pillen
ggf. zerkleinern und sieben, wiegen, anstoßen, abteilen, ausrunden, bestäuben mit Trennmittel, abfüllen, etikettieren

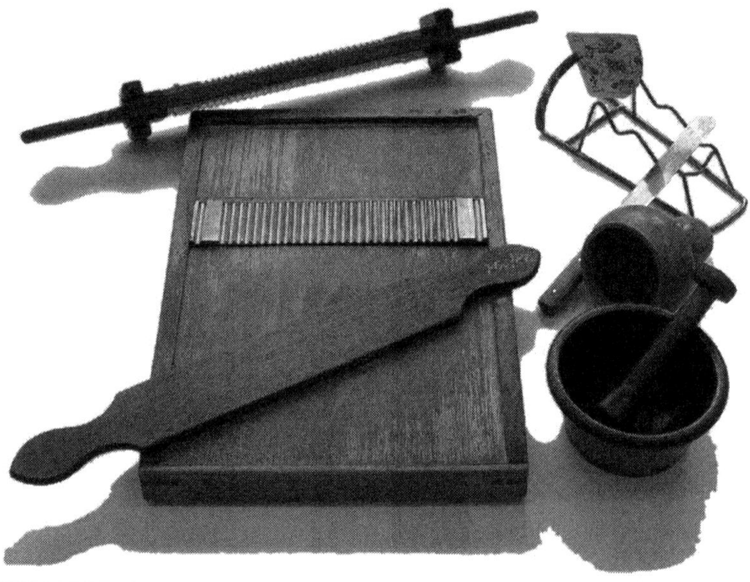

Abb. 118: Geräte und Substanzen für Pillenrezepturen. Neben Pillenmörser, Spatelschlitten mit Kartenblatt werden vor allem das Pillenbrett, der Abteiler, das Wellholz und der Rollierer benötigt.

11 DAS HERSTELLUNGSPROTOKOLL

Auch wenn in der Apothekenpraxis nicht für jede einzelne Rezeptur ein Herstellungsprotokoll angefertigt wird, so ist doch spätestens über der defekturmäßigen Herstellung ein Protokoll zu Dokumentationszwecken anzufertigen. Es bietet sich daher an, schon während des Praktikums das Schreiben von Protokollen zu erlernen.
Ein Herstellungsprotokoll sollte so abgefasst werden, dass aus ihm *kurz* aber *präzise* die wichtigsten *Herstellungsschritte* in der richtigen *Reihenfolge* hervorgehen, die zur Anfertigung der angegebenen Rezeptur durchlaufen werden.
Im Vergleich zu einer Herstellungs*vorschrift*, die angibt, was zu tun ist, beschreibt ein Herstellungs*protokoll*, was tatsächlich getan wird. Aus diesem Grunde sind normalerweise Angaben wie „etwa" oder „ca." in einem Protokoll nicht angebracht.
Dies soll an einer beispielhaften Gegenüberstellung verdeutlicht werden:

Tab. 18: Unterschiede zwischen Herstellungsvorschrift und -protokoll

Beispiel	Formulierungen einer Vorschrift	Formulierungen eines Protokolls
1	Ca. 0.300g Substanz -genau gewogen- werden in der hundertfachen Menge Wasser gelöst	0.287g Substanz werden in 28.7g Wasser gelöst
2	Wasser ist mindestens 5 Minuten lang auf Siedetemperatur zu halten.	Wasser wird 7 Minuten lang auf Siedetemperatur gehalten.

Im Beispiel 1 mag auf den ersten Blick die Circa-Angabe in Verbindung mit einer auf drei Nachkommastellen angegebenen Masse widersinnig erscheinen. Bei genauerem Hinsehen erkennt man jedoch die Bedeutung dieser Angabe: Da eine Lösung bestimmter Konzentration hergestellt werden soll, bei der die absolut hergestellte Menge anscheinend belanglos ist, brauchen nicht auf das Milligramm genau 300mg eingewogen zu werden. Es reicht vielmehr aus, wenn näherungsweise die angegebene Menge zum Einsatz kommt. Deren Masse muss jedoch für den nachfolgenden Lösungs- und Verdünnungsprozess genau bekannt sein. Auf diese Art und Weise erhält man dann auf jeden Fall eine Lösung der geforderten Konzentration. Die Mengenangabe in der Vorschrift ist hier also nur ein grober Richtwert, der sich an praktischen Belangen orientiert (wenn z.B. üblicherweise zum Einstellen eines bestimmten pH-Wertes 20 bis 25 ml der Lösung benötigt werden).
Das zweite Beispiel in obiger Tabelle erklärt sich von selbst.

11.1 Bestandteile des Herstellungsprotokolls

Der *Name des Herstellenden* und das *Herstellungsdatum* gehören ebenso wie der *Präparatename* und die *Rezeptur* in den Kopf des Protokolls. Daran anschließen sollte sich die eigentliche *Beschreibung der Herstellung*. Mit der Herstellung der Arznei*form* ist die Herstellung des Arznei*mittels* jedoch noch nicht abgeschlossen. Vielmehr ist noch ein geeignetes *Behältnis* auszuwählen und zu beschriften. Zu der ordnungsgemäßen *Beschriftung* gehört auch eine Angabe zur *Haltbarkeit* bzw. *Aufbrauchfrist*, die im Protokoll nochmals erwähnt werden sollen. Der *Anwendungszweck*, die *Norm- und Maximaldosen* sollten dem Herstellenden ebenso bekannt sein wie die *relevanten* physikalisch-chemischen und pharmakologischen *Eigenschaften*. Treten besondere Ereignisse oder Schwierigkeiten bei der Herstellung auf, so sollten auch diese im Protokoll als *Beobachtungen* Berücksichtigung finden.

Unter den einzelnen Rubriken sind folgende Angaben zu machen:

11.1.1 Präparatebezeichnung

Die Bezeichnung der herzustellenden Rezeptur. Oftmals sind die Rezepturen Rezeptursammlungen entnommen, deren Titel hier eingesetzt werden kann. Ansonsten sollte eine prägnante Bezeichnung gewählt werden.

Beispiele: viskose Natriumchlorid-Nasentropfen 0.9%, Clotrimazol-Creme 0.25%, Blasen- und Nierentee, künstlicher Speichel

11.1.2 Rezeptur

Die Rezeptur (Bestandteile nach Art und Menge), wie sie in der Rezeptursammlung oder auf dem Rezept angegeben ist *incl. Subscriptio* und *Signatura* wird hier aufgeführt. Sollen halbfeste Zubereitungen angefertigt werden, so sollte im Hinblick auf die anschließende Herstellung hinter den einzelnen Rezepturbestandteilen angegeben werden, ob sie zur Öl- oder zur Wasserphase zu rechnen sind bzw. zum Emulgator gehören. Empfehlenswert ist es auch, den Typ des Emulgators (O/W oder W/O) anzugeben.

11.1.3 Herstellung

Knapp und präzise sind alle für eine reproduzierbare und qualitativ hochwertige Herstellung relevanten Schritte in der richtigen Reihenfolge anzugeben. Hierzu zählen u.a. die Angabe der Siebmaschenweite, der Mischdauer, des Waagentyps,

Massenangaben mit entsprechender Genauigkeit sowie Temperaturangaben und die Bezeichnung der verwendeten Gerätschaften.
Die Herstellungsmethode (etwa Lösungs- oder Suspensionsmethode bei Emulsionen, Münzel-Verfahren oder Probezäpfchenmethode bei Suppositorien) ist ebenfalls anzuführen.

11.1.4 Grundoperationen (Unit-operations)

Stichwortartig werden hier nochmal die Grundoperationen in richtiger Reihenfolge aufgezählt.

Beispiel: zerkleinern, sieben, wiegen, mischen

11.1.5 Verpackung

Art und Größe des Abgabebehältnisses.

Beispiel: Medizinflasche, Braunglas, rund, 200ml

11.1.6 Haltbarkeit

Hierher gehören präzise Angaben zur Haltbarkeit und ggf. eine Aufbrauchfrist.

Beispiel: 14 Tage haltbar
nicht jedoch: „ein bis zwei Wochen haltbar" oder „begrenzt haltbar"

11.1.7 Anwendung

Eine kurze Nennung des Anwendungsgebietes (z.B. lt. Arzneimittelgruppenzuordnung der Roten-Liste) des oder der Wirkstoffe ist hier anzuraten. Das Anwendungsgebiet ergibt sich meist anhand der pharmakologischen Eigenschaften der Wirkstoffe in Zusammenhang mit der Darreichungsform.

Beispiel: „Analgetikum", „Antiseptikum"

11.1.8 Norm-/Maximaldosen

Für die wirksamen Bestandteilen sollen hier die entsprechenden Dosen verzeichnet werden. Diese sollten natürlich auch mit der Dosierung der Rezeptur verglichen werden, denn nur so lässt sich ein Überschreiten[122] der Dosierung feststellen.

11.1.9 Eigenschaften

Die pharmakologischen und *relevanten* physikalisch-chemischen Eigenschaften von Wirk- und Hilfsstoffen sind kurz aufzulisten. Soll z.B. eine Lösung hergestellt werden, so ist die Löslichkeit (im verwendeten(!) Lösemittel) relevant, die jedoch bei der Herstellung einer Pulvermischung meist nicht interessiert. Beim Erwärmen von Substanzen ist hingegen deren Schmelz- oder Siedepunkt vorrangig zu berücksichtigen.

11.1.10 Beobachtungen

Bei Herstellungsschwierigkeiten oder anderen besonderen Ereignissen kann hier ein entsprechender Eintrag vorgenommen werden.

Beispiel: „Die Substanz löst sich unter starker Hitzeentwicklung“, „bei der Herstellungsmethode tritt Phasenumkehr auf“, „das Pulver ist unter Rühren und langsam aufzustreuen, da es ansonsten zu Klumpenbildung neigt“.

---

122 Bei Dosisüberschreitungen dürfen die Arzneimittel nicht angefertigt werden es sei denn, der verordnende Arzt beabsichtigt ausdrücklich diese Überschreitung. In dem Falle hat er dies durch ein Ausrufungszeichen sowie durch wörtliche Wiederholung der Menge kenntlich zu machen.

11.2 Musterformular

Herstellungsprotokoll		
Name:	**Block/Box/Laborplatz:**	**Datum:**
Präparat:		
Rp.:		
Herstellung:		
Beobachtungen:		
Verpackung:		
Grundoperationen:		
Haltbarkeit:		
Anwendung:		
Eigenschaften:		
Norm-/ Maximaldosen:		
Literatur:		

11.3 Beispielprotokoll

<table>
<tr><th colspan="3">Herstellungsprotokoll</th></tr>
<tr><td>Name:</td><td>Block/Box/Laborplatz:</td><td>Datum:</td></tr>
<tr><td colspan="3">Präparat: Kaliumpermanganat-Lösungskonzentrat 1% (nach NRF 11.82)</td></tr>
<tr><td colspan="3">Rp.:
Kaliumpermanganat 0.5
Wasser ad 50.0
M.f. sol.
S.: Für Bäder und Umschläge 1:1000 mit Trinkwasser verdünnen. Nicht Einnehmen! Nur verdünnt anwenden!</td></tr>
<tr><td colspan="3">Herstellung:
Dem. Wasser 5 min. sieden lassen.
40g heißes Wasser in Abgabegefäß einwiegen (oberschalige Waage).
0.5g Kaliumpermanganat abwiegen (oberschalige Waage).
Kaliumpermanganat im heißen Wasser durch Schütteln lösen, Erkalten lassen
Fehlendes und verdunstetes Wasser (insges. 22g) ergänzen, nochmals schütteln.</td></tr>
<tr><td colspan="3">Beobachtungen:
Es entsteht eine violette Lösung</td></tr>
<tr><td colspan="3">Verpackung:
Medizinflasche aus Braunglas, rund, 50ml</td></tr>
<tr><td colspan="3">Grundoperationen:
wiegen, lösen, mischen</td></tr>
<tr><td colspan="3">Haltbarkeit: 6 Monate</td></tr>
<tr><td colspan="3">Anwendung: Antiseptikum</td></tr>
<tr><td colspan="3">Eigenschaften:
Kaliumpermanganat: dunkelviolette Kristalle, löslich in ca. 16T Wasser, starkes Oxidationsmittel => Explosionsgefahr bzw. brandfördernd
Wasser: (entfällt, da trivial)</td></tr>
<tr><td colspan="3">Norm-/ Maximaldosen:
Mundspülungen: 0.05%ig; Bäder: 30.0g pro Vollbad</td></tr>
<tr><td colspan="3">Literatur: NRF, EuAB 2002, Normdosen</td></tr>
</table>

Das Herstellungsprotokoll kann dann als gut angesehen werden, wenn eine andere Person ohne Schwierigkeiten die Angaben nachvollziehen kann und in der Lage ist, die Rezeptur unter Anwendung der geschilderten Tätigkeiten ein weiteres Mal in gleicher Qualität[123] herzustellen.

123 Aus diesem Grunde sollte auch nicht auf die Passage „Dem. Wasser wurde vor Verwendung 5 Minuten lang sieden gelassen" verzichtet werden.

12 TAXATION

Zu der fertigen Rezeptur ist schließlich noch der Verkaufspreis („VK“) zu ermitteln. Die Grundlage hierfür stellt die Arzneimittelpreisverordnung dar, die bundesweit einheitliche Preise für Arzneimittel zum Ziel hat und auch die rezepturmäßige Herstellung von Arzneimitteln umfasst. Speziell für letztere gibt die Hilfstaxe für Apotheken eine genaue Anleitung, die hier in Kürze zusammengefasst werden soll:

Wird lediglich *ein Stoff* abgefüllt und abgegeben, so ist auf den Einkaufspreis („EK“) ein Zuschlag von 100% anzuwenden. Hinzu kommt der mit 100% Aufschlag versehene Preis für das Packmittel, weitere etwaige Zuschläge für Notdienst, Betäubungsmittel oder Sonderbeschaffungen sowie abschließend die Mehrwertsteuer.

Ist *eine Zubereitung* hergestellt worden, so sind alle eingesetzten Stoffe mit einem 90%igen Zuschlag zu versehen. Zusätzlich ist ein Rezepturzuschlag für das Zubereiten zu addieren. Ist Wasser in der Zubereitung vorhanden, so ist zusätzlich ein Qualitätszuschlag[124] hierfür hinzuzufügen. Das Packmittel wird mit 90% Aufschlag versehen und fällige Zuschläge für Notdienst, Betäubungsmittel oder Sonderbeschaffungen werden addiert. Diese Summe wird um die Mehrwertsteuer erhöht und ergibt den Verkaufspreis.

	Zubereitung	**Umfüllen**
Stoff 1	EK + 90%	EK + 100%
Stoff 2	EK + 90%	-
:		
Qualitätszuschlag für Wasser	1.46 EUR (0.77 + 90%)	-
Packmittel (incl. Etikett)	EK + 90%	EK + 100%
Rezepturzuschlag	gem. Festsetzung	-
weitere Zuschläge	gem. Festsetzung bzw. Höhe der entstandenen Kosten	gem. Festsetzung bzw. Höhe der entstandenen Kosten
Mehrwertsteuer	Summe · 1.16 (100%+16%MWSt)	Summe · 1.16 (100%+16%MWSt)

(Stand 05/03)

[124] Sind mehrere Einzeldosen verordnet, in denen Wasser einen Rezepturbestandteil darstellt, so sollte der Qualitätszuschlag nicht für jede Einzeldosis sondern nur einmal berechnet werden.

Der Einkaufspreis, der zur Berechnung herangezogen wird, kann in den meisten Fällen der Taxe entnommen werden. Hier finden sich je nach Menge unterschiedliche Preise. Es ist derjenige Preis als Grundlage zu wählen, der am sinnvollsten für die in der Rezeptur angegebene Menge erscheint.
Für einige Artikel sind bereits Taxhilfen angegeben, die für bestimmte Mengen gleich den Verkaufspreis incl. MWSt. liefern.

Taxationsbeispiel:

Triamcinolon acetonid	0.03
Clotrimazol	0.3
Pasta zinci mollis	ad 30.0

	Menge und EK incl. 90% Aufschlag lt. Taxe	**Preis für eingesetzte Menge [EUR]**
Triamcinolonacetonid	0.1g: 2.43	0.73
Clotrimazol	0.1g: 0.15	0.45
Pasta zinci mollis	30g: 0.45	0.45
Rezepturzuschlag	„Anfertigen von Salben bis 200g“: 3.07	3.07
Gefäß	Kruke 30g: 0.34	0.34
Sa. (vor Steuer):		5.04
zzgl. MWSt (16%)		5.85

13 ANHANG

13.1 Stokessches Gesetz

Nach Stokes beträgt die Sinkgeschwindigkeit v einer Kugel mit dem Radius r und der Dichte ρ_K in einer Flüssigkeit der Dichte ρ_{Fl} und der Viskosität η

(Gl. 6)
$$v = \frac{2}{9} g \frac{\rho_K - \rho_{Fl}}{\eta} r^2$$

g: Erdbeschleunigung (9.81m/s²)

Das Stokessche Gesetz lässt eine theoretische Betrachtung der Sedimentationsgeschwindigkeit von Partikeln einer Suspension zu und veranschaulicht die physikalischen Möglichkeiten, die sich bieten, um eine Suspension zu stabilisieren: so wirken eine Dichteangleichung[125] und eine Viskositätserhöhung einer raschen Sedimentation entgegen.

13.2 Erstes Ficksches Diffusionsgesetz

Besteht zwischen zwei aneinander grenzenden Bereichen ein Konzentrationsunterschied, so kommt es zu einem passiven Stofftransport aus dem einen (höher konzentrierten) in den anderen (verdünnteren) Bereich. Dieser Vorgang wird Diffusion genannt. Da auch die Wirkstofffreisetzung (z.B. bei Salben und Cremes) im wesentlichen auf Diffusionsvorgängen basiert, ist eine formale Erfassung des Prozesses hilfreich.
Das erste Ficksche Gesetz beschreibt die einfache[126] Diffusion für unsere Zwecke hinreichend genau:

(Gl. 7)
$$\frac{dm}{dt} = -D \cdot Q \cdot \frac{dc}{dx}$$

Demnach ist die pro Zeiteinheit dt transportierte Masse dm proportional zum Konzentrationsgefälle dc über der Diffusionsstrecke dx. Weiterhin hängt sie von der Diffusionsfläche (Querschnitt, Q) und dem Diffusionskoeffizienten D ab. Der Diffusionskoeffizient seinerseits hängt von der Temperatur, der Viskosität des Lösungsmittels und dem Radius der gelösten Teilchen ab.

[125] in der Praxis meistt kaum möglich

[126] es setzt ein bestehendes Fließgleichgewicht voraus

Das negative Vorzeichen wird verwendet, wenn man die Abnahme des Stoffes im Donorbereich beschreiben möchte.

13.3 Einnahmemaße

Arzneiformen in Mehrdosenbehältnissen ist eine geeignete Dosiereinrichtung wie z.B. einen Messbecher beizufügen. In älteren Arzneibüchern oder Rezeptursammlungen finden sich allerdings noch Angaben wie „ein Weinglas" oder „ein Esslöffel". Eine ordnungsgemäße Umrechnung kann nur dann erfolgen, wenn die Volumina dieser Hohlmaße bekannt sind.

Nach DAB 7 sind folgende Volumina zu veranschlagen:

1 Esslöffel	15 ml
1 Kinder- oder Dessertlöffel	10 ml
1 Kaffee- oder Teelöffel	5 ml

Weiterhin gilt üblicherweise:

1 Wasserglas	150 ml
1 Weinglas	100 ml
1 Messerspitze	0.5 - 1.5 g[127]

13.4 Altersangaben

Säugling	Bis zum Ende des 1. Lebensjahres
Kleinkind	Vom Beginn des 2. Lebensjahres bis zum vollendeten 5. Lebensjahr
Schulkind	6. bis 14. Lebensjahr
Jugendliche	15. bis 17. Lebensjahr
Erwachsene	ab dem 18. Lebensjahr

Vorsicht ist geboten, wenn Arzneimittel für Kinder verordnet werden. Die üblichen Dosen für Kinder können sich deutlich von den Erwachsenendosen unterscheiden. Darüber hinaus wird oftmals nicht genau differenziert, ob es sich bei dem „Kind" um ein Säugling, Klein- oder Schulkind handelt. In einem solchen Falle sollte das genaue Alter oder Gewicht des Kindes erfragt werden.

---

[127] hier ist die Angabe eines Volumens nicht möglich. Die Massenangabe ihrerseits hängt von Böschungswinkel des Pulvers und seiner Schüttdichte maßgeblich ab. Die Maßeinheit „Messerspitze" ist also in höchstem Maße unbefriedigend!

13.5 Siebgrößen

Tab. 19: Siebgrößen nach DAB 7 im Vergleich

Siebnummer nach DAB 7	Nominelle Siebnummer nach EuAB	Maschenweite in µm	Bezeichnung des Zerkleinerungsgrades gem. DAB 7
	11200	11200	
0		10000	sehr grob zerschnitten
	8000	8000	
	5600	5600	
1	4000	4000	grob zerschnitten
2		3150	mittelfein zerschnitten
	2800	2800	
3	2000	2000	fein zerschnitten
	1000	1000	
4		800	grob gepulvert
	710	710	
	500	500	
	355	355	
5		315	mittelfein gepulvert
	250	250	
	180	180	
6		160	fein gepulvert
	125	125	
7		100	sehr fein gepulvert
	90	90	
	63	63	
	45	45	
	38	38	

Teilweise findet man eine arabische Beschriftung, teilweise römische Zahlen.

Die nach DAB 7 nummerierten Siebe sind nicht mit den Siebnummern des ÖAB, des AB-DDR oder des USP zu verwechseln! Eine gute Übersicht hierüber gibt der DAC. Im angelsächsischen Sprachraum wird auch gerne die „mesh number“ (Maschenzahl) zur Charakterisierung der Siebe verwendet.

13.6 Dosierung homöopathischer Arzneimittel

Die Dosierung der homöopathischen Arzneimittel erfolgt individuell. Zur groben Orientierung können jedoch folgende Dosierungsangaben für Erwachsene herangezogen werden (nach Hom. Repetitorium DHU):

Tab. 20: Dosierung von Homöopathica

Potenzierung		Frequenz	Dilutiones	Globuli	Tabletten
Tiefe Potenzen (bis D10 bzw. C10)	akute Beschwerden	stündl. jedoch max. 12 mal tgl.	5-10 Tr.	5-10 Glob.	1 Tbl.
	anschließend	3 mal tgl.	5-10 Tr.	5-10 Glob.	1 Tbl.
	chronisch	1-3 mal tgl.	5-10 Tr.	5-10 Glob.	1 Tbl.
Mittlere Potenzen		1-2 mal tgl.	5-10 Tr.	5-10 Glob.	1 Tbl.
Hohe Potenzen ab D30 bzw. C30)		Einmalig*	5-10 Tr.	5-10 Glob.	1 Tbl.
	chronisch	in größerem Abstand	5-10 Tr.	5-10 Glob.	1 Tbl.

* bei akuten Beschwerden ggf. Wiederholung

Säuglinge im 1. Lebensjahr: 1/3 der Erwachsenendosis
Kleinkinder bis 6. Lj. ½der Erwachsenendosis
Kinder zwischen 6. und 12. Lj. 2/3 der Erwachsenendosis

13.7 Gleichförmigkeit der Masse einzeldosierter Arzneiformen

Nach EuAB 2.9.5 werden 20 Stichproben entnommen. Zwei der 20 Proben dürfen ausserhalb der in der Tabelle angegebenen Abweichungen von der Durchschnittsmasse m_D liegen, jedoch darf keine Probe um mehr als das Doppelte abweichen.

Tab. 21: Prüfung auf Gleichförmigkeit der Masse

Arzneiform	m_D [mg]	Abweichung [%]
Tabletten (nichtüberz. und Filmtabletten)	≤ 80	10
	80..250	7.5
	≥ 250	5
Kapseln, nichtüberz. Granulate und Pulver	< 300	10
	≥ 300	7.5
Pulver zur Herst. v. Parenteralia	≤ 40[128]	
	>40	10
Suppositorien / Globuli (rectal oder vaginal)		5

128 In diesem falle ist die Prüfung auf Gleichförmigkeit des *Gehaltes* durchzuführen!

13.8 Arznei- und Hilfsstoffe

13.8.1 Wasser als Hilfsstoff in der Rezeptur

(EuAB 2002, s. auch DAB 9 incl. NT)

Das EuAB unterscheidet zwischen gereinigtem Wasser, hochgereinigtem Wasser, Wasser für Injektionszwecke, Wasser zum Verdünnen konzentrierter Hämodialyselösungen und dem radioaktiven tritiierten Wasser für Injektionslösungen. In der Regel wird gereinigtes Wasser verwendet, wenn nichts anderes angegeben wird und unsterile Zubereitungen herzustellen sind. Dieses ist *täglich* vor Verwendung *mindestens fünf Minuten lang am Sieden* zu halten. Soll Wasser noch warm in die Rezeptur eingearbeitet werden, ist auf jeden Fall nachträglich *verdunstetes Wasser* zu *ergänzen.* Das für Rezepturzwecke verwendete Wasser sollte aus mikrobiologischen Überlegungen heraus nicht in Kunststoff- sondern in Glasflaschen aufbewahrt werden. Zur Herstellung von Infusions- und Injektionslösungen sowie für Augentropfen darf kein gereinigtes Wasser eingesetzt werden. Hierzu ist Wasser für Injektionszwecke zu verwenden.

13.8.2 Ammoniumbituminosulfonat

(EuAB 2002)

Ichthammolum, Ichthyol, Ammonium sulfoichthyolicum. A. wird aus bitumenhaltigen Schiefern gewonnen und weist einen teerartigen Geruch auf. Mindestens 10.5% (m/m) organisch gebundener Schwefel. Zähe schwarzbraune Flüssigkeit, die mit Wasser und Glycerol mischbar, in fetten Ölen, Ethanol und fl. Paraffin schwer löslich ist und homogene Mischungen mit Vaselin und Wollwachs bildet.

13.8.3 Ammoniumcarbonat

(EuAB 2002 als Reagenz)

Hirschhornsalz. CO_2-Entwickler; u.a. als Backpulver ansonsten äußerlich als Riechsalz, innerlich als Expectorans.

13.8.4 Ammoniumchlorid

(EuAB 2002)

Salmiak. Als Expectorans und zur Ansäuerung des Harns

13.8.5 Arlacele

Arlacele mit zwei Ziffern in der Bezeichnung: s. Sorbitanfettsäureester
Arlacel 481: Glycerolsorbitanfettsäureester mit M_r ca. 630. Nichtionischer Emulgator von wachsartiger Konsistenz, HLB: 4.5
Arlacel 989: ein Polyoxyethylenfettsäureester mit M_r ca. 1245. Nichtionischer W/O Emulgator, HLB: 6.4

13.8.6 Bentonit

(EuAB 2002)

Bentonitum. Feines homogenes plättchenförmiges Pulver, grauweiß bis gelblich oder leicht rosa gefärbt. B. ist in Wasser nicht löslich, quillt jedoch in Gegenwart von Wasser und wird daher als Gelbildner bzw. zur Viskositätserhöhung eingesetzt. Die so entstehenden Gele sind allerdings nicht klar und farblos sondern von beiger Farbe. Bentonit kann in kleinen Mengen auf die Flüssigkeit aufgestreut werden, anschließend lässt man sehr lange quellen und homogenisiert dann vorsichtig, um Lufteinschlüsse zu vermeiden. Alternativ hierzu können auch während des Aufstreuens schnelle Rührer verwendet werden oder das Gel wird bei einer Temperatur von 80 - 90°C bereitet. In letztem Falle gilt es, die Flüssigkeitsverdunstung und eine eventuelle Thermolabilität des Arzneistoffes zu berücksichtigen. Weiterhin besteht die Möglichkeit, Bentonit mit der Flüssigkeit anzureiben und anschließend zu verdünnen.
In geringen Konzentrationen ergibt eine reine Bentonit-Zubereitung lediglich eine im Vergleich zu Wasser etwas viskosere Flüssigkeit. Setzt man diesem z.B. 10%igen Sol Elektrolyte zu, so bildet sich nach einiger Zeit in festes Gel aus.

13.8.7 Benzalkoniumchlorid

(EuAB 2002)

Alkyl-benzyl-dimethyl-ammonium-chlorid, Alkyl-dimethyl-benzyl-ammonium-chlorid. Die Alkylketten sind 8 bis 18 Kohlenstoffatome lang. Weißes bis gelbliches Pulver, das in Wasser und Ethanol sehr leicht löslich ist. B. wird als Konservierungsmittel, Antiseptikum, Netzmittel und Lösungsvermittler eingesetzt.

13.8.8 Benzylnicotinat

(DAB 1998)

Gelbe bis bräunliche, leicht viskose Flüssigkeit. In Badezusätzen oder Rheumaeinreibungen aufgrund der hyperämisierenden Wirkung eingesetzt.

13.8.9 Bittersalz

(EuAB 2002 als Reagenz und als Heptahydrat)

s. Magnesiumsulfat.

13.8.10 Campher

(EuAB 2002)

Camphora, Kampfer. Bei Raumtemperatur weißes kristallines ätherisches Öl, leicht flüchtig. Schwerlöslich in Wasser, leicht löslich in Ethanol und fetten Ölen. Werden Campher und Menthol zusammen in einer Rezeptur verarbeitet, ist zu bedenken, dass sich beide Substanzen ineinander lösen und schließlich in flüssiger Form vorliegen. Sollen sie gemeinsam z.B. in Pulvern verwendet werden, so sind sie getrennt voneinander mit einem Teil der Grundlage zu mischen und dann erst zu vereinigen. Hierdurch soll erreicht werden, dass Campher- und Mentholpartikel nicht direkt miteinander in Berührung kommen.

13.8.11 Carbopole®

Handelsname von Polyacrylsäuren (s. dort)

13.8.12 Cetaceum

s. Walrat

13.8.13 Cetiol®

(DAB 1998)

Oleyloleat, Ölsäureoleylester, Ölsäureester, Oleum oleinicum. Ölige Flüssigkeit mit geringer Tendenz zum Ranzigwerden. Oftmals als Bestandteil von Emulsionen oder Cremes eingesetzt

13.8.14 Cetylpalmitat

(EuAB 2002)

Cetylii palmitas. Als Ersatz für Walrat insbesondere in halbfesten Darreichungsformen verwendet. Als sehr lipophile Verbindung praktisch unlöslich in Wasser und Ethanol von 20°C.

13.8.15 Cremophor EL ®

Ethoxyliertes Rizinusöl, das einen HLB-Wert von ca. 13 aufweist.

13.8.16 Clioquinol

(DAC)

Iodchlorhydroxychinolin, Chloriodhydroxychinolin, Iodochloroxychinolinum, Vioform. Gelbgraues, färbendes (vgl. hierzu auch Ethacridinlactat) Pulver, das als Wunddesinfiziens eingesetzt wird.

13.8.17 Eibischwurzel

(EuAB 2002)

Althaeae radix, Radix Althaeae. Hierbei handelt es sich um eine Schleimdroge. Auch *„Dekokte" der Eibischwurzel sind kalt anzusetzen* (DAB 7).

13.8.18 Erdnussöl

(EuAB 2002 als raffiniertes E.)

Arachidis oleum, Oleum Arachidis, Arachisöl. Klares, gelbliches, viskoses halbtrocknendes Öl, das gerne als Arzneiträger in halbfesten Zubereitungen eingesetzt wird. Smp. -5 bis 2°C.

13.8.19 Erdnussöl, gehärtetes

(EuAB 2002)

Hydriertes Erdnussöl, Erdnusshartfett. Weiße, halbfeste bis wachsartige Masse. In Salben anstelle von Schweineschmalz zur Konsistenzgebung eingesetzt.

13.8.20 Erythromycin

(EuAB 2002 als Base und als Salze)

Makrolid-Antibiotikum, das in Zubereitungen sehr instabil ist. Das Stabilitätsoptimum liegt bei pH 8.5, im Sauren erfolgt rasche Inaktivierung innerhalb weniger Stunden! Weiterhin wird die Stabilität stark von der Temperatur beeinflusst: Bei 4°C halten sich wässrige Zubereitungen ca. 8 Wochen, bei 37°C nur 4 Tage.

13.8.21 Ethacridinlactat

(EuAB 2002 als Monohydrat)

Ethacridinlactat ist eine intensiv färbende Substanz. Soll es z.B. in Salben eingearbeitet werden, so ist immer ein Teil der Grundlage vorzulegen. Ansonsten lagert sich E. an der Wandung der Schale an und ergibt Schwierigkeiten beim Homogenisieren der Zubereitung. Darüber hinaus sind die Geräte sonst nur sehr schlecht zu säubern und verunreinigen so eventuell die nächste darin hergestellte Rezeptur, was auf jeden Fall zu vermeiden ist.

13.8.22 Ethanol

(EuAB 2002)

Früher: Aethanol. Hierunter wird im allgemeinen Ethanol 96% (V/V)[129] und nicht der absolute d.h. wasserfreie Ethanol verstanden. Ethanol-Wasser Gemische zeigen einen signifikanten Volumeneffekt[130]. Die offizinellen Verdünnungen (90%, 80%, 70%, 60%, 50%, 45% V/V) geben den Ethanolgehalt in Volumenprozent an. Sollen Verdünnungen anderer Konzentrationen hergestellt werden, so sind mithilfe der Ethanoltabelle die einzusetzenden *Massen* von Ethanol und Wasser zu berechnen.
Wird Ethanol in Zubereitungen zur innerlichen Anwendung eingearbeitet, so ist die Arzneimittelwarnhinweisverordnung (DAC 1999, I.3.3) zu beachten, nach der ggf. ein Ethanolwarnhinweis der Zubereitung beizufügen ist.
S. auch Spiritus.

13.8.23 Ethanol-Wasser Gemische

(DAB 1999)

Gehalt [% V/V]	**90**	**80**	**70**	**60**	**50**	**45**
Gehalt [% m/m]	85.7	73.5	62.4	52.1	42.4	37.8
Grenzkonz. [%V/V]	89.5-90.7	79.7-80.5	69.4-70.2	59.6-60.4	49.7-50.3	44.8-45.4
rel. Dichte	0.828-0.832	0.859-0.862	0.887-0.889	0.910-0.912	0.931-0.932	0.941-0.942
Ethanol 96% (V/V)	**90.5**	**77.6**	**65.9**	**55.0**	**44.8**	**39.9**
Wasser	ad 100.0	ad 100.0	ad 100.0	ad 100.0	ad 100.0	ad 100.0

[129] vgl. hierzu die Angaben zu Massen- und Volumenprozent im Arzneibuch sowie EuAB 2002 Kap. 1.2

[130] Das Volumen der Mischung entspricht *nicht* den Volumina der Einzelkomponenten Wasser und Ethanol

13.8.24 Fichtennadelöl

(DAB 1999)

Piceae aetheroleum. Helles, flüssiges, in Ethanol lösliches, aromatisch riechendes ätherisches Öl, das bei Erkältungskrankheiten, als Einreibemittel und in Badezusätzen häufig verwendet wird.

13.8.25 Gelatine

(EuAB 2002)

Gelatina alba. Verwendung als Gelbildner, grenzflächenaktive Substanz, zur Viskositätserhöhung, als Bindemittel bei der Granulation, als Bestandteil von Hart- und Weichkapselhüllen. G. wird als Pulver, grobkörnig oder in Form von Blattgelatine angeboten. Als Naturprodukt, das aus Knochen, Haut oder Bindegewebe durch Hydrolyse gewonnen wird, unterliegt Gelatine in ihrer Zusammensetzung und Qualität gewissen Schwankungen. Des weiteren existieren zwei unterschiedliche Herstellungsverfahren, die zu Gelatine Typ A (durch Hydrolyse mit Säuren erhalten) und Typ B (durch alkalische Hydrolyse erhalten) führen. Diese unterscheiden sich in ihren physikochemischen Eigenschaften, die nicht immer vernachlässigt werden können; insbesondere bei der Verwendung als Emulgator.

Das Gelbildungsvermögen der G. ist ein wichtiges Qualitätskriterium und wird in *Bloom-Werten* angegeben. G. quillt in Wasser, wobei sie das fünf- bis zehnfache ihrer eigenen Masse an Wasser aufnimmt. G. löst sich in heißem Wasser, wobei ein Sol bei Temp. oberhalb 40°C vorliegt. Lässt man weiter abkühlen, so ergibt sich ein Gel. Oberhalb 50°C unterliegt Gelatine einem Kettenabbau, in dessen Folge die Gelbildung beeinträchtigt wird; bei einstündigem Erhitzen bei 80°C wird diese halbiert.

G. ist amphoter und kann daher mit einer ganzen Reihe von Substanzen wie Elektrolyten, Metallionen, Konservierungsmitteln und oberflächenaktiven Substanzen Inkompatibilitäten zeigen. G. fällt mit Ethanol, Ether und Tanninsäure aus.

G. zur Bereitung eines Gels wird auf Wasser *auf*gestreut, sollte anschließend mindestens *20 Minuten quellen* und wird anschließend erhitzt. Die Temperatur sollte aus oben angeführten Gründen jedoch 50°C nicht deutlich überschreiten. Der Zusatz von Glycerol setzt den „Schmelzpunkt“ eines Gelatinegels herab.

13.8.26 Glaubersalz

(EuAB 2002 wasserfrei oder als Decahydrat)

s. Natriumsulfat..

13.8.27 Glucose

(EuAB 2002 wasserfrei oder als Monohydrat)

Traubenzucker, Dextrose, Stärkezucker. Glucose wird als *Monohydrat* bzw. in der *wasserfrei*en Form angeboten. U.a. beim Tablettieren als Füllstoff bzw. Bindemittel und zur Herstellung von Infusionslösungen (hier vorwiegend als Energieträger eingesetzt) verwendet.

13.8.28 Glycerol

(s. auch DAB 6, DAB10, EuAB 2002) Cave!

Glycerin, Propantriol. Klare, farblose, süß schmeckende, viskose, mit Wasser und Alkohol mischbare Flüssigkeit, unlöslich in Fetten, Benzin und Ether. G. ist hygroskopisch. Feuchthaltemittel und Geschmackskorrigens.
Cave: das DAB 10 sowie EuAB 2002 unterscheiden zwischen „Glycerol 85%“ und „Glycerol“, der seltenst eingesetzten wasserfreien Form. Das DAB 6 unterschied zwischen „Glycerin“, welches 85%ig war und wasserfreiem Glycerin, „Glycerinum anhydricum“. Aus diesem Grunde ist es besonders wichtig, sich klar darüber zu sein, ob das Standgefäß, das lediglich mit „Glycerin“ beschriftet ist, nach DAB 6 oder DAB 10 - wie es eigentlich sein sollte - beschriftet ist, denn im ersten Fall ist 85%iges Glycerin, im letzten Fall ca.100%iges enthalten!
Wird steriles Glycerol 85% verordnet, so ist heißluftsterilisiertes wasserfreies (!) Glycerin zu verwenden, denn wasserhaltiges Glycerin explodiert bei Heißluftsterilisation!
Oxidierende Substanzen zeigen Unverträglichkeiten (z. T. Explosion!) mit Glycerin.

13.8.29 Glycerolmonostearat

(s. auch EuAB 2002

W/O-Emulgator mit einem HLB-Wert von etwa 4.

13.8.30 Gummi arabicum

(EuAB 2002)

Acacia, Afrikanisches Gummi, Arabisches Gummi, Sudan Gummi. Salze der Arabinsäure (damit anionischer Emulgator), gute Löslichkeit in Wasser, bildet viskose Flüssigkeiten. Die Droge enthält (Per)oxidasen, die durch Erhitzen mit Alkohol vor der Verwendung als Rezepturhilfsmittel zu inaktivieren sind.

13.8.31 Harnstoff

(EuAB 2002)

Urea, Carbamid. H. verbessert die Feuchthalteeigenschaften des Stratum corneum, wirkt keratolytisch und kann die Permeation von Wirkstoffen in die Haut begünstigen. In hoher Dosierung und in Abwesenheit von Wasser wird er auch zum Nagelablösen verwendet. Zur Verarbeitung in wasserhaltigen Zubereitungen empfiehlt es sich, den H. zunächst in Wasser zu lösen (endotherme Reaktion!) und diese Lösung in die Zubereitung einzuarbeiten.

13.8.32 Hartfett

(EuAB 2002)

Adeps solidus, Stadimol®, Witepsol®. H. besteht aus einem Gemisch von Mono-, Di- und Triglyceriden, das durch Veresterung von Fettsäuren mit Glycerol erhalten wird. Es werden verschiedene Typen von Hartfett unterschieden, die sich insbesondere durch Schmelzbereich, Hydroxylzahl und Verseifungszahl unterscheiden. Die Handelsprodukte werden daher meist mit einem entsprechenden Zusatz gekennzeichnet (z.B. Witepsol H 5). Hartfett stellt eine weit verbreitete Grundlage für Suppositorien dar. Hartfett ist *nicht zu verwechseln mit Hartparaffin*!

13.8.33 Hydroxyethylcellulose

(EuAB 2002)

HEC, Tylose® *H*, Natrosol®. Nichtionisches, wasserlösliches Polymer, das als Verdickungsmittel in flüssigen und halbfesten Zubereitungen sowie als Bindemittel bei der Granulation und Tablettierung eingesetzt wird. Mit steigendem Polymerisationsgrad (Kettenlänge, Anzahl der Glukoseeinheiten) nimmt die Viskosität einer wässrigen Lösung zu.

13.8.34 Isopropanol

(EuAB 2002 „2-Propanol“)

Isopropylalkohol, 2-Propanol. I. zeigt Volumenkontraktion, darüber hinaus ist die Dichte verschieden von 1g/cm³. Beim Herstellen von volumenprozentigen Isopropanol-Wasser Gemischen ist ebenso wie bei Ethanol-Wasser Gemischen über die *Massen* zu rechnen.

13.8.35 Isopropanol-Wasser Gemische

(DAC 2000 „2-Propanol-Wasser-Gemische“)

Gehalt [% V/V]	**90**	**80**	**70**	**60**	**50**	**40**	**30**	**20**	**10**
Grenzkonzentration [%V/V]	88.0-92.0	78.0-82.0	68.0-72.0	58.0-62.0	48.0-52.0	38.0-42.0	28.0-32.0	18.0-22.0	8.0-12.0
rel. Dichte	0.813-0.825	0.844-0.855	0.871-0.882	0.897-0.910	0.922-0.932	0.944-0.951	0.961-0.967	0.975-0.979	0.986-0.989
2-Propanol	**86.6**	**74.4**	**63.1**	**52.6**	**42.3**	**33.0**	**25.5**	**16.3**	**8.1**
Wasser	ad 100.0	ad 100.0	ad 100.0	ad 100.0	ad 100.0	ad 100.0	ad 100.0	ad 100.0	ad 100.0

13.8.36 Kakaobutter

(DAB 1999)

Oleum Cacao. Alte Zäpfchengrundlage, die bei zu starkem Erhitzen eine Modifikationsänderung erfährt und dann nur noch sehr schlecht erstarrt. Die Temperatur einer Ol. Cacao-Schmelze sollte daher immer kontrolliert und stets unter 33°C gehalten werden.

13.8.37 Kiefernnadelöl

(DAB 1999)

Pini aetheroleum, Oleum pini silvestris. Farbloses bis schwach gelblich gefärbtes, aromatisch riechendes und mit Ethanol mischbares ätherisches Öl. Anwendung wie Fichtennadelöl.

13.8.38 Kollidone

siehe Polyvinylpyrrolidone

13.8.39 Kümmelöl

(DAB 1998)

Ol. Carvi. Innerlich als blähungstreibendes Mittel, äußerlich als Zusatz zu Einreibungen (insbes. für Säuglinge).

13.8.40 Lactose

(EuAB 2002 wasserfrei oder als Monohydrat)

Milchzucker, Saccharum Lactis, Lactobiose. Disaccharid aus Galactose und Glucose. In *wasserfrei*er Form oder als *Monohydrat* offizinell. Schwach süßlich im Geschmack, gut aber langsam löslich, als Füllstoff bei der Granulat-, Tabletten- und Kapselherstellung verwendet. Größere Mengen[131] Lactose wirken laxierend.

13.8.41 Lanette E®

(EuAB 2002 „Natriumcetylstearylsulfat")

Natriumcetylstearylsulfat. Mischung aus Natriumcetylsulfat und Natriumstearylsulfat. O/W-Emulgator und Netzmittel mit einem HLB-Wert von 37. Hierbei handelt es sich um einen ionischen Emulgator.
(Eselsbrücke: mit **E**mulgatorwirkung)

13.8.42 Lanette N®

(s. auch EuAB 2002 „Cetylstearylalkohol, emulgierender" Typ A und Typ B)

Emulgierender Cetylstearylalkohol.
Emulgierender Cetylylstearylalkohol Typ A besteht aus mind. 80% Cetylalkohol und mind. 7% Cetylstearylsulfat. Bei Typ B wird als zweite Komponente Natriumdodecylsulfat verwendet.
Lanette N enthält eine Mischung aus Lanette O und Lanette E (etwa im Verhältnis 9+1).(Eselsbrücke: **N**eu zusammengestellter Emulgator)

13.8.43 Lanette O®

(EuAB 2002 „Cetylstearylalkohol")

Cetylstearylalkohol. Mischung aus Cetylalkohol und Stearylalkohol. Mit einem HLB-Wert von 1 wird dieses nichtionische Tensid als W/O Emulgator oder als Coemulgator eingesetzt.
(Eselsbrücke: **O**hne große Emulgatorwirkung)

---

131 als in einer typischen Tablette oder Kapsel enthalten sind

13.8.44 Latschenkiefernöl

(EB6, Ph. Helv.)

Oleum Pini pumilionis, Latschenöl. Aromatisch riechendes farbloses bis blassgelbes ätherisches Öl, das wegen seiner antiseptischen Wirkung äußerlich als Einreibemittel und Badezusatz sowie wegen seiner expectorierenden Wirkung auch zur Inhalation verwendet wird.

13.8.45 Lebertran

(EuAB 2002 als Typ A und Typ B)

Oleum Jecoris aselli, Leberöl. Ölige Flüssigkeit mit hohem Gehalt an Vitamin A und D. L. wird zur Prophylaxe der Rachitis und Osteoporose bzw. Osteomalazie eingesetzt. Bei Typ A wird im Gegensatz zu Typ B bei der Reinheitsprüfung die Anisidinzahl begrenzt.
Vor Licht und Luft geschützt aufzubewahren.

13.8.46 Lecithine

(vgl. auch DAB 1998 „entöltes Sojalecithin")

Meist aus Ei oder Sojabohne gewonnenes bräunlichgelbes Phospholipid von zähflüssiger bis wachsartiger[132] Konsistenz. Amphoterer Emulgator.

13.8.47 Leinöl

(DAB 7, DAC 1998)

Oleum Lini. Klares gelbliches fettes Öl, stark trocknend. Das offizinelle Leinöl weist einen hohen Säuregehalt auf, wodurch es sich zur Emulsionsbildung eignet: gleiche Teile Leinöl und Kalkwasser ergeben eine mindestens 60 Minuten lang stabile Emulsion: Linimentum Calcariae (DAB 6). Hierbei wirken die freien Säuren des Leinöls in Gegenwart der Ca-Ionen als Emulgator. Dieser entsteht also erst während der Herstellung.

[132] wachsartiges Lecithin ist auch als grobes Pulver erhältlich

13.8.48 Leinsamen

(EuAB 2002)

Semen Lini. Hierbei handelt es sich um eine Schleimdroge. Auch Dekokte sind kalt anzusetzen (vgl. hierzu DAB6, DAB7 „wässrige Drogenauszüge").

13.8.49 Likörwein

(DAB 1999)

Vinum liquorosum. Ebenso wie seine Vorgänger führt auch das DAB 1999 Likörwein mit einer eigenen Monographie auf. In einigen Rezepturen früherer Arzneibücher wird teilweise ausdrücklich Xereswein angegeben.

13.8.50 Lutrol F127®

(s. auch EuAB 2002 „Poloxamere")

Ein Poloxamer (Polyoxyethylen-Polyoxypropylen-Blockpolymer), das klare farblose Gele bildet. Interessant hierbei ist, dass ca. 15-20%ige wässrige Zubereitungen hieraus bei Raumtemperatur noch recht dünnflüssig sind; wenn man sie jedoch erwärmt, wie dies z.B. beim Auftragen auf die Haut der Fall ist, so bildet sich eine Gelstruktur aus und die Zubereitung verfestigt sich. Dies ist besonders für die Herstellung von Vorteil, da bei geringen oder sehr hohen Temperaturen aufgrund der niedrigen Viskosität die Gefahr des Lufteinschlusses, die sich bei anderen Gelen nur schwerlich vermeiden lässt, nicht auftritt.

Aufgrund dieser besonderen Eigenschaften ist Lutrol F127 gut zur Bereitung von Sprühgelen geeignet.

Herstellung von Lutrol-Gelen: Entweder auf einem Magnetrührer Wasser vorlegen, dann Lutrol aufstreuen und einige Zeit rühren lassen oder in der Fantaschale Lutrol vorlegen und mit nicht zu wenig Wasser anreiben, dann mit restlichem Wasser in Anteilen verdünnen. Bei beiden Methoden sollte das Wasser entweder kalt (<10°C) oder heiß (>75°C) eingearbeitet werden.

13.8.51 Lutrol F68®

Ähnlich wie Lutrol F127; jedoch mit anderem Polymerisationsgrad.

13.8.52 Lycopodium

(s. auch DAB 7)

Die Sporen von Lycopodium clavatum wurden als Wundpulver eingesetzt und dienen auch heute noch als Gleitmittel. Sie stellen ein feines, gut fließendes blassgelbes Pulver dar. Bei der Pillenherstellung sollen sie das Verkleben der fertigen Pillen untereinander verhindern.

13.8.53 Macrogole

(EuAB 2002)

Polyethylenglycol, PEG, PAEG, Polyoxyethylen, Polyethylenoxid, Polyethylenglykolether, Polyglycol, Polydiol. Schmelzpunkt und Viskosität hängen stark vom Polymerisationsgrad ab. Bei Raumtemperatur sind die M. mit einem Polymerisationsgrad kleiner als 600 flüssig. M. höherer Polymerisationsgrade sind bei Raumtemperatur halbfest bis fest. Macrogole sind löslich in Wasser, einwertigen Alkoholen, Glycolen und Glycerol löslich, nicht löslich hingegen in aliphatischen Kohlenwasserstoffen und Fetten. Früher zeigten PEG Unverträglichkeiten mit einer Vielzahl von Wirkstoffen, was auf Nebenprodukte bei der Polymerisation zurückzuführen war.

13.8.54 Macrogol-1000-Glycerol-monostearat

Tagat® S2, Polyoxyethylen-1000-glycerol-monostearat, Polyoxyethylen-20-glycerol-monostearat, nichtionischer Emulgator.

13.8.55 Magnesiumsulfat

(EuAB 2002 als Reagenz und als Heptahydrat)

Bittersalz, Magnesium sulfuricum.
Farblose Kristalle, leicht löslich in Wasser, als Laxans verwendet. Nach DAB 7 und Ph.Eur.I ist getrocknetes Magnesiumsulfat in Pulvermischungen zu verwenden.

13.8.56 Mannitol

(EuAB 2002)

Mannit, Mannazucker. Dem Sorbitol isomerer sechswertiger Alkohol, schwach süß schmeckend, nicht hygroskopisch. Wirkt bei i.v. Applikation als Osmodiuretikum. Verwendung als Füllstoff bei der Tablettierung und in Pulvern.

13.8.57 Menthol

(EuAB 2002)

Mentholum. Ein ätherisches Öl, das bei Raumtemperatur in kristalliner Form vorliegt (vgl. hierzu auch Campher) und sehr leicht flüchtig ist..

13.8.58 Methanol

(DAB 9, EuAB 2002 als Reagenz)

Holzgeist, Methylalkohol. M. kann über die Haut, Atemwege oder den GI-Trakt resorbiert werden. Kann zu schweren Vergiftungen, Sehstörungen und Erblindung führen.

13.8.59 Methylcellulosen unterschiedlicher Polymerisierungsgrade

(EuAB 2002)

Tylose® MH, Methocel®, Metolose® . Als Bindemittel bei der Tablettierung, zur Viskositätserhöhung insbesondere bei Suspensionen verwendet.

13.8.60 Methylparaben

(EuAB 2002 „Methyl-4-hydroxybenzoat")

Methylparahydroxybenzoesäureester, Methylparahydroxybenzoat, p-Hydroxybenzoesäuremethylester, Nipagin® M (M wie *M*ethyl); nicht zu verwechseln mit Nipagin® A (A wie *A*ethyl), dem Ethylparahydroxybenzoesäureester. Löslich in Wasser (ca. 1:400). Konservierungsmittel.

13.8.61 Mikrokristalline Cellulose

(DAB 9, EuAB 2002)

Cellulosum microcristallinum, Avicel®, Emocel®, Vivapur®, früher Vivacel®. Hauptsächlich als Füllstoff und Trockenbindemittel für Tabletten und Kapseln verwendet.

13.8.62 Milchsäure®

(EuAB 2002)

Acidum lacticum. Farblose bis schwach gelbliche sirupartige, mit Wasser und Ethanol mischbare Flüssigkeit. Milchsäure besteht aus 2-Hydroyxpropionsäure, ihren Kondensationsprodukten und Wasser. Sie enthält 88-92% (m/m) $C_3H_6O_3$.

13.8.63 Natriumalginat

(EuAB 2002)

Natriumsalz der Alginsäure. Weißes bis braungelbes Pulver, das sich langsam in Wasser löst. Unlöslich in Ethanol. Vorwiegend als Schleimbildner bzw. zur Viskositätserhöhung flüssiger und halbfester Arzneiformen aber auch als Bindemittel beim Granulieren / Tablettieren eingesetzt.
Herstellung eines Natriumalginatschleimes: Grobgepulvertes Na-alginat auf Wasser aufstreuen, eine Weile stehen lassen, vorsichtig homogenisieren. Feinpulveriges Na-alginat ggf. mit einem Teil des Wassers homogen anreiben und anschließend durch anteiligen Zusatz des restlichen Wassers weiter verdünnen.

13.8.64 Natriumhydrogencarbonat

(EuAB 2002)

Natriumbicarbonat, Natron. In Brausepulvern bzw. -granulaten oder -tabletten zusammen mit einer Säure (Weinsäure, Citronensäure etc.) als CO_2-Entwickler eingesetzt. Auch bei Hyperacidität angewendet.

13.8.65 Natriumlaurylsulfat

(EuAB 2002 „Natriumdodecylsulfat“)

Natriumdodecylsulfat, Sodiumlaurylsulfat (SLS), Sodiumdodecylsulfat (SDS). Tensid mit einem HLB-Wert von 40.

13.8.66 Natriummonohydrogenphosphat

(EuAB 2002 wasserfrei, als Dihydrat und Dodecahydrat)

Di-Natrium-hydrogenphosphat. Meist als N.-Dodecahydrat (mit 12 mol Kristallwasser) verwendet. Oftmals zur Isotonisierung und/oder als Puffersubstanz in Arzneiformen zur Anwendung an Auge, Ohr und Nase verwendet. Sehr leicht löslich in Wasser.

13.8.67 Natriumstearat

(Ph. Helv.)

Natriumsalz der Stearinsäure. Als anionischer Emulgator verwendet. Aus der ionischen Struktur resultiert ein hoher HLB-Wert.

13.8.68 Natriumsulfat

(EuAB 2002 wasserfrei oder als Decahydrat)

Glaubersalz. Farblose Kristalle, leicht löslich in Wasser. Die wasserfreie Substanz ist sehr hygroskopisch, das Decahydrat verflüssigt sich bei etwa 33°C im eigenen Kristallwasser. Osmotisch wirkendes Laxans.

13.8.69 Nelkenöl

(EuAB 2002)

Ol. Caryophylli, Caryophylli flos aetheroleum. Klare gelbe Flüssigkeit, die sich an der Luft braun verfärbt. Innerlich als Magen-Darmmittel, Äußerlich als Zahntropfen oder zu Einreibungen.

13.8.70 Paraffine

(s. auch EuAB 2002)

Es existieren *Paraffinum (sub)liquidum*, *P. perliquidum* und *P. solidum* bzw. *P. durum* (als Reagenz ist darüber hinaus auch noch flüssiges Paraffin aufgeführt). Besonders bei der Herstellung von Zäpfchen ist darauf zu achten, dass nicht P. solidum (Hartparaffin) anstelle von Adeps solidus (Hartfett) verwendet wird!
Ist nichts anderes angegeben, so ist dickflüssiges Paraffin (Paraffinum *sub*liquidum) zu verwenden.

13.8.71 Patentblau V

(E 131)

5-Hydroxy-2,4-disulfo-4',4''-bis-(dimethylamino)-Fuchsonimonium (Calciumsalz), Synthetisch hergestellter Lebensmittelfarbstoff, der als unbedenklich gilt, da er unverändert wieder ausgeschieden wird.

13.8.72 Perubalsam

(DAB 7, EuAB 2002)

Balsamum peruvianum. Viskose, dunkelbraune Flüssigkeit mit charakteristischem Geruch nach Vanille und Benzoe. Wegen seiner antiseptischen Wirkung bes. in halbfesten Arzneiformen eingesetzt. Perubalsam ist praktisch unlöslich in Wasser und auch nicht mischbar mit Fetten Ölen mit Ausnahme von Rizinusöl, jedoch leicht löslich in absolutem Ethanol. Verarbeitung in halbfesten Arzneiformen daher: P. mit Rizinusöl im Verhältnis 1:1 anreiben.

13.8.73 Pluronics

Polyoxyethylen-polyoxypropylen-Polymere (Blockpolymere). Je nach Polymerisationsgrad variieren Schmelzpunkt und Viskosität. s. auch Lutrol F127, F68.

13.8.74 Polyacrylsäure

(DAB 9)

Carbopol. Polyacrylsäure findet gerne als Gelbildner Verwendung, wobei üblicherweise Isopropanol oder eine Neutralisationsflüssigkeit wie Ammoniak, Natronlauge, Triethanolamin zugesetzt werden.
Herstellung von Polyacrylsäure-Gelen: P. mit nicht zu wenig kaltem Wasser anreiben, dann weiteres Wasser hinzugeben, anschließend die weiteren Bestandteile der Rezeptur zusetzen, erst zum Schluss die Neutralisationsflüssigkeit oder den Isopropanol zugeben.

13.8.75 Polyethylenglycol...

s. Macrogol...

13.8.76 Polyethylenglycolmonostearat

Myrj® 45. Nichtionischer Emulgator. HLB:11.2

13.8.77 Polyethylenglycol-400-(mono)stearat

Cremophor® S9, früher Cremophor® AP fest. Nichtionischer Emulgator. HLB: 11.6

13.8.78 Polyethylenglycolsorbitanoleat

Macrogolsorbitanoleat

13.8.79 Polyoxyethylen...

s. Polyethylenglycol... bzw. Macrogol...

13.8.80 Polysorbate

(EuAB 2002)

Polyoxyethylensorbitanfettsäureester. Die u.a. als Tween® 20, 40, 60 oder 80 in den Handel kommenden Polysorbate mit einem HLB-Wert von ca. 14 .. 17 lassen sich als Lösungsvermittler oder O/W Emulgatoren einsetzen.
Polysorbat 20 = Polyoxyethylen 20 sorbitan monolaurat, Tween 20
Polysorbat 40 = Polyoxyethylen 20 sorbitan monopalmitat, Tween 40
Polysorbat 60 = Polyoxyethylen 20 sorbitan monostearat, Tween 60
Polysorbat 65 = Polyoxyethylen 20 sorbitan tristearat, Tween 65
Polysorbat 80 = Polyoxyethylen 20 sorbitan monooleat, Tween 80
Polysorbat 85 = Polyoxyethylen 20 sorbitan trioleat, Tween 85
Polysorbat 120 = Polyoxyethylen 20 sorbitan monoisostearat, Tween 120

13.8.81 Polyvinylpyrrolidon

(EuAB 2002 „Povidon“)

PVP, Polyvidon, Kollidon® K, Povidon. Als Bindemittel bei der Granulation eingesetzt. Löslich in Wasser, Ethanol und Isopropanol. Die Viskosität und die „Klebefähigkeit“ hängt vom Polymerisationsgrad ab. Dieser wird bei den Handelsbezeichnungen durch einen Zusatz gekennzeichnet (z.B. Kollidon K 90). Quervernetztes PVP (Kollidon VA, Kollidon CL, Kollidon XL) wird als Zerfallsbeschleuniger verwendet.

13.8.82 Propylenglycol

(EuAB 2002)

1,2-Propandiol. Feuchthaltemittel, Konservierungsmittel, Weichmacher, Lösungsmittel. Mischbar mit Wasser, Ethanol und Glycerin. Inkompatibel mit Oxidantien wie Kaliumpermanganat.

13.8.83 Propylparaben

(EuAB 2002 „Propyl-4-hydroxybenzoat“)

Propylparahydroxybenzoesäureester, Propylparahydroxybenzoat, p-Hydroxybenzoesäurepropylester, Nipasol®. Löslich in Wasser (ca. 1:2000). Konservierungsmittel.

13.8.84 Ricinusöl

(EuAB 2002 als natives oder hydriertes R.)

Rizinusöl, Oleum Ricini, Castoröl, Castor Oil. Nichttrocknendes, dickflüssiges, schwach gelblich gefärbtes, fettes Öl. Pharmazeutisch verwendetes Ricinusöl muss frei von toxischem Ricin sein.

13.8.85 Saccharin

(EuAB 2002 „Saccharin" bzw. „Saccharin-Natrium")

Nichtkalorischer Süßstoff, der meist als Natrium-Salz eingesetzt wird. Süßkraft etwa 500 mal stärker als Rohrzucker (Saccharose).
Saccharin ist wenig löslich in siedendem Wasser und Ethanol, schwer löslich in kaltem Wasser, löst sich aber in verdünnten Alkalihydroxid und -carbonatlösungen.
Daher ist auch das Natrium-Salz des Saccharins in Wasser leicht löslich.

13.8.86 Saccharose

(EuAB 2002)

Rohrzucker, „Zucker". Disaccharid aus Glucose und Fructose. Sehr leicht löslich in Wasser, schwer löslich in Ethanol. Füllstoff bei Tabletten- und Kapselrezepturen sowie Pulvern. Weiterhin zur Bereitung von Sirupus simplex eingesetzt.

13.8.87 Salzsäure

(DAB 6, EuAB 2002 „Salzsäure 36%")

Die Salzsäure des DAB 6 hat einen Gehalt von nur 25% (m/m) (24.8 bis 25.2%)! Die konzentrierte Salzsäure der neueren Arzneibücher wie z.B. des EuAB 2002 enthält 36% (m/m) (35 bis 39%) HCl.

13.8.88 Salzsäure, verdünnte

(DAB 6, DAB 7, EuAB 2002 „Salzsäure 10%")

Verdünnte Salzsäure nach neueren Arzneibüchern besitzt einen Gehalt von *10%* (m/m) (DAB7: 9.8 bis 10.2%, EuAB 2002: 9.5 bis 10.5%), die verdünnte Salzsäure Acidum hydrochloricum dilutum des *DAB 6* hingegen einen Gehalt von *12.5%* (m/m) (12.4 bis 12.6%) und wurde aus 1T Wasser und 1T Salzsäure DAB 6 (letztere ist nur 25%ig!) hergestellt.

13.8.89 Schwefel

(DAB 8, EuAB 2002 „Schwefel zum äußerlichen Gebrauch“, s. auch DAB 6 „sublimierter Schwefel“)

Sulfur, Sulfur ad usum externum. Gelbes Pulver, praktisch unlöslich in Wasser, schwer löslich in pflanzlichen Ölen. Smp. etwa 120°C. EuAB 2002 beschreibt die Teilchengröße als <20µm für die meisten Teilchen.
Lagerung: vor Licht geschützt.
Schwefel neigt zu statischer Aufladung. Um dadurch bedingte Probleme beim Zerkleinern, Mischen und anderen Operationen zu verringern, so kann mit einem Teil eines anderen Rezepturbestandteiles zuerst eine Stammverreibung hergestellt werden.
Kolloidaler Schwefel (dunkel, bräunlich) und *feinverteilter Schwefel* (gelb) sind nicht miteinander zu verwechseln!

13.8.90 Seifenspiritus

(DAB 6, DAC)

Spiritus saponatus. Nach DAB6 wird er aus 6T Olivenöl, 7T Kalilauge, 30T Weingeist und 17T Wasser hergestellt. U.a. als Formentrennmittel bei der Herstellung von gegossenen Zäpfchen oder Globuli verwendet.

13.8.91 Sorbinsäure

(EuAB 2002)

Konservierungsmittel mit geringer Löslichkeit in kaltem Wasser (1:400 bei 20°C); löslich in heißem Wasser (1:26 bei 100°C).

13.8.92 Sorbitanfettsäureester

(EuAB 2002; s. auch Polysorbate)

Handelsnamen sind u.a. Arlacel® und Span®. Die S. werden je nach HLB-Wert als nichtionische Emulgatoren, Netzmittel und Lösungsvermittler eingesetzt.
Sorbitan monolaurat = Arlacel 20, Span 20. Viskoser, nichtion. Emulgator, HLB: 8.6
Sorbitan monopalmitat = Arlacel 40, Span 40. Wachsartig, HLB: 6.7
Sorbitan monoisostearat = Arlacel 987. Viskose, gelbe Flüssigkeit, HLB: 4.7
Sorbitan monostearat = Arlacel 60, Span 60 Halbfest, HLB: 4.7
Sorbitan tristearat = Span 65. Fest, HLB: 2.1
Sorbitan monooleat = Arlacel 80. Flüssiger nichtionischer Emulgator, HLB: 4.3
Sorbitan sesquioleat = Arlacel 83, Arlacel C. Viskose, gelbe Flüssigkeit, HLB: 3.7
Sorbitan trioleat = Arlacel 85, Span 85. Gelbe, ölige Flüssigkeit, HLB: 1.8

13.8.93 Sorbitol

(EuAB 2002)

Sorbit, Glucitol. Weißes, kristallines Pulver von süßlichem Geschmack, sehr leicht löslich in Wasser, praktisch unlöslich in Ethanol.

13.8.94 Sorbitol-Lösung 70%

(EuAB 2002, „kristallisierend“ und „nicht-kristallisierend“)

Farblose, klare, mit Wasser mischbare viskose Flüssigkeit von süßem Geschmack. In den Varietäten kristallisierend[133] und nicht-kristallisierend[134] monographiert.

13.8.95 Spans

s. Sorbitanfettsäureester

13.8.96 Spiritus

(DAB 7, DAB 6, s. auch DAB 1999 „Ethanol-Wasser-Gemische“)

Weingeist, Ethanol[135] 90% (V/V) (DAB 7)[136]; nach DAB 6 90,6%ig (V/V). S. auch Ethanol.

13.8.97 Spiritus dilutus

(DAB 7)

Verdünnter Weingeist, Ethanol 70% (V/V) (DAB 7); nach DAB 6 69.5%ig (V/V). S. Ethanol.

13.8.98 Stärken

(EuAB 2002)

Verschiedene Arten von Stärke werden technologisch verwendet, wobei Reis-, Kartoffel-, Weizen- und Maisstärke die größte Verbreitung besitzen. Stärke besteht aus den beiden Hauptkomponenten Amylose und Amylopektin. Die Amylose ist in Wasser kolloidal löslich, das Amylopektin ist in kaltem Wasser unlöslich und für die Verkleisterung der Stärke bei höheren Temperaturen verantwortlich. Stärken besitzen

[133] Handelsprodukt z.B. Karion flüssig

[134] Handelsprodukt z.B. Karion F flüssig und Karion FP flüssig

[135] frühere Schreibweise von Ethanol: Aethanol

[136] betrachtet man hierzu die Dichteangaben des DAB 7, so ergibt sich auch hier ein mittlerer Gehalt von 90.5% (V/V)

in trockenem Zustand[137] gute Wasseraufnahmefähigkeiten und finden ihren Einsatz als Pudergrundlage, Tablettenfüll-, Binde- und Sprengmittel sowie in Pasten und Salben. Nicht getrocknete Stärken weisen einen recht hohen Wassergehalt auf, der je nach Stärkeart variiert. Um Probleme wie Verklumpen etc. bei der weiteren Verarbeitung zu vermeiden, sollten sie vor Verwendung getrocknet werden (z.B. 3-4h bei 45°C).
Herstellung eines Stärkekleisters: die Stärke ist in Wasser einzurühren. Man lässt quellen und erhitzt anschließend über die Verkleisterungstemperatur. Ein Anbrennen ist zu vermeiden.

13.8.99 Stearinsäure

(EuAB 2002)

Schmiermittel bei der Tablettenherstellung. Feines fettiges Pulver, inkompatibel mit Metallhydroxiden und Oxidantien. Unlöslich in Wasser, löslich in Ethanol. In Form des Natriumstearates verwendet als anionischer Emulgator.

13.8.100 Talkum

(EuAB 2002)

Talk[138]. Natürliches, wasserhaltiges Magnesiumsilikat von weißem Aussehen. Feines, sich leicht fettig anfühlendes Pulver, unlöslich in Wasser und Ethanol. Talkum muss asbestfrei sein. Gleitmittel, Füll- und Schmiermittel. Die Verwendung in Pudern zum Aufstreuen auf offene Wunden wird wegen möglicher Granulombildung kontrovers diskutiert.

13.8.101 Tannin

(EuAB 2002)

Acidum tannicum, Tanninsäure, Gerbsäure. Als Adstringens und Stypticum eingesetztes gelbes bis bräunliches Pulver, sehr leicht löslich in Wasser. Leicht löslich auch in Aceton, Ethanol und 85%igem Glycerol.

13.8.102 Thesit®

(DAC)

Polidocanol. Antipruriginös und anästhetisch wirkend.

---

137 vgl. Anmerkungen bei „Zinkpaste“

138 nicht zu verwechseln mit Talg!

Verarbeitung: Thesit lässt sich recht leicht verarbeiten, wenn es auf eine Temperatur über ca. 25°C gebracht worden ist. Besonders im Winter empfiehlt sich die kurze Erwärmung auf dem Wasserbad. Inkompatibel mit vielen Wirk- und Hilfsstoffen; insbesondere Emulgatoren.

13.8.103 Titandioxid

(EuAB 2002)

Weißes, feines, in Wasser praktisch unlösliches Pulver, das bzgl. technologischen Eigenschaften und Anwendung dem Zinkoxid recht ähnlich ist (T. löst sich im Ggs zu Zinkoxid jedoch nicht in verdünnten Mineralsäuren). Darüber hinaus wird T. aufgrund seiner UV-absorbierenden Eigenschaften in Sonnenschutzmitteln eingesetzt. T. wird auch als Farbstoff benutzt, um z.B. Gelatinekapselhüllen ein weiß-opakes Aussehen zu verleihen

13.8.104 Ton, weißer

(EuAB 2002).

Kaolinum ponderosum. Natürliches, gereinigtes, wasserhaltiges Aluminiumsilikat. Weißes, feines, sich leicht fettig anfühlendes Pulver, unlöslich in Wasser und organischen Lösemitteln. In Pudern und Pasten verwendet.

13.8.105 Tragant

(EuAB 2002)

Traganth, Tragacantha, Gummi tragacantha. Hilfsstoff zur Viskositätserhöhung und zur Herstellung von Gelen, der in gekörnter bis fein pulverisierter Form vorliegen kann. Die grobkörnige Form löst sich schneller. HLB: 11.9. Inkompatibilitäten: Die Viskosität wird in Anwesenheit von Alkali- oder Natriumchlorid reduziert.

13.8.106 Triglyceride, mittelkettige

(EuAB 2002)

Neutralöl, Oleum neutrale, Triglycerida mediocatenalia, Triglycerida saturata media, Miglyol® 812. Lipophiles Gemisch aus Triglyceriden gesättigter Fettsäuren mit mindestens 95% Fettsäuren mit 8 oder 10 Kohlenstoff-Atomen. Lipophile Grundlage für ölige Lösungen. Auch Hilfsstoff bei Salben und Cremes.

13.8.107 Tumenol Ammonium

(DAC)

Ammoniumsulfobitol. Zähe schwarzbraune Flüssigkeit. In Lotionen, und halbfesten Zubereitungen aber auch in (Fett)pudern als Wirkstoff verwendet.

13.8.108 Tween®

s. Polysorbate. Grenzflächenaktive Substanzen (daher die Namensgebung: Tween von engl.: between).

13.8.109 Tylosen®

Adulsion®. Celluloseether-Produkte. Es werden die Typen C, H und MH unterschieden. Typ C: Natrium-Carboxymethyl-Cellulose (NaCMC), Typ H: Hydroxyethylcellulose (HEC), Typ MH: Methyl-Hydroxyethylcellulose (MHEC). Die Zahl hinter der Typenbezeichnung gibt die Viskosität einer 2%igen Lösung bei 20°C in mPa s an.

13.8.110 Vaselin

(s. auch DAB 1999, DAC 1999, EuAB 2002 „Vaselin, gelbes" und „Vaselin, weißes" als Reagenz)

Vaselinum, umgangssprachlich: Vaseline. Gemisch gereinigter, gesättigter Kohlenwasserstoffe. Ungebleichtes Vaselin (DAC, EuAB) ist gelblich, gebleichtes (DAB) farblos („weiß"). Der Tropfpunkt liegt zwischen 40 und 60°C. Häufig verwendete lipophile Grundlage für halbfeste Zubereitungen. Wenn Vaselin ohne nähere Bezeichnung verordnet wird, so ist nach DAB 7 weißes Vaselin zu verwenden.

13.8.111 Wachs, gelbes

(EuAB 2002)

Cera flava, Bienenwachs. Als lipophiler Hilfsstoff Bestandteil vieler älterer Salbenrezepturen zu finden. Heute wird meist weißes Wachs eingesetzt.

13.8.112 Wachs, gebleichtes / weißes

(EuAB 2002)

Cera alba. Wird durch Bleichen aus gelbem Wachs gewonnen. Der Tropfpunkt lieft bei 61 bis 65°C. Als lipophiler Hilfsstoff Bestandteil vieler halbfester Zubereitungen.

13.8.113 Walrat

(DAB8 „Walrat", s. auch EuAB 2002 „Cetylpalmitat")

Spermacetum, Cetaceum, Cutina CPA®, vorwiegend aus Cetylpalmitat bestehende weiße, durchscheinende feste Masse, die als Bestandteil von Salben deren Konsistenz und Aussehen verbessert. Heute wird künstlicher Walrat (reines Cetylpalmitat) verwendet.

13.8.114 Wollwachs

(EuAB 2002 „Wollwachs" und „hydriertes Wollwachs")

Lanae cera, Adeps lanae, Adeps lanae anhydricus. Salbengrundlage von wachsartiger Konsistenz, die aufgrund der Cholesterolester das 2- bis 3fache an Wasser (Emulsionstyp W/O ! s. auch „wasserhaltiges Wollwachs") aufnehmen kann.

13.8.115 Wollwachsalkohole

(EuAB 2002)

Alcoholes adipis lanae, Alcoholes lanae. Nach Verseifung des Wollwachses erhält man die entsprechenden Alkohole. Anwendung wie Wollwachs.

13.8.116 Zinkoxid

(EuAB 2002)

Weißes feines Pulver mit leicht adstringierender Wirkung; wird in Lotionen, Salben, Pasten und Pudern häufig verwendet. Zinkoxid verleiht der Zubereitung eine weiße Farbe, was besonders dann unerwünscht sein kann, wenn die Zubereitung im Bereich des Gesichts zur Anwendung kommen soll. In diesem Falle mischt man üblicherweise Farbstoffe wie z.B. roten Ton oder Eisenoxid zu, um der Zubereitung einen der Hautfarbe angepassten Farbton zu verleihen. Praktisch unlöslich in Wasser und Ethanol; lediglich in Mineralsäuren löslich. Zinkoxid sollte vor der Verarbeitung getrocknet und gesiebt werden, wie dies bei der Herstellung der Zinkpaste gefordert wird.

13.9 Offizinelle Grundlagen und Zubereitungen

13.9.1 Aluminiumacetat-tartrat-Lösung

(DAB 1999)

Liquor Aluminii acetico-tartarici, Essig-weinsaure Tonerdelösung. Als Adstringens, zu Wundspülungen und Umschlägen. Hautnekrosen bei zu langer Anwendung in Form von Umschlägen. Gut verschlossen lagern.
Wird Essigsaure Tonerde bzw. Aluminiumacetatlösung verordnet, so ist Essig-weinsaure Tonerdelösung abzugeben.

13.9.2 Aqua conservans

s. Konserviertes Wasser

13.9.3 Basiscreme DAC

(s. DAC 1997, *nicht* NRF !)

Cremor basalis, Amphiphile Creme.

Glycerolmonostearat 60	4.0
Cetylalkohol	6.0
Mittelkettige Triglyceride	7.5
Weißes Vaselin	25.5
Macrogol-1000-glycerolmonostearat	7.0
Propylenglycol	10.0
Wasser	40.0

13.9.4 Honig, gereinigter

(DAB 6 „gereinigter Honig“, vgl. auch DAB 1998 „Honig“)

Mel depuratum. Gereinigter Honig wurde u.a. zur Bereitung von Fenchelhonig und Rosenhonig (beide EB6) verwendet. Zur Herstellung von ger. Honig benötigt man:

Honig	40T
Wasser	60T
Weißer Ton	3T

Die Lösung aus Honig und Wasser wird mit enteisentem Ton aufgeschlämmt, erwärmt und filtriert. Anschließend wird bis zur relativen Dichte 1.34 eingedampft.

13.9.5 Konserviertes Wasser

(NRF Stammzubereitung S.6.)

Aqua conservans. Zur Bereitung werden 0.025 Teile Propyl-4-hydroxybenzoat (Nipasol®) und 0.075 Teile Methyl-4-hydroxybenzoat (Nipagin® M[139]) in etwa 10 Teilen siedendem Wasser gelöst. Nachfolgend wird mit heißem Wasser auf 100 Teile ergänzt. Die Lösung ist abschließend zu filtrieren.
Aqua conservans STADA (STADA Vorschriften 1973) verwendete 0.07 Teile Methylparaben, 0.03 Teile Propylparaben und 0.5T Spiritus dilutus DAB7 bevor mit Wasser auf 100 Teile ergänzt wurde. Die Verwendung von Ethanol hat hierbei den Hintergrund, dass aufgrund der guten Löslichkeit der Konservierungsmittel in Alkohol leicht eine ethanpolische Stammlösung hergestellt werden kann, die bei Bedarf in die vorgeschriebene Menge Wasser eingearbeitet werden kann. Das Abwarten des langwierigen Lösungsprozesses wird dadurch vermieden.

13.9.6 Kühlsalbe

(DAB 1999)

Unguentum Lenins. Kühlsalbe aus

gelbem Wachs	7 T
Cetylpalmitat	8 T
Erdnussöl	60 T
Gereinigtem Wasser	25 T

Sie neigt dazu, nach Herstellung einen Teil des Wassers wieder abzugeben. Man beachte den Unterschied zwischen Rezepturzusammensetzung und der Angabe zum Wassergehalt, die unter den Reinheitsprüfungen angegeben ist (200-260ml/1000g Salbe)!
Auf keinen Fall darf man zusätzlich Emulgator zusetzen, um die Salbe zu stabilisieren, denn Zweck der Salbe ist es, unter dem Einfluss der Körpertemperatur leicht zu brechen und das Wasser freizusetzen, welches durch Verdunstung den gewünschten Kühleffekt bringt, der ansonsten nicht erreicht werden könnte.

---

139 Daher auch die umgangssprachliche Bezeichnung „Aqua Nip-Nip“ für konserviertes Wasser

13.9.7 Lanolin

(DAB 1999)

Lanolinum. W/O Salbengrundlage, die große Mengen Wasser aufnehmen kann[140].

dickfl. Paraffin	15 T
Wasser	20 T
Wollwachs	65T

13.9.8 Opodeldok

(DAB 6)

Linimentum saponato-camphoratum. Zusammengesetzt aus

Med. Seife	40 T
Campher	10 T
Weingeist DAB6	420T
Thymianöl	2T
Rosmarinöl	3T
Ammoniakflüssigkeit DAB6	25T

Feste, farblose Masse, die stark nach den enthaltenen ätherischen Ölen (Campher, Thymian, Rosmarin) riecht und etwa bei Körpertemperatur schmilzt. Während der Lagerung können Bestandteile auskristallisieren. Opodeldok unterscheidet sich durch die quantitative Zusammensetzung von flüssigem Opodeldok.

13.9.9 Opodeldok, flüssiger

(DAB 6)

Spiritus saponato-camphoratus. Klare, gelbe, hautreizende Flüssigkeit, bestehend aus

60T Campherspiritus	60 T
Seifenspiritus 175T	
Ammoniakflüssigkeit DAB6	12T
Thymianöl	1T
Rosmarinöl	2T

140 Lanolin USP besteht nur aus 75% Wollwachs und 25% Wasser; damit entspricht es dem europäischen „wasserhaltigen Wollwachs".

13.9.10 Theriak

(EB6)

Electuarium Theriaca. Schwarzbraune, würzig riechende Masse, die

Opium	10T
Wein	60T
Angelikawurzel	60T
Schlangenwurzel	40T
Baldrian	20T
Ceylonzimt	20T
Meerzwiebel	20T
Zitwerwurzel	20T
Malabar-Kardamomen	10T
Myrrhe	10T
Eisensulfat	10T
gereinigten Honig	720T

enthält.

13.9.11 Unguentum emulsificans

(DAB 1999)

Hydrophile Salbe. Sie besteht aus

emulgierendem Cetylstearylalkohol	30T
dickflüssigem Paraffin	35T
weißem Vaselin	35T

Bei Herstellungsschwierigkeiten dürfen Vaselin und Paraffin bis zu 10 Prozent gegeneinander ausgetauscht werden. Das Arzneibuch schlägt vor, alle Substanzen gemeinsam aufzuschmelzen und kaltzurühren. Unverträglichkeiten mit kationischen Substanzen gehen auf den anionischen Emulgatoranteil zurück.

13.9.12 Unguentum emulsificans aquosum

(DAB 1999)

Wasserhaltige hydrophile Salbe besteht aus

Ungt. emulsificans	30T
Wasser	70T

Damit ist sie strenggenommen als *Creme* einzuordnen. Ungt. emulsif. aquos. ist weich und weiß. Auch sie kann Unverträglichkeiten mit kationischen Substanzen zeigen. Aufgrund ihres hohen Wassergehaltes kann eine Konservierung sinnvoll sein. Der Zusatz von Konservierungsmittel sollte deklariert werden!

13.9.13 Unguentum emulsificans nonionicum aquosum

(DAB 1999, DAC 2000)

Nichtionische hydrophile Creme. Um auch ionische Substanzen in eine wasserhaltige hydrophile Grundlage ähnlich der Ungt. emulsif. aquos. einarbeiten zu können, existiert eine nichtionische wasserhaltige hydrophile Creme, die nur nichtionischen Emulgator enthält. Eine Vorschrift zur Herstellung findet sich im Deutschen Arzneibuch, eine weitere, die auf eine in der DDR verwendete Rezeptur zurückgeht, findet man unter der Bezeichnung Unguentum emulsificans aquosum N SR im DAC. Beide Grundlagen sind vor dem gleichen Hintergrund entwickelt worden, sind jedoch nicht gleich.

13.9.14 Unguentum molle

(DAB 6)

Gemisch aus

Lanolin	
gelbes Vaselin.	aa

13.9.15 Vaselin

siehe Kap. Arznei- und Hilfsstoffe

13.9.16 Wollwachs

siehe Kap. Arznei- und Hilfsstoffe

13.9.17 Wollwachs, wasserhaltiges

(EuAB 2002)

Adeps lanae cum aqua. Blassgelbe halbfeste Substanz, die aus

Wollwachs	75T
Wasser	25T

besteht[141].

13.9.18 Wollwachsalkohole

s. Kap. Arznei- und Hilfsstoffe

141 Damit entspricht es bzgl. der Zusammensetzung der Monographie „Lanolin" des US-amerikanischen Arzneibuches, die nicht mit ider gleichlautenden Monographie des EuAB zu verwechseln ist!

13.9.19 Wollwachsalkoholsalbe

(DAB 1999)

Unguentum alcoholum lanae (anhydricum). Salbengrundlage aus

Cetylstearylalkohol (Lanette® O)	0.5T
Wollwachsalkoholen	6T
Vaselin	93.5T

Sie war früher (DAB 9) Standardgrundlage, falls in der Verordnung keine Grundlage angegeben war. Ein Handelsname von Wollwachsalkoholsalbe ist Eucerin® (anhydricum).

13.9.20 Wollwachsalkoholsalbe, wasserhaltige

(DAB 1999)

Unguentum alcoholum lanae aquosum, Eucerin® cum aqua. W/O Salbengrundlage aus

Wollwachsalkoholsalbe	
Wasser	aa

Sie ist zutreffend eigentlich als Wollwachsalkoholcreme zu bezeichnen. Die weitere Wasseraufnahme ist sehr begrenzt. Bei der Herstellung ist darauf zu achten, dass beide Bestandteile auf 60°C erhitzt werden, da sonst die Wasseraufnahmefähigkeit stark reduziert ist.

13.9.21 Zinkleim

(DAB 1999)

Zinci gelatina, Gelatina zinci. Weiße feste Masse, die sich beim Erwärmen verflüssigt. Z. besteht aus

Zinkoxid	10T
Glycerol 85%	40T
Gelatine	15T
Wasser	35T

13.9.22 Zinkpaste

(DAB 9, DAB 1999)

Pasta zinci. Die hochviskose Zinkpaste besteht aus

Zinkoxid	25T
Weizenstärke	25T
weißem Vaselin	50T

Weizenstärke und Zinkoxid sind lt. DAB 9 und DAB 1999 vor Verwendung zu trocknen (3 bis 4h bei 40 bis 45°C), da ein zu großer Feuchtegehalt einer guten Verteilung in der Paste entgegensteht. Da bei der Trocknung Feuchtigkeit verloren geht, sollten die Substanzen getrennt getrocknet und durch ein 250µm gesiebt und erst im Anschluss daran gewogen werden, um die vorgeschriebene quantitative Zusammensetzung gewährleisten zu können. Die Trocknungstemperatur sollte 50°C nicht überschreiten, da dadurch Veränderungen am Stärkekorn vonstatten gehen, welche die Wasseraufnahmefähigkeit der Weizenstärke stark herabsetzen. Die fertige Salbe sollte abschließend nochmals durch eine Dreiwalzenmühle gegeben werden.

13.9.23 Zinkpaste, weiche

(DAB 9, DAB 1999) Cave!

Pasta Zinci mollis.
Weiche Zinkpaste besteht lt. **DAB 9** aus

Zinkoxid	30T
mittelkettige Triglyceriden	20T
Wollwachsalkoholsalbe	50T

Damit kann sie nicht durch Verdünnen aus Zinkpaste hergestellt werden. Zur Herstellung ist gesiebtes (250µm) Zinkoxid mit den mittelkettigen Triglyceriden anzureiben. Diese Suspension wird zusammen mit der Wollwachsalkoholsalbe auf dem Wasserbad vollständig geschmolzen und anschließend kaltgerührt.

Nach **DAB 1999** besteht weiche Zinkpaste aus

Zinkoxid	30T
dickfl. Paraffin	40T
weißem Vaselin	20T
gebleichtem Wachs	10T

Das gesiebte (250µm) Zinkoxid wird mit dem dickfl. Paraffin angerieben und mit den weiteren Bestandteilen auf dem Wasserbad geschmolzen und kaltgerührt.

13.9.24 Zinksalbe

(DAB 1999)

Zinci unguentum, Unguentum zinci. Homogene weiche Salbe, die aus 10T gesiebtem (250µm) Zinkoxid besteht, die in Anteilen mit 90T (geschmolzener) Wollwachsalkoholsalbe vermischt werden.

13.9.25 Zuckersirup

(DAB 1999, DAB 6)

Sirupus simplex. Farblose bis schwach gelbliche klare Flüssigkeit von süßem Geschmack. Zuckersirup nach **DAB 1999** besteht aus 64T Zucker, der in 36T warmem Wasser gelöst wird. Anschließend wird kurz aufgekocht, koliert und verdunstetes Wasser ersetzt. Der Zuckersirup des **DAB 6** besitzt eine geringfügig andere Zusammensetzung! Er besteht aus 3 T Zucker und 2 T Wasser.

13.10 Mathematische Grundlagen

13.10.1 Genauigkeit von Zahlenangaben, Signifikante Ziffern

Signifikante Ziffern stellen alle die Dezimalzahlen dar, die mit Sicherheit bekannt sind, plus der ersten unsicheren Stelle[142]. Führende Nullen werden hierbei nicht berücksichtigt.
In der Regel reichen drei[143] signifikante Ziffern aus.

13.10.2 Auf- und Abrunden

Soll eine Zahl mit einer bestimmten Genauigkeit (z.B. 3 signif. Ziffern) angegeben werden, so sind die terminalen Ziffern des Wertes abzuschneiden, wobei die letzte signifikante Ziffer auf- oder abgerundet wird; je nachdem, ob die folgende Ziffer größer bzw. gleich oder kleiner 5 ist[144]. Beim Auf- und Abrunden ist immer nur eine Dezimalstelle zu berücksichtigen[145].

13.10.3 Rechnen mit Dezimalzahlen

Sind Rechenoperationen mit mehreren Dezimalzahlen auszuführen, so darf das Endergebnis keine größere Genauigkeit (d.h. nicht mehr Dezimalstellen) aufweisen als der ungenaueste Einzelwert, auch wenn der Taschenrechner ein scheinbar genaueres Ergebnis auf der Anzeige liefert.

Beispiel:
Drei Suppositorien weisen zusammen eine Masse von 6.17g auf. Zu berechnen ist die Durchschnittsmasse:
6.17g : 3 = 2.05666667g. Das Ergebnis ist anzugeben mit 2.06g

Wann runden?
Es ist ein Unterschied, ob die Zahlen vor oder nach der Rechenoperation gerundet werden. Dies soll an einem Beispiel erläutert werden:

142 Die Zahl 1.2345 mit fünf signifikanten Ziffern bedeutet 1.2345 ± 0.0001

143 eine führende eins wird nicht mitgerechnet

144 Ist z.B. das Wägeergebnis 2.3456g ist auf drei signifikante Ziffern anzugeben, so lautet das Ergebnis 2.35g

145 1.23456 ergibt mit drei signifikanten Stellen 1.23, da die vierte Ziffer (4) kleiner als 5 ist. Falsch ist es, von der letzten Ziffer her Schritt für Schritt aufzurunden z.B. 1.23456 zu 1.2346 zu 1.235 zu 1.24

Es sollen Zahlen unterschiedlicher Genauigkeit addiert werden. Das Endergebnis wird mit der Genauigkeit des ungenausten Einzelwertes (in diesem Fall: 2.10; damit zwei Nachkommastellen) angegeben:

Zahlen	**Addition vor Rundung**	**Addition nach Rundung**
2.145	2.145	2.15
1.886	1.886	1.89
2.10	2.10	2.10
0.945	0.945	0.95
1.246	1.246	1.25
2.017	2.017	2.02
Summa	10.339	10.36
Gerundetes Ergebnis	**10.34**	**10.36**

13.11 Fundstellen

Tab. 22: Ausgewählte Fundstellen zu einigen Themen

Thema	Fundstelle
Arzneimittelwarnhinweis („Ethanolwarnhinweis“)	DAC 1999 NRF I.3.3
Behältnisse und Materialien für Behältnisse	EuAB 2002 3
Dosierung von Suppositorien	DAC 1998, Anlage F
Ethanoltabelle	EuAB 2002 5.5
Einnahmemaße	Vademecum, DAB 7 Anlage V, DRF
Feinanteil in Teemischungen	DAC 1998
Gehaltseinheitlichkeit (Gleichförmigkeit des Gehaltes einzeldosierter Arzneiformen)	EuAB 2002 2.9.6
Haltbarkeitsangaben / Aufbrauchfristen	DAC 1986
Herstellung von Hartkapseln	DAC 1998 Anlage G
Isotonisierungsangaben	DAC 1998 Anlage B
Inkompatibilitäten	Vademecum
Lagerungsvorschriften (Einordnung „vorsichtig zu lagern“, „sehr vorsichtig zu lagern“)	DAC 1998 Anlage K, DAB 7 Anlage VI und VII
Löslichkeiten	EuAB 2002 1.4, DAC, Stoffliste
Massen (Gleichförmigkeit der Masse einzeldosierter Arzneiformen)	EuAB 2002 2.9.5
Mindest- und Höchstlasten von Waagen	DAB 7 Kommentar
Norm- und Höchstdosen	Normdosen, Pädiatrische Dosistabellen, Vademecum, Arzneibücher, DAC, DRF
Normaltropfentabelle	DAC 1998, Anlage E; Vademecum, DAB 7 Anlage IV
Normaltropfenzähler	EuAB 2002 2.1.1
Prüfung auf Sterilität (Durchführung und Auswertung von Sterilitätstests)	EuAB 2002 2.6.1
Siebe / Vergleich der Siebgrößen	EuAB 2002 2.1.4, DAC 1998, Anlage D
Temperaturangaben	EuAB 2002 1.2
Verwendungszweck von Chemikalien und Drogen	Vademecum
Zerkleinerungsgrad von Drogen	DAB 6, DAB 7, DAC 1998 (Monographie Teegemische)

13.12 Rezept-Abkürzungen

Nicht nur die Bezeichnungen der Arznei- und Hilfsstoffe werden auf dem Rezept abgekürzt; gleiches gilt auch insbesondere für die Subscriptio sowie für die Mengenangaben.

13.12.1 Lateinische Abkürzungen auf Rezepten

Abkürzung	Bedeutung	Übersetzung
aa	ana partes aequales	zu gleichen Teilen
aa ad	ana partes aequales ad	zu gleichen Teilen auffüllen bis
a.c.	ante cenam	vor dem Essen
ad caps. amyl.	ad capsulas amylaceas	in Stärkemehlkapseln (Oblatenkapseln)
ad caps. gelat.	ad capsulas gelatinosas	in Gelatinekapseln
ad (d).	adde	füge hinzu
ad baln.	ad balneum	für das Bad
ad lib.	ad libitum	nach Belieben
ad man. med.	ad manus medici	zu Händen des Arztes
ad oll. rel.	ad ollam relatam	in zurückgebrachte Kruke
ad us. int. /ext.	ad usum internum / externum	zum inneren / äußeren) Gebrauch, innerlich / äußerlich
ad us. med.	ad usum medicinalem (medici)	zum ärztlichen Gebrauch / zum Gebrauch des Arztes
ad us. propr.	ad usum proprium	zum eigenen Gebrauch
ad us. vet.	ad usum veterinarium	zum tierärztlichen Gebrauch, zum Gebrauch für Tiere
ad vitr.	ad vitrum	in ein Glas
aeq. , aequal.	aequalis	gleich
Aq.	Aqua	Wasser
Aq. comm.	Aqua communis	gewöhnliches Wasser = Trinkwasser
Aq. dem.	Aqua demineralisata	entmineralisiertes Wasser
Aq. dest.	Aqua destillata	destilliertes Wasser
Aq. ferv.	Aqua fervida	heißes Wasser
Aq. font.	Aqua fontana	Trinkwasser
Aq. purif(ic).	Aqua purificata	gereinigtes Wasser
aquos.	aquosus, -a, -um	wässrig
aut simil.	aut simile	oder ähnliches
C	centies	(hundertfach) Centesimalpotenz
C	centum	100

c.	cum	mit
c. calicib.	cum calicibus	mit Kelchblättern (Kelchen)
c. flor.	cum floribus	mit Blüten
c. fruct.	cum fructibus	mit Früchten
caps.	capsula, -ae	Kapsel
caps amyl.	capsula amylacea	Stärkekapsel
caps. gelat.	capsula gelatinose	Gelatinekapsel
cave	cave!	Vorsicht!
cito	cito!	schnell, es eilt
comp.	compositus, -a, -um	zusammengesetzt
conc.	concentratus, -a, -um	konzentriert
conc.	concisus, -a, -um	zerschnitten
cont.	contusus	zerquetscht, zerstoßen (angestoßen)
consp.	consperge	bestreue!
Const.	Constituentia	Arzneiträger
ctr.	contra	gegen
D., d.	da / detur	gib!, es werde gegeben
D., Dos.	Dosis	Gabe, Menge
D	decies	(zehnfach) Dezimalpotenz
D	quingenti	500
d. t. d.	dentur tales doses	solche Mengen sollen gegeben werden (Multiplikationsmethode)
dep.	depuratus, -a, -um	gereinigt
dil., dilut.	dilutus; Dilutio	verdünnt, Verdünnung
div.i.part.aequ.	divide in partes aequales	teile in gleiche Teile (Divisionsmethode)
Emuls.	Emulsio	Emulsion
exsicc.	exsiccatus, -a, -um	ausgetrocknet
f.	Fiat	es soll gemacht werden / entstehen
frig. par.	frigide paratus	kalt bereitet
Glob. vag.	Globuli vaginales	Vaginalkugeln
gross. plv.	grosse pulveratus	grob gepulvert
Gtt.	Gutta, -ae	Tropfen
i. bacill.	in bacillis	in Stäbchen
i. bacul.	in baculis	in Stangen
i. fasc.	in fascibus	in Bündeln
i. fol.	in foliis	in Blättern
i. glob.	in globulis	in Kugeln

i. gran.	in granis	in Körnern
i. lacrim.	in lacrimis	in Tränen (= in Tropfen)
i. lam.	in lamellis	in Blättchen
i. sort.	in sortibus	in natürlicher, nicht ausgelesener Ware
i. tabul.	in tabulis	in Tafeln
inc.	incisus	eingeschnitten
inf.	infunde	gieße auf!
Inf.	Infusum	Aufguss
Inj.	Injectio	Einspritzung
inspiss.	inspissatus, -a, -um	eingedickt
L	quinquaginta	50
len. cal.	leni calore	bei gelinder Wärme
lev.	levis	leicht
leviss.	levissimus	sehr leicht
liquefact.	liquefactus	flüssig gemacht, verflüssigt
liquid.	liquidus, -a, -um	flüssig
LM	quinquaginta milia	50.000 (hom. Verdünnung in 50.000er Schritten)
M	mille	1000
mac.	macera	mazeriere!
Mass.	Massa	Grundmasse
M.D.S., m.d.s.	misce, da, signa	mische, gib, bezeichne!
m. f.	misce fiat	mische, damit entsteht
M.m.	Morphinum muriaticum	Morphinhydrochlorid
min. conc.	minutim concisus, -a, -um	fein geschnitten
mur.	muriaticus = hydrochloricus	salzsauer, Hydrochlorid
nat.	naturalis	natürlich
ne reit.	ne reiteretur	soll nicht zum zweitenmal angefertigt werden
ne repet.	ne repetatur	soll nicht wiederholt abgegeben werden
-	necesse est	es ist notwendig
-	*noctu*	nachts
norm.	normatus, -a, -um	eingestellt
Nr.	numerus	Anzahl (gefolgt von lateinischem Zahlensymbol)

oll.	olla	Kruke
p.a.	pro analysi	für die Analyse
p.c.	post cenam	nach dem Essen
p.d.	pro die	pro Tag (täglich)
p.s.	pro synthesi	für die Synthese[146]
Pil.	Pilulae	Pillen
Pot.	1) Potio	Trank
	2) Potenz (homöopath.)	
pro baln.	pro balneo	für das Bad
pro d.	pro die	für den Tag
pro d(os).	pro dosi	für die Einzelgabe
pro inf(ant).	pro infantibus	für Kinder
pro inf.	pro infusione	zur Infusion
pro med.	pro medico	für den Arzt, zu Händen des Arztes
pro us. vet.	pro usu veterinario	zum Gebrauch für Tiere
plv. subt.	pulvis subtilis	fein gepulvert
Q.	quinquaginta milia	50.000 (hom. Verd. in 50.000er Schritten; andere Bez. für LM-Potenzen)
q. l.	quantum libet	genügend viel
q.s.	quantum satis	soviel wie nötig ist
raff.	raffinatus, -a, -um	raffiniert, gereinigt
rasp.	raspatus, -a, -um	geraspelt
rec.	recens	frisch
rec. par.	recenter paratus	frisch bereitet
reit.	reiteretur	es werde wiederholt
rel.	relatus, -a, -um	zurückgebracht
Remed.	Remedium	Heilmittel
rep.	repetatur	es werde wiederholt
R ., Rp., Rec.	recipe!	Nimm!
S., s	signa!	Beschrifte!
s.	sine	ohne
scat.	scatula	Schachtel
s. calic.	sine calicibus	ohne Blütenkelche
sine confect.	sine confectione	ohne Original-Verpackung
s.v.	sine vitro	ohne Glas (ohne Verpackung)
solv.	solve!	Löse!

146 „p.s."-Chemikalien sind von geringerer chemischer Reinheit als Ware in p.a. Qualität, da durch die bei einer Synthese entstehenden Nebenprodukte sowieso eine abschließende Reinigung erforderlich ist. Bei einer Analyse hingegen dürfen durch die verwendeten Chemikalien keine Fremdsubstanzen eingeschleppt werden.

Sol.	Soltitio; solutus, -a, -um	Lösung, gelöst
Spec.	Species	Teemischung
spiss.	spissus, -a, -um	eingedickt
Supp.	Suppositorium	Zäpfchen
tal.	talis	so beschaffen, solche
Tct. Tinct.	Tinctura	Tinktur
titr.	titratus, -a, -um	eingestellt
tost.	tostus, -a, -um	geröstet
tot.	totus, -a, -um	ganz
Ugt., Ungt.	Unguentum	Salbe
ust.	ustus, -a, -um	gebrannt
vet.	veterinarius, -a, -um	tiermedizinisch
virid.	viridis	grün
V., vitr.	vitrum	Glas
V. ampl.	Vitrum amplum	Weithalsglas
V. patent. (V. gutt., V. rost.)	Vitrum patentatum (guttatum, rostratum)	Patent-(Tropf)-Glas
V. pip.	Vitrum pipetatum	Pipettenglas
V.s., Vitr. simpl.	Vitrum simplex	einfaches Glas
V. tect.	Vitrum tectum	Flasche mit Glasstopfen

13.12.2 Sonstige Abkürzungen auf Rezepten und Arzneimitteln

Abkürzung	**Bedeutung**
OP	Originalpackung = kleinste im Handel befindliche Packungsgröße
N1, N2, N3	Normgröße 1, 2 bzw. 3
KP	Kassenpackung
AP	Anstaltspackung
Oplx.	Oligoplex
Ptk.	Pentarkan
Spx.	Similiaplex
spag.	spagyrisch
z. Hd. d. A.	zu Händen des Arztes
p.o.	peroral
IE	Internationale Einheiten
i. m.	intramuskulär

i. v.	intravenös
s. c.	subcutan
i. c.	1) intracutan
	2) intracardial
	3) intracranial
msr	magensaftresistent

Die folgenden (nicht immer eindeutigen!) meist aus drei Buchstaben bestehenden Abkürzungen findet man oft zur Bezeichnung der Darreichungsform hinter den Präparatenamen auf Rezepten oder auch in (elektronischen) Nachschlagewerken. Eine zweifelsfreie Zuordnung gelingt bisweilen nur in Verbindung mit dem angegebenen Präparatenamen und in Kenntnis der betreffenden Produktpalette.

Abkürzung	**Bedeutung**	**Abkürzung**	**Bedeutung**
Amp	Ampulle	*NS*	Nasensalbe
AS	Augensalbe	*OT*	Ohrentropfen
AT, ATr	Augentropfen	Plv	Pulver
Bon	Bonbon	*REK*	Retardkapseln
Cre	Creme	RET	Retardtabletten
DA	Dosieraerosol	Saf	Saft
Dil	(hom.) Verdünnung	Sal, Slb	Salbe
Drg	Dragee	Sir	Sirup
EDO	Einzeldosisophthiole = einzeldosierte Augentropfen	*SSu*	Säuglings-suppositorien
ESu	Erwachsenensuppositorien	Sup	Suppositorien
FTa	Filmtabletten	Sus(p)	Suspension
Gra	Granulat	Tab	Tabletten
Imp	Implantat	Trit	(hom.) Verreibung
Inf	Infusion	TrA	Trinkampulle
Inh	Inhalat	TrL	Tropflösung oder Trinklösung
Inj	Injektionslösung	Tro, Trp(f)	Tropfen
Kps	Kapseln	*TrS*	Trockensaft oder Trockensubstanz
KSu	Kindersuppositorien	*TSa*	Trockensaft
Lot	Lotio	Urt	(hom.) Urtinktur
Lsg	Lösung		

13.13 Alte Schrifttypen

13.13.1 Sütterlin-Schrift (alte deutsche Schreibschrift)

A B C D E F G H I J K L M

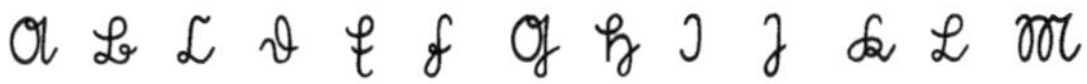

N O P Q R S T U V W X Y Z Ä Ö Ü

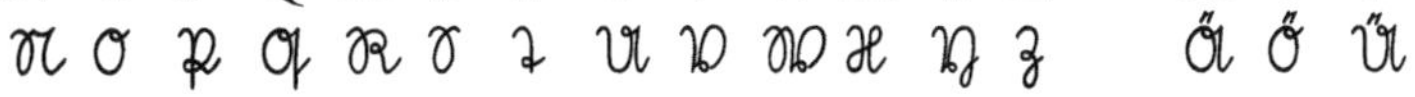

a b c d e f g h i j k l m

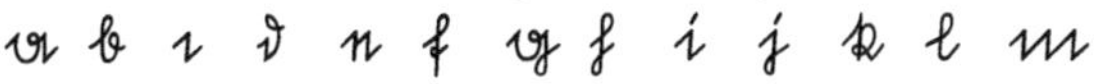

n o p q r s t u v w x y z ä ö ü ß rund-s

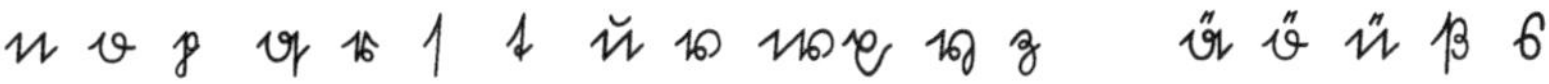

13.13.2 Fraktur-Schrift (alte deutsche Druckschrift z.B. im DAB6)

A B C D E F G H I J K L M

𝔄 𝔅 ℭ 𝔇 𝔈 𝔉 𝔊 ℌ ℑ 𝔍 𝔎 𝔏 𝔐

N O P Q R S T U V W X Y Z Ä Ö Ü

𝔑 𝔒 𝔓 𝔔 ℜ 𝔖 𝔗 𝔘 𝔙 𝔚 𝔛 𝔜 ℨ 𝔄̈ 𝔒̈ 𝔘̈

a b c d e f g h i j k l m

𝔞 𝔟 𝔠 𝔡 𝔢 𝔣 𝔤 𝔥 𝔦 𝔧 𝔨 𝔩 𝔪

n o p q r s t u v w x y z ä ö ü ß

𝔫 𝔬 𝔭 𝔮 𝔯 𝔰[147]/ſ[148] 𝔱 𝔲 𝔳 𝔴 𝔵 𝔶 𝔷 𝔞̈ 𝔬̈ 𝔲̈ ß

---

[147] am Wortende

[148] am Wortanfang und in der Wortmitte

14 LITERATUR

14.1 Arzneibücher etc.

Deutsches Arzneibuch, 6. Ausgabe (DAB 6) mit eingearbeitetem 1. und 2. Nachtrag DAV, Stuttgart Neudruck 1951

Ergänzungsbuch zum Deutschen Arzneibuch (Arzneimittel, die im Deutschen Arzneibuch, 6. Ausgabe, nicht enthalten sind), Sechste Ausgabe (**Erg.-B. 6**) DAV, Stuttgart Neudruck 1953

Deutsches Arzneibuch, 7. Ausgabe (DAB 7) DAV, Stuttgart 1968

Böhmke, H., Hartke, K.
Deutsches Arzneibuch, 7. Ausgabe, Kommentar WVG, Stuttgart 1968

Deutsches Arzneibuch, 9. Ausgabe (DAB 9), Amtl. Ausgabe DAV, Stuttgart 1986
ISBN: 3-7692-0942-7

Hartke, Mutschler
DAB 9 Kommentar WVG, Stuttgart 1987
ISBN: 3-8047-0905-2, 3-8047-0967-2, 3-8047-0969-9

Deutsches Arzneibuch, 10. Ausgabe (DAB 1999), zur Fortsetzung u. 'Europäisches Arzneibuch 1997' m. Nachtrag 1999 DAV, Stuttgart 1999
ISBN: 3-7692-2575-9

Europäisches Arzneibuch 4.0 (EuAB 2002, 4. Ausg.), Amtl. dt. Ausgabe in 2 Bänden DAV, Stuttgart 2002 ISBN: 3-7692-2947-9

Europäisches Arzneibuch 4.01 1. Nachtrag (EuAB 2002 1. NT, Ausg. 4.01), Amtl. dt. Ausgabe DAV, Stuttgart 2002 ISBN: 3-7692-3104-X

Europäisches Arzneibuch 4.02 2. Nachtrag (EuAB 2002 2. NT, Ausg. 4.02), Amtl. dt. Ausgabe, DAV, Stuttgart 2002 ISBN: 3-7692-3106-6

Homöopathisches Arzneibuch 2000 (HAB 2000), Amtl. Ausg., Grundwerk in 2 Ordnern, DAV, Stuttgart; Govi Verlag, Eschborn ISBN3-7692-2253-9

Gebler, H.
Synonym-Verzeichnis, zur Fortsetzung, 3. Aufl. DAV, Stuttgart 1999
ISBN: 3-7692-2487-6

Deutscher Arzneimittel-Codex (DAC 1999), Gesamtausgabe incl. **NRF** in 4 Bänden DAV, Stuttgart; Govi-Verlag 1999 ISBN: 3-7741-0044-6

Pharmacopoea Austriaca, Editio Quinto, Wien, 1855

14.2 Rezeptursammlungen

Krause, H.
Deutsche Rezeptformeln DRF Duncker & Humblot, Berlin 1959

Braun, H., Krause, H.
Pharmazeutische und pharmakologische Erläuterungen zu den Deutschen Rezeptformeln DRF Duncker & Humbolt, Berlin 1959

Schweizerischer Apothekerverein (Hrsg.)
Praescriptiones Magistrales, PM 71, Apotheker-Ausgabe City-Druck, Zürich 1971

ADKA (Hrsg.)
Herstellungsvorschriften aus Krankenhausapotheken **Formularium Hospitale (FH)**, incl. 3. Erg.lieferung DAV, Stuttgart 1998 ISBN: 3-7692-2407-8

Schweizerischer Apothekerverein
Formularium Helveticum SAV 1984 ISBN: 3-909800-03-3

Stoll, U.
Das „**Lorscher Arzneibuch**“: ein medizinisches Kompendium des 8. Jahrhunderts, Text, Übersetzung und Fachglossar, Franz Steiner Verlag, Stuttgart 1992
ISBN: 3-515-05676-9

14.3 Nachschlagewerke

Kraus, J.
Vademecum für Pharmazeuten, 17. überarb. Aufl. Editio Cantor, Aulendorf 3001
ISBN: 3-87193-229-9

Schmitt-Wetter, R.
Vademecum für Pharmazeuten, 10. Aufl. Editio Cantor, Aulendorf 1975
ISBN: 3-87193-020-2

v. Harnack, G.-A., Janssen, F.
Pädiatrische Dosistabellen, 12. Aufl. WVG, Stuttgart 1998
ISBN: 3-8047-1587-7

Braun, R.
Normdosen gebräuchlicher Arzneistoffe und Drogen, 9. Aufl. WVG, Stuttgart 1998
ISBN: 3-8047-1538-9

Scribas Tabelle der verschreibungspflichtigen Mittel und Gegenstände nach bundesrechtlichen Vorschriften, 75. Aufl. DAV, Stuttgart 1999
ISBN: 3-7692-2600-3

Wade, A., Weller, P.J. (Hrsg.)
Handbook of Pharmaceutical Excipients, 2. Aufl. Pharmaceutical Press, London 1994
ISBN: 0-85369-305-6

Fiedler, H. P.
Lexikon der Hilfsstoffe für Pharmazie, Kosmetik und angrenzende Gebiete, 3. Aufl. Editio Cantor, Aulendorf 1989
ISBN: 3-87193-101-2

Wichtl, Max (Hrsg.)
Teedrogen und Phytopharmaka, 3. Aufl. WVG, Stuttgart 1997
ISBN: 3-8047-1453-6

14.4 Diverse Lehrbücher

Graf, E., Beyer, C.
Propädeutische Arzneiformenlehre, 3. Aufl. WVG, Stuttgart 1993
ISBN: 3-8047-1267-3

Arends, J.
Praktische Pharmazie für Apothekerpraktikanten Springer Verlag, Berlin 1957

Gstirner, F.
Grundstoffe und Verfahren der **Arzneibereitung** Ferdinand Enke Verlag, Stuttgart 1960

Stricker, H. (Hrsg.): Martin, A., Swarbrick, J., Cammarata, A.
Physikalische Pharmazie WVG Stuttgart 1987, ISBN: 3-8047-0893-5

Kovar, K.-A. (Hrsg.)
Pharmazeutische Praxis, 5. Aufl. WVG, Stuttgart 1994, ISBN: 3-8047-1268-1

Gebler, H., Kindl, G.
Pharmazie für die Praxis Thieme Verlag, Stuttgart 1990
ISBN: 3-13-730701-5

Kunze, U. R.
Grundlagen der quantitativen Analyse, 4. Aufl. Thieme Verlag, Stuttgart 1996
ISBN: 3-13-585804-9

Bauer, K. H., Frömming, K.-H., Führer, C.
Pharmazeutische Technologie, 6. Aufl. WVG, Stuttgart 1999
ISBN: 3-8047-1700-4

Kaiser, H.
Der Apothekerpraktikant WVG, Stuttgart 1967 8. Aufl.

Sucker, H., Fuchs, H., Speiser, P. (Hrsg.)
Pharmazeutische Technologie, 2. Aufl. Thieme Verlag, Stuttgart 1991
ISBN: 3-13-395802-X

Münzel, K., Büchi, J., Schulz, O.-E.
Galenisches Praktikum WVG, Stuttgart 1959

Bultmann, M.
Terminologie für Pharmazeuten, 3. Aufl. J.M.B. Verlag, Eppelheim, 2003-05-27
ISBN: 3-8330-0719-2

15 SACHREGISTER

—A—

—L—

—M—

—Q—

—R—

—S—

—T—

—X—

—Z—

Wissen können wir von anderen lernen,
Weisheit müssen wir uns selber lehren.

Axel Munthe